KB079614

호흡의 기술

옮긴이 **승영조**

중앙일보 신춘문예 문학평론 부문에 당선했다. 번역서로 다수의 소설 외에『동물의 무기』,
『전쟁의 역사』,『우주와의 인터뷰』,『아인슈타인 평전』,『무한의 신비—수학, 철학, 종교의 만
남』,『통증 유발자, 마음』,『초등 수학 이렇게 가르쳐라』,『저술 출판 독서의 사회사』 등이 있
고, e북 번역 해설서로 아리스토텔레스의『시학』이 있다. 지은 책으로『창의력, 꽃에게 길을
묻다』가 있다.
email: itupda@hanmail.net

호흡의 기술

Breath
The New Science of a Lost Art

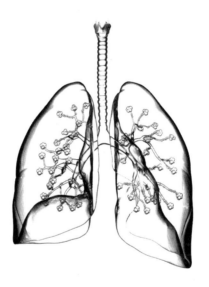

한평생 호흡하는 존재를 위한 숨쉬기의 과학

제임스 네스터 지음 | 승영조 옮김

K. S.에게

숨을 들이쉴 때는 가득 흡입해야 한다. 숨이 한가득하면 그릇이 커진다. 그릇이 커지면 숨이 길어진다. 길어지면 아래로 내려갈 수 있다. 아래로 내려가면 차분히 안정된다. 안정되면 강하고 단단해진다. 강하고 단단하면 발아한다. 발아하면 자란다. 자라면 위로 물러난다. 위로 물러나면 정수리에 이른다. 하늘의 은밀한 힘은 위로 움직이고, 땅의 은밀한 힘은 아래로 움직인다.

이를 따르는 자는 살고, 반하는 자는 죽을 것이다.[1]

— 주나라 석조 비문, 기원전 500년

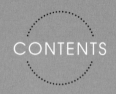

CONTENTS

일러두기

1. 본문에 나오는 인명과 지명 등의 표기는 원칙적으로 국립국어원이 정한 외래어 표기법을 따랐으나, 관례로 굳어진 몇몇 경우는 예외로 했다.

2. 본문의 각주와 별도의 표시가 없는 미주는 모두 원서의 주석이다.

3. 옮긴이의 주석은 간단한 뜻풀이인 경우 본문 괄호 속에 넣고 '옮긴이'라고 표기했으며, 문맥상 보충하거나 독자의 이해를 위해 덧붙이는 내용은 미주로 처리하고 '옮긴이' 표기를 했다.

4. 저자가 이탤릭체로 강조한 부분은 한국어판에서 볼드체로 처리했다.

5. 학술지를 비롯한 정기간행물은 《 》, 단행본은 『 』, 논문·보고서는 「 」, TV 프로그램·영화·노래 제목은 〈 〉를 써서 묶었다.

6. 거리, 면적, 무게 등의 단위 표기는 국제 도량형 표기법에 맞추었다. 단, 문맥과 상황에 따라 야드파운드법을 적용했다.

10년의 여정

그곳은 호러 영화 〈아미티빌의 저주〉에 나오는 공포의 집 같았다. 벗겨진 페인트가 너덜거리는 담장, 먼지투성이의 창문, 달빛이 드리운 섬뜩한 그림자라니. 삐걱거리는 계단을 올라간 나는 문을 두드렸다.

문이 활짝 열리더니, 커다란 대문니가 하얗고 눈썹이 짙은 30대 여성이 나를 반겼다. 그녀는 신발을 벗으라더니 동굴 같은 거실로 나를 안내했다. 천장에는 드문드문 구름이 흘러가는 푸른 하늘이 그려져 있었다. 산들바람에 덜컹거리는 창문 옆으로 자리를 잡고, 황달에 걸린 가로등 불빛을 지나 다른 이들이 속속 걸어 들어오는 것을 지켜보았다. 죄수 같은 눈빛의 남자. 앞머리로 이마를 가린 근엄한 얼굴의 남자. 이마 중앙이 아닌 곳에 삐딱하게 빨간 점을 찍은 금발의 여자. 속삭이듯 건네는 인사말과 부산한 발소리를 지우며 트럭 한 대가 〈종이비행기〉[1] 노래를 우렁차게 틀고 지나갔다. 나는 허리띠를 끄르고 청바지 단추를 푼 후 자세를 바로 했다.

이곳에 온 건 "호흡법을 익히면 도움이 될 것"이라는 의사의 권유에 따른 것이었다. 쇠약해진 내 폐를 튼튼하게 하고, 지친 마음을 다독이고, 어쩌면 삶을 통찰할 수도 있을 거라는 이야기였다.

지난 몇 달 동안 나는 악전고투했다. 작업 스트레스가 이만저만이 아닌 데다 130년 묵은 살림집은 곧 허물어질 것만 같았다. 나는 작년과 재작년에 걸린 폐렴에 또 걸려 겨우 회복한 상태였다. 대부분의 시간을 집에서 보내면서 숨을 쌕쌕거리며 작업을 했고, 하루 세 끼 식사를 그릇 하나로 해결하면서 소파에 구부정하니 앉아 일주일치 신문을 뒤적였다. 육체적으로나 정신적으로, 그 밖의 모든 면에서도 나는 완전히 진이 빠져 있었다. 그렇게 몇 달 버티다가 결국 의사가 권한 대로 수다르샨 크리야 Sudarshan Kriya라는 호흡법 입문 강좌에 등록하게 되었다.

오후 7시. 눈썹이 짙은 여자가 문을 잠그고 사람들 무리의 한가운데 앉아, 휴대용 카세트에 테이프를 꽂고 플레이를 눌렀다. 그리고 눈을 감으라고 말했다.

스피커가 지지직거리다가 인도 억양의 남자 말소리가 흘러나왔다. 헬륨 가스를 들이마신 듯한 간드러진 말소리는 가락을 띠고 있어서 자연스럽게 들리질 않았다. 마치 만화에서 튀어나왔다고나 할까. 말소리가 지시를 내렸다. 느리게 코로 숨을 들이쉰 다음, 천천히 내쉬라고. 호흡에 집중하라고.

우리는 몇 분 동안 이 과정을 반복했다. 창문 아래 자리가 웃풍이 세서, 쌓아 둔 담요 가운데 하나를 집어 양말을 신은 두 발을 덮었다. 숨쉬기를 계속했지만 아무런 일도 일어나지 않았다. 좀처럼 마음이 고요해지지 않았고, 뻣뻣한 근육의 긴장도 풀리지 않았다. 전혀.

10분, 어쩌면 20분쯤 지났을 무렵 슬슬 짜증이 나기 시작했다. 빅토리아풍 건물의 낡은 마룻바닥 위를 떠도는 먼지를 마시며 이렇게 저녁 시간을 보내기로 마음먹은 것에 대해 화가 치밀기까지 했다. 눈을 뜨고 주위를 둘러보았다. 너나없이 어둡고 따분한 표정을 짓고 있었다. 죄수의 눈은 까무룩 잠에 빠진 듯했다. 근엄한 얼굴은 마려운 쉬를 참고 있는 표정이었다. 빨간 점은 『이상한 나라의 앨리스』에 나오는 체셔 고양이 같은 미소를 머금고 미동도 하지 않았다.

자리를 털고 일어설까도 싶었지만, 무례하게 굴고 싶지는 않았다. 이 강좌는 무료였다. 강사는 아무런 대가도 받지 않았다. 그녀의 봉사활동은 존중할 필요가 있었다. 그래서 다시 눈을 감고 담요를 여민 다음, 숨쉬기를 계속했다.

그리고 뭔가 달라졌다. 뭔가 변화가 일어났지만, 그것을 의식하지는 않았다. 꾸역꾸역 일어나던 잡념이 사라지고 긴장이 풀렸지만, 그것 역시 의식하지 않았다. 다만 어딘가를 훌쩍 떠나 다른 세상에 도착한 것만 같았다. 변화는 일순간에 일어났다.

테이프가 끝나고, 나는 눈을 떴다. 머리가 축축했다. 손가락으로 훑어본 다음에야 머리카락이 흠뻑 젖어 있다는 것을 알았다. 손으로 얼굴을 홈쳤다. 짭짤한 맛이 났고, 땀이 흘러든 눈이 따가웠다. 몸을 굽어보니 스웨터와 청바지에 땀방울이 떨어진 자국이 나 있었다. 실내 온도는 20도 정도였는데, 창문 쪽은 웃풍 때문에 온도가 더 낮았다. 다들 쌀쌀해서 웃옷을 걸치고 후드를 쓴 상태였다. 그런데 나는 오래달리기라도 한 것처럼 옷에 땀이 배어 있었다.

강사가 다가와서 물었다. 괜찮으냐고. 아프거나 열이 나지는 않느냐고. 나는 아무렇지도 않다고 대답했다. 그러자 그녀가 이런저런 이야기를 했다. 몸에서 열이 나는 것에 대한, 그리고 숨을 들이쉴 때 어떻게 새로운 기energy를 얻고, 숨을 내쉴 때는 또 어떻게 묵은 기를 내보내는지에 대한 이야기였다. 나는 짐짓 귀를 기울였지만 집중할 수가 없었다. 집까지 5킬로미터 거리인데, 젖은 옷을 입은 채 자전거를 타고 어떻게 집에 가나 싶은 걱정 탓이었다.

이튿날은 기분이 한결 나아졌다. 오랜만에 경험해 보는 차분하고 고요한 느낌이 좋았다. 호흡법 강좌에서 들은 대로였다. 잠도 푹 잤다. 인생의 자잘한 일들이 더는 나를 갉구지 못했다. 어깨와 목 결림도 사라졌다. 그리고 며칠이 지나서야 고요한 느낌이 잦아들었다.

정확히 무슨 일이 일어났던 걸까? 고풍의 집에서 한 시간 동안 다리를 꼬고 앉아 그저 숨쉬기를 한 것뿐인데, 어떻게 그처럼 심오한 일이 일어날 수 있었을까?

다음 주에 다시 호흡 교실을 찾았다. 같은 경험을 했고, 땀은 줄었다. 나는 가족이나 친구들에게조차 함구한 채 정말 무슨 일이 일어났는지 이해하기 위해 무던히 애를 썼고, 그렇게 수년을 보내고서야 비로소 깨달을 수 있었다.

그러는 동안 집수리를 했고, 악전고투의 삶에서 벗어났고, 호흡에 관한 의문점들을 해소할 수 있는 실마리를 얻었다. 나는 그리스로 날아가 프리다이빙에 관한 책을 썼다. 고대로부터 전해 내려온 프리다이빙은 무호흡으로 수중 활동을 하는 것인데, 한 번의 호흡으로 수십 미터를 내려갔다 올라온다. 다이빙 도중 짬짬이 수십 명의 전문가들과 면담을 하면서, 다이버들이 무엇을 하고 왜 하는지에 대한 통찰을 얻고자 했다. 또한 소프트웨어 공학자, 광고업계 임원, 생물학자, 의사 등 수더분해 보이는 사람들이 한 번에 12분 동안이나 잠수할 수 있을 만큼 어떻게 몸을 단련하는지, 과학자들이 가능하다고 생각하는 것보다 훨씬 더 깊은 수심까지 어떻게 잠수를 하는지 따위를 알고 싶었다.

대다수 사람들은 수영장 물속에 잠수하면 3미터도 내려가지 못하고 몇 초 만에 귀가 아파서 바로 올라온다. 프리다이버들 말에 따르면 그들도 예전에는 "대다수 사람들"이었다. 변화 여부는 훈련에 달려 있었다. 그들은 폐를 달래서 더 열심히 일하게 했고 폐활량을 늘렸다. 그들은 자신이 특별하다고 생각지 않았다. 어느 정도 건강만 허락하면 누구나 훈련을 거쳐 30미터, 60미터, 심지어 90미터까지도 잠수할 수 있다는 것이다. 나이가 몇이고 몸무게가 얼마인지, 유전자 구성이 어떤지는 하등 중요하지 않았다. 프리다이빙을 하려면 호흡법만 익히면 된다고 그들은 말했다.[2]

그들에게 숨쉬기는 무의식적인 행동이 아니었고, 그냥 하는 행위가 아니었다. 숨쉬기는 초인에 가까운 힘을 얻을 수 있는 어떤 메커니즘, 어떤 보약, 어떤 힘이었다.

8분 이상 숨을 참고 90미터까지 잠수한 적이 있는 한 여교사는 이렇게 말했다. "음식의 가짓수만큼이나 많은 호흡법이 있어요. 그리고 어떤 호흡을 하느냐에 따라 우리 몸에 영향을 미치는 방식이 다 다를 거예요." 또 다른 다이버의 말에 따르면, 호흡하기에 따라 우리 뇌에 영양을 공급할 수도 있고, 뉴런을 죽일 수도 있고, 우리를 건강하게 할 수도 있고, 죽음을 재촉할 수도 있다.

그들은 폐의 크기를 30퍼센트 이상 늘리는 호흡법에 대한 기가 막힌 이야기를 들려주기도 했다. 그저 숨을 들이쉬는 방식만 바꿈으로써 체중을 몇 킬로그램 줄인 인도 의사 이야기, 독을 지닌 대장균을 주입한 후 리드미컬한 패턴의 호흡으로 면역 체계를 자극해 불과 몇 분 만에 독을 제거한 또 다른 사람 이야기도 들려주었다. 호흡으로 암세포를 줄인 여성들과, 몇 시간 동안 눈밭에 알몸으로 앉아 둥그렇게 주위의 눈을 녹인 승려들의 이야기도 들려주었다. 무슨 헛소리를 하나 싶었다.

프리다이빙 탐구 와중의 휴식 시간에는 보통 밤늦도록 관련 문헌을 폭넓게 읽었다. 의식적인 호흡이 바다에서 물질하는 사람들에게 미치는 영향을 누군가는 연구하지 않았을까? 체중 감량과 건강, 장수에 도움이 되는 호흡법을 활용한 프리다이버들의 환상적인 이야기를 뒷받침할 만한 증거를 누군가는 제시하지 않았을까?

나는 값진 도서관 자료를 발견했다. 문제는 그것이 수백 년, 때로 수천 년 전 자료라는 것이었다. 기원전 400년경으로 거슬러 올라가는 중국 문헌 일곱 권은 전적으로 호흡에 초점을 맞추어, 우리가 어떻게 호흡하느냐에 따라 어떻게 치유되고 어떻게 죽음에 이르게 되는가를 기술하고 있었다.[3] 이들 문헌에는 어떻게 숨을 조절하고, 늦추고, 참고, 삼킬 것인가에 관한 상세한 지침이 담겨 있다. 그보다 더 일찍이 힌두교도들은 숨과 영혼을 하나로 보고, 호흡의 조화를 통해 신체와 정신의 건강을 지키는 정교한 실천 방법을 기술해 놓았다. 그 후 불교도들은 호흡법을 통해 생명을 연장할 뿐만 아니라 더 높은 의식의 차원에 도달하고자 했다. 그 모든 문화의 모든 사람들에게 호흡은 강력한 약이었다.

고대의 도교 경전에 이런 말이 나온다.[4] "따라서 생명을 북돋고자 하는 도인은 그 형form을 온전케 하고 호흡을 북돋는다. 이는 명명백백하지 아니한가?"[5]

그다지 명명백백하지 않다. 나는 폐와 기도를 다루는 호흡기학(호흡기내과)pulmonology의 최신 연구 가운데서 이런 주장에 대한 근거 자료를 찾아보았지만, 거의 아무것도 발견하지 못했다. 그나마 찾아낸 자료에 따르면 호흡법은 하등 중요하지 않았다. 내가 인터뷰한 많은 의사와 연구자, 과학자들 모두가 그런 관점을 지지했다.[6] 1분에 호흡을 10회 하든 20회 하든, 숨을 쉬는 통로가 입이든 코든 호흡 관이든 하등 다를 게 없다고들 생각했다. 공기만 주입되면 나머지는 몸이 알아서 한다는 것이다.

누구나 전에 진료받은 과정을 한번 돌이켜 보면, 호흡에 대한 현대 의학 전문가들의 생각을 엿볼 수 있을 것이다. 아마도 의사는 혈압과 맥박, 체온을 잰 다음 심장과 폐의 상태를 점검하기 위해 가슴에 청진기를 댔을 것이다. 그리고 다이어트 여부와 섭취하고 있는 비타민, 작업 스트레스 따위를 물었을 것이다. 음식을 소화시키는 데 문제가 있는가? 잠은 잘 자는가? 계절성 알레르기는 없나? 천식은? 두통은? 그러나 1분에 호흡을 몇 번 하는지 따위는 결코 묻지 않았을 것이다. 혈류 산소와 이산화탄소의 균형을 확인했을 리도 없다. 호흡법과 호흡의 질 따위는 의사의 메뉴에 없다.

현실이 그렇지만, 프리다이버들의 말과 고대 문헌에 따르면 호흡법은 모든 것에 영향을 미친다. 호흡법은 그토록 중요하면서도 왜 그토록 홀대당하고 있는 것일까?

나는 계속 파고 들어갔고, 서서히 이야기가 펼쳐지기 시작했다. 알고 보니 최근에 이런 질문을 던지기 시작한 사람은 나만이 아니었다. 내가 문헌을 섭렵하고 프리다이버나 초호흡을 하는 사람super-breather(숨을 오래 참을 수 있는 사람-옮긴이)과 인터뷰를 하는 동안 하버드대학과 스탠퍼드대학, 기타 유명 기관의 호흡기 학자들은 정말 뜨악한 일을 하고 있었다. 그들의 연구는 실험실에서 진행되지 않았다. 호흡기 학자들은 폐의 특정 질병, 즉 폐의 허탈, 폐암, 폐기종 등을 주로 연구한다. 어느 베테랑 호흡기 학자는 내게 이렇게 말했다. "우리는 응급 환자를 치료하고 있습니다, 시스템이 그렇게 하도록 되어 있어요."

아니, 막상 알고 보니 이 호흡 연구는 전혀 엉뚱한 곳에서 이루어지고 있었다. 고대 유적의 진흙 파편, 치과의 안락한 의자, 그리고 정신병원의 고무로 둘러싼 방에서 말이다. 거긴 생물학적 기능에 대한 최첨단 연구를 기대할 만한 곳들이 아니다.

이들 과학자 가운데 호흡을 연구하기 시작한 이는 몇 명 되지 않는다. 그러나 그 몇 명은 진실을 알게 되었다. 인간은 긴 진화 과정을 거치며 호흡 능력에 변화가 생겼는데, 산업사회가 열린 이후 우리의 호흡 방식이 현저히 나빠졌다는 사실을 발견한 것이다. 이것도 실은 그들이 발견했다기보다 호흡이 그들을 발견한 것이나 다름없다. 우리 가운데 90퍼센트가, 아마 나 자신이나 독자도, 그리고 우리가 알고 있는 사람들 거의 모두가 올바른 호흡을 하고 있지 않다는 사실을 알고서야 연구에 나섰으니 말이다. 만성질환의 목록이 하염없이 늘어난 것, 그리고 그 질환이 더욱 악화되고 있는 작금의 현실이 모두 그릇된 호흡 탓이라는 사실을 그들은 알아차렸다.

좀 더 고무적인 관점에서, 이 연구자들 중 일부는 우리가 들이쉬고 내쉬는 방식을 바꾸는 것만으로도 현대의 수많은 만성병(천식, 불안, 주의력결핍 과잉행동장애ADHD, 건선, 기타 다수의 질환)이 완화되거나 역으로 좋아질 수도 있다는 것을 또한 증명해 내고 있었다.

그런 연구는 서양의학에 대한 오랜 믿음을 전복시키고 있었다. 그렇다. 호흡을 달리하면 진정 우리의 몸무게도, 전반적인 건강 상태도 달라질 수 있다. 그렇다. 호흡 방법에 따라 우리 폐의 크기와 기능이 진정으로 달라진다. 그렇다. 호흡을 통해 우리는 신경계를 해킹해서 면역 반응을 조절하고, 건강을 회복할 수 있다. 정말 그렇다. 숨 쉬는 방법을 바꾸면 더 건강하게 더 오래 살 수 있다.

우리가 얼마나 잘 먹는지, 얼마나 운동을 많이 하는지, 유전자의 회복력이 얼마나 뛰어난지, 얼마나 날씬하고 얼마나 젊고 얼마나 똑똑한지 따위는 하등 중요하지 않다. 올바른 호흡을 하지 않는 한 그 모든 것이 다 헛되고 헛된 것이다.

바로 그러한 사실을 소수의 연구자들은 발견했다. 건강을 떠받치는 기둥, 그 잃어버린 기둥이 바로 호흡이라는 것을. 바로 거기서 모든 것이 시작된다.

이 책은 잃어버린 호흡의 기술과 과학에 대한 과학적인 모험이다. 보통 사람이 숨을 들이쉬고 내쉬는 데 걸리는 시간은 3.3초인데, 이때마다 우리 몸 안에서 일어나는 변화를 탐구한다. 호흡을 할 때마다 유입되는 수많은 공기 분자가 우리의 뼈와 근육, 혈액, 뇌, 오장육부를 어떻게 형성하는지, 그리고 이 미세한 분자들이 다음 날, 다음 주, 다음 달, 다음 해, 그리고 수십 년 후 우리의 건강과 행복에 어떤 영향을 미치는지에 대한 새로운 과학 이야기를 이제 펼쳐 보일 것이다.

내가 이것을 "잃어버린 기술"이라고 일컫는 이유는 수많은 새로운 발견이 전혀 새로운 게 아니기 때문이다. 이제부터 탐구하게 될 기술들은 대부분 수백 년, 때로 수천 년 동안 존재해 왔다. 이들 기술은 여러 문화권에서 여러 시기에 걸쳐 창조되고, 문서화되고, 잊히고, 발견되었다가 다시 잊혔다. 까마득히 오랜 세월 동안.

이 분야의 초기 개척자들은 대부분 과학자가 아니었다. 호흡의 힘을 우연히 발견한 이들을 나는 "펄모노트pulmonaut"('폐', '호흡기'를 뜻하는 접두사 pulmo-와 '탐험가'를 뜻하는 접미사 -naut를 결합한 조어로 '호흡 탐험가'라는 뜻-옮긴이)라고 부르는데, 어떤 도움도 받을 수 없었던 이들은 일종의 돌팔이 의사였다. 남북전쟁 당시의 외과 의사, 프랑스의 미용사, 무정부주의를 노래한 오페라 가수, 인도의 신비주의자, 과민한 수영 코치, 근엄한 표정의 우크라이나 심장병 전문의, 체코슬로바키아의 올림픽 선수, 노스캐롤라이나 합창단 지휘자가 바로 그들이다.

이들 펄모노트 가운데 살아생전에 명성을 얻거나 존경을 받은 사람은 별로 없다. 그들의 연구는 사망과 함께 묻힌 뒤 잊혔다. 지난 몇 년 동안 그들의 기법이 재발견되어 과학적으로 시험되고 증명되기 시작했다는 사실은 여간 다행이 아니다. 한때 비주류 의술이었다가 금세 잊히고만 이 연구 결실 덕분에 이제 인체의 잠재력이 재정의되고 있다.

하지만 숨 쉬는 방법을 배우는 게 왜 필요하단 말인가? 나는 평생 숨 쉬며 살아왔다.

독자가 제기할 법한 이런 의문은 내가 직접 연구에 뛰어든 이후 계속 뇌리에 떠올랐다. 우리는 위험하게도 숨쉬기를 수동적인 단순 행위라고 가정한다. 숨을 쉬면 살아 있는 것이고, 숨이 멈추면 죽은 것이라는 식이다. 그러나 호흡은 그런 이진법이 아니다. 이 주제에 직접 뛰어들어 몰입하면 할수록 나는 그런 기본 진리를 선각자들과 공유하기 위해 개인적으로 더욱 많은 시간을 바치게 되었다.

대부분의 나이 든 사람들처럼 나 역시 이런저런 호흡기 질환을 앓아 왔다. 몇 년 전 호흡 교실에 참석한 것도 그 때문이었다. 그리고 대다수 사람들과 마찬가지로 나 또한 알레르기 처방 약과 흡입기, 보충제 혼합물, 또는 식이요법 등이 그다지 효과가 없다는 것을 알게 되었다. 결국 내게 치료제다운 치료제를 처음 안겨 준 것은 신세대 펄모노트들이었다. 그 후 그들은 치료제 이상의 것을 내게 안겨 주었다.

보통의 독자라면 이 책의 현재 쪽부터 마지막 쪽을 읽을 때까지 줄잡아 1만 번의 호흡을 하게 될 것이다. 이 책에서 내가 나름의 깨달음을 제대로 전달했다면, 지금부터 독자는 새로 호흡을 할 때마다 호흡에 대한 이해가 깊어지고, 호흡을 가장 잘하는 방법에 대한 이해도 깊어질 것이다. 호흡을 1분에 20회 하든 10회 하든, 입으로 하든 코로 하든, 기관절개술 개구부로 하든 호흡 관으로 하든 다 마찬가지라고 알고들 있지만 전혀 그렇지 않다. 우리가 어떻게 호흡을 하는가는 정말 중요한 문제다.

지금부터 독자가 1,000번째 호흡을 할 무렵이면, 치아가 가지런하지 않고 고질적으로 들쭉날쭉한 동물은 오로지 오늘날의 인간뿐이라는 사실과 그 이유, 그리고 그것이 호흡과 어떤 관련이 있는가를 알 수 있을 것이다. 오랜 세월에 걸쳐 우리의 호흡 능력이 얼마나 한심해졌는지, 그리고 우리의 동굴 속 조상들은 왜 코를 골지 않았는지도 알게 될 것이다. 우리가 어디로 호흡하는지, 다시 말해 입으로 호흡하는지 코로 호흡하는지는 하등 중요하지 않다는 오랜 믿음이 정말 옳은가를 시험하기 위해, 나를 포함한 중년의 두 남자가 스탠퍼드대학에서 20일간 선구적이고 자학적인 실험을 하는 현장을 엿보게 될 것이다. 그동안 이런저런 것을 알게 될 텐데, 특히 허구한 날 코를 고는 독자라면 다음 호흡을 할 무렵이면 치료법을 찾을 것이다.

3,000번째 호흡을 할 무렵에는, 기본적인 회복 호흡법을 여러 가지 배우게 될 것이다. 느리고 긴 이 호흡 기술은 누구에게나 활짝 열려 있다. 늙었거나 젊거나, 아프거나 건강하거나, 부유하거나 가난하거나 간에. 이 기술들은 힌두교와 불교, 기독교, 기타 온갖 종교에서 수천 년 동안 행해져 왔지만, 이를 통해 혈압을 낮추고, 운동 능력을 향상시키고, 신경계의 균형을 바로잡는 방법을 우리가 알게 된 것은 최근 들어서다.

6,000번째 호흡을 할 무렵에는, 진지하고 의식적인 호흡의 세계로 넘어갈 것이다. 입과 코를 지나 더욱 깊이 폐로 들어가는 여행을 하고 20세기 중반의 한 펄모노트를 만날 텐데, 그는 날숨의 힘을 이용해 제2차 세계대전 참전 용사들의 폐기종을 치료했고 올림픽 단거리선수들을 훈련시켜 금메달을 안겨 주었다.

8,000번째 호흡을 할 무렵에는, 많은 것 가운데 특히 신경계를 가볍게 자극하기 위해 훨씬 더 깊이 몸속으로 숨을 들이쉬는 단계에 이르게 된다. 여기서는 과호흡overbreathing의 힘을 발견할 것이다. 또한 여러 펄모노트를 만날 텐데, 그들은 호흡을 이용해 심한 척추측만증(곱사등)과 자가면역질환을 바로잡기도 하고, 영하의 온도에서 체온을 과열시켜 주위의 눈을 녹이기도 했다. 황당한 소리로 들릴지 모르지만, 그럼에도 불구하고 실은 얼마든지 가능한 일이라는 것을 알게 될 것이다. 10년 전 빅토리아풍의 집에서 대체 내게 무슨 일이 일어났는가를 이해하려고 애쓰면서,

연구 도중 내가 몸소 그 배움에 뛰어든 모습도 만나 볼 것이다.

이 책의 마지막 대목에 이르러 1만 번째 호흡을 할 무렵에는, 폐로 들어가는 공기가 삶의 매 순간마다 어떻게 영향을 미치는지 알게 되고, 삶의 마지막 숨을 내뱉을 때까지 어떻게 그 잠재력을 최대한 이용할 것인지 배울 것이다.

이 책을 통해 우리는 진화와 의학사, 생화학, 생리학, 물리학, 운동 지구력은 물론이고 그 밖에도 많은 것을 탐구할 것이다. 그러나 주로 탐구하게 될 것은 바로 독자 자신이다.

평균의 법칙에 따르면 사람은 일생 동안 6억 7,000만 번의 호흡을 한다(평균 수명을 70세로 계산할 경우-옮긴이). 독자 가운데 아직 절반의 호흡도 못다 한 이들이 있겠지만, 어쩌면 6억 6,900만 번째 숨을 삼키고 있는 이도 있을 것이다. 그럴 때라도 몇백만 번의 기회 정도는 더 붙잡고 싶지 않을까.

Part 1

실험

1

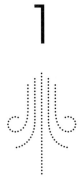

동물의 왕국에서
최악의 호흡을 하는 존재

오전 09 : 32. 창백하고 무기력한 환자가 도착했다. 남자, 중년, 80킬로그램. 과묵하면서도 상냥하지만 눈에 띄게 불안해 보인다. 통증: 없음. 피로: 약간. 불안 수준: 보통. 병의 진척과 미래 증상에 대한 두려움: 높음.

환자는 현대화된 도시 근교에서 자랐고, 생후 6개월부터 젖병을 썼고, 이유식으로 병에 든 시판 음식을 먹었다고 보고했다. 그런 음식 때문에 치아를 사용할 일이 별로 없어서 이틀활(치조궁)과 코곁굴(부비동) sinus[1]의 뼈 성장이 저해되었고, 이는 만성 코 충혈로 이어졌다.[2]

15세 무렵에는 더욱 부드러운 고가공 식품을 먹고 살았는데, 흰 빵과 달콤한 과일 주스, 통조림 야채, 얇게 썬 냉동 스테이크, 인스턴트 치즈 샌드위치, 전자레인지용 타키토, 호스티스 스노볼, 초코바 레지 따위였다.

그의 입은 제대로 성장이 되지 않아 32개의 영구치가 다 들어설 자리가 없었다. 앞니와 송곳니가 들쭉날쭉 자랐고, 그것을 바로잡기 위해 치아를 몇 개 뽑아내고 여러 가지 교정기를 동원해야 했다. 3년간 치아 교정을 받은 결과, 작은 입은 더욱 작아져서 입안에 혀가 제대로 자리를 잡을 수 없었다. 그가 종종 하던 버릇대로 혀를 내밀자, 혀 양쪽에 치아에 짓눌린 흔적이 역력히 보였다. 이런 치흔은 많은 장애를 동반하는데, 코골이도 그중 하나다.

17세에는 잇몸 속에 묻힌 사랑니 4개를 제거했다. 그 때문에 입안의 크기는 더욱 줄어들어 수면무호흡이라고 알려진 만성 야간 질식으로 발전할 가능성이 높아졌다.[3] 20대와 30대에는 호흡곤란과 기능장애가 더욱 심해지고, 기도가 더 막히게 되었다. 그의 얼굴은 수직 성장 패턴을 보여 얼굴이 좁고 코가 두드러지고, 눈꺼풀은 처지고, 두 볼은 창백했다.

이렇게 위축되고 성장이 부진한 입과 목, 두개골의 주인은 바로 나 자신이다.

나는 스탠퍼드대학 이비인후-두경부외과센터의 진료 의자에 누워, 내 속을 들여다보며 나 자신을 살펴보고 있다. 코곁굴 전문 외과 의사인 자야카 나약Jayakar Nayak 박사는 지난 몇 분 동안 내시경 카메라로 내 콧속을 조심스레 살폈다. 내시경이 내 두개골 속으로 깊이 들어가 목구멍까지 내려갔다.

"이이이 해 보세요." 그가 말한다. 후광 같은 검은 머리의 나약은 네모난 안경, 푹신한 러닝화, 하얀 가운 차림이다. 그러나 나는 그의 옷차림이나 얼굴을 보고 있지 않다. 나는 비디오 고글을 쓰고 있다. 심하게 손상된 코곁굴 내부에서 일렁이는 모래언덕과 질퍽한 늪지, 종유석들 사이를 누비는 내시경 영상이 고글로 생중계되고 있다. 내시경이 더 아래로 꿈틀꿈틀 나아갈 때 나는 기침이나 질식, 구토를 하지 않으려고 애를 쓴다.

"이이이 해 보세요." 나약이 다시 말한다. 이이이 하며 나는 후두 주위의 점액으로 덮인 부드러운 조직이 열리고 닫히는 것을 지켜본다. 점액이 덮인 분홍색의 보동보동한 조직이 마치 조지아 오키프가 그린 화려한 꽃 같다.

이건 쾌적한 크루즈 여행이 아니다. 25해(25 뒤에 0이 20개) 개에 달하는 분자가 분당 18번, 하루 2만 5,000번, 게이트를 통해 항해를 한다.[4] 내가 이곳에 온 것은 그 많은 공기가 인체로 들어가는 통로를 보고 느끼고 배우기 위해서였다. 그리고 열흘 동안 내 코와 이별하기 위해서.

지난 세기 서양의학에서는 코가 단지 보조 기관에 지나지 않는다고 믿었다. 할 수만 있다면 코로 숨을 쉬어야 한다고 생각은 했지만, 입이 있으니 그러지 않아도 문제 될 게 없다고 여겼던 것이다.

많은 의사와 연구자, 과학자들은 여전히 그런 관점을 지지한다. 미국 국립보건원에는 폐와 눈, 피부병, 귀 등을 담당하는 27개 전문 분과가 있다. 그중에 코와 코곁굴 분과는 없다.

나약은 어처구니없다고 생각한다. 그는 스탠퍼드대학의 코과학(비과학)rhinology 연구 책임자다. 그는 오로지 코의 숨겨진 힘을 이해하는 데 초점을 맞춘 세계적으로 유명한 실험실을 이끌고 있다. 인간의 머리 안에 있는 모래언덕과 늪지, 종유석들이 수많은 인체 기능을 조율한다는 사실을 그는 알아냈다. 생명 유지에 필수적인 기능 말이다. 그는 전에 내게 이렇게 말했다. "저런 구조는 다 존재 이유가 있어요!" 나약은 코를 유난히 중시하는데, 코가 인정을 받기는커녕 너무나 오해되고 있다고 생각한다. 그래서 코가 없으면 인체 기능이 어떻게 될지 알아내려고 고심한다. 내가 나약을 찾은 것도 그 때문이다.

오늘부터 나는 그악한 실험에 들어가기로 했다. 분자 하나라도 내 코로 들락거리지도 못하도록 실리콘으로 콧구멍을 막고, 그 위에 수술용 테이프까지 붙인 후 25만 번의 호흡을 하는 것이다. 나는 입으로만 숨을 쉬게 될 것이다. 이것은 정말 고단하고 비참한 실험이지만 논점은 명백하다.

오늘날 인구의 40퍼센트가 만성 코막힘으로 고생하고 있다. 또 우리의 절반 정도는 입으로 호흡을 하는 버릇이 있는데,[5] 여성과 아이들에게 특히 많이 나타난다. 원인은 여러 가지다.[6] 건조한 공기에 스트레스까지, 염증에 알레르기까지, 환경오염에 각종 약물까지. 그러나 잠시 후 나도 알게 되지만, 실은 인간 두개골 앞쪽의 날로 위축되고 있는 그 부동산이 주범일 수 있다.

입이 충분히 크게 성장하지 않으면 입천장이 위로 높아지는 경향이 있다.[7] 위턱이 바깥쪽으로 잘 자라지 못하고, 이른바 V 자형, 곧 높은 아치형의 입천장을 형성하게 된다. 그렇게 입천장이 위로 자라면 코안(비강)의 발달이 저해되면서 오히려 코안이 수축되어 코의 섬세한 구조가 붕괴되고, 공기의 흐름이 억제되어 코가 막히기에 이른다. 그래서 이제 인간은 지구상에서 가장 코가 막힌 동물종이라는 서글픈 차별성을 띠게 되었다.

나는 알아야 했다. 코안 검사를 하기 전에 나약은 내 머리 엑스레이를 찍어 입안 구석구석과 코곁굴, 상부 기도의 모습을 적나라하게 보여 주었다.

"음, 물건깨나 가지고 계시네?" 그가 말했다. V 자 모양의 입천장은 물론이고, "심각한" 코사이막 만곡증에, 그로 인한 "심각한" 왼쪽 콧구멍 막힘증까지 있다. 게다가 코곁굴은 기형의 주머니선반concha bullosa(수포성 선반이라고도 하며, 흔히 중간코선반이 공기 주머니로 부풀어 있는 상태를 말한다-옮긴이)이 가득 차 있다. "정말 보기 드문 사례입니다." 나약이 말했다. 그누구라도 의사에게 듣고 싶지 않은 말이다.

내 기도가 이렇게나 엉망인데, 어릴 때 감염과 호흡 문제만 겪었을 뿐 그보다 훨씬 더 큰 병을 앓지 않았다는 사실에 나약은 오히려 놀라워했다. 하지만 방치하면 장차 심각한 호흡 문제가 생길 거라고 그는 강하게 확신했다.

앞으로 나는 열흘이 넘도록 강제로 입 호흡만 하게 될 것이다. 일종의 점액질 수정공 속에 나 자신을 집어넣고는, 나이 들수록 점점 나빠질 건강과 호흡에 대한 악영향을 더욱 증폭하고 촉진할 것이다. 몸이 이미 알고 있고, 인구의 절반이 알고 있는 불길한 건강 상태에서 몇 배나 더 증폭시킨 상태로 내 몸을 몰아붙일 것이다.

"자, 움직이지 마세요." 나약이 말한다. 그는 마스카라 브러시만 한 크기의, 끝에 철제 브러시가 달린 바늘을 쥐고 있다. **설마 내 코에 집어넣을 건 아니겠지.** 몇 초 후, 그게 콧속으로 들어왔다.

나약이 이 브러시(내시경이 달린 코 세척용 의료 기구-옮긴이)를 더 깊이 쑤셔 넣을 때, 나는 고글을 통해 지켜본다. 그는 코 위로 더 이상 올라갈 곳이 없을 때까지 밀어 넣는다. 브러시가 더 이상 코털 둘레에서 돌지는 않지만, 내 머리 속 몇 센티미터 안에서 계속 꿈틀거린다. "가만, 가만히 있어요." 그가 말한다.

코안이 충혈되면 공기 흐름이 감소하고 세균이 번식한다. 이 세균은 자기 복제를 해서 감염과 감기를 유발하고, 코가 더욱 충혈된다. 충혈은 다시 충혈을 낳고, 습관적으로 입 호흡을 하는 것 말고는 달리 선택의 여지가 없게 된다. 이런 손상이 얼마나 빨리 일어나는지는 아무도 모른다. 막힌 코안에 세균이 얼마나 빨리 들어차는지 역시 아무도 모른다. 그걸 알아내기 위해서는 깊이 자리 잡은 코안 조직의 배양균을 확보할 필요가 있다.

그가 계속 브러시를 더 깊이 비틀어 넣어 뭔가 걸쭉한 것을 한 겹 걷어 내는 장면을 보며 나는 움찔한다. 이 정도 위쪽의 코 신경은 강철 브러시가 아니라, 미묘한 공기 흐름과 미세한 온도 변화를 느끼도록 설계된 것이다. 마취제를 주사했는데도 느낌이 온다. 딱히 어째야 할지, 어떻게 반응해야 할지 몰라 뇌가 곤혹스러워한다. 마치 샴쌍둥이가 되어, 내 머리 바깥 어딘가에 존재하는 또 다른 나를 누가 바늘로 꿰매고 있는 듯한 형언할 수 없는 느낌이 든다.

"설마 이런 일을 다 겪을 줄은 몰랐을 겁니다." 나약이 웃으며 피 묻은 브러시 끝을 시험관에 넣는다. 그는 코곁굴에서 채취한 20만 개의 세포를 열흘 후에 다른 샘플과 비교해 보고, 코막힘이 세균 증식에 어떤 영향을 미치는지 알아낼 것이다. 그는 시험관을 흔들어 조교에게 건네주고 내 비디오 고글을 벗기더니, 다음 환자를 위해 자리를 비켜 달라고 정중히 부탁한다.

환자 2는 창가에 기대어 휴대폰으로 사진을 찍고 있다. 49세, 검게 탄 얼굴에 하얀 머리, 스머프처럼 푸른 눈동자의 이 남자는 맨발에 가죽 단화를 신고 깔끔한 베이지색 청바지 차림이다. 이름은 안데스 올손Anders Olsson인데, 스웨덴 스톡홀름에서 8,000킬로미터를 날아왔다. 그는 나와 함께 실험에 참여하기 위해 5,000달러 이상을 지불했다.

나는 올손의 웹사이트를 우연히 보고 몇 달 전에 인터뷰를 했다. 웹사이트에는 미덥지 않아 보이는 신호가 넘쳐 났다. 산꼭대기에서 요란스런 포즈를 취하고 있는 금발의 여성이 등장하는 판매용 사진, 네온 컬러, 광적인 느낌표 사용, 토실토실한 글씨체 따위가 그랬다. 하지만 그는 되바라진 인물이 아니었다. 그는 10년 동안 진지한 과학적 연구를 수집하고 수행했다. 웹사이트에 수십 편의 논문을 올렸고, 아원자 수준에서부터 호흡을 설명하는 책 한 권도 자비 출판했는데, 수백 가지 연구 결과를 주석으로 달았다. 또한 스칸디나비아에서 가장 존경받는 인기 만점의 호흡 치유사 가운데 한 명이기도 해서, 건강한 호흡의 미묘한 힘을 이용해 수천 명의 환자를 치료하는 데 도움을 주었다.

스카이프로 통화를 하다가, 내가 실험 도중 열흘 동안 입 호흡을 할 거라고 말하자 그는 흠칫했다. 참여를 권하자 그는 거절했다. "싫어요."

그가 잘라 말했다. "하지만 솔깃하네요."

몇 달이 지난 지금, 시차로 인해 축 늘어진 몸을 진료 의자에 털썩 부려 놓은 그는 비디오 고글을 쓰고, 장차 240시간 동안 하지 못할 코 호흡을 한다. 그의 옆에서 나약이 스틸 내시경을 놀리는 모습이 마치 헤비메탈 드러머가 드럼 스틱을 다루는 듯하다. "자, 머리를 뒤로 젖혀요." 나약이 말한다. 그는 목을 길게 빼고 손목을 비틀며 깊숙이 집어넣는다.

실험은 두 단계로 진행된다. 1단계에서는 코를 막고 일상생활을 한다. 우리는 평소처럼 먹고 운동하고 자면서 오직 입으로만 숨을 쉬게 될 것이다. 2단계에서는 1단계와 똑같이 먹고 마시고 운동하고 자지만, 호흡 통로를 바꿔 코로 숨을 쉬면서 종일 여러 가지 호흡법을 익히게 된다.

도중에 우리는 스탠퍼드대학으로 돌아와 방금 받은 모든 검사를 반복하게 된다. 혈액가스, 염증 지표, 호르몬 수치, 후각, 코안 단면적, 폐 기능 등을 측정하는 것이다. 나약은 모든 데이터를 비교해서 우리가 호흡 방식을 바꿀 때마다 뇌와 인체에 어떤 변화가 일어났는지 알아낼 것이다.

이 실험에 관한 얘기를 들은 내 친구들은 헉 하고 입을 떡 벌렸다. "하지 마요!" 요가 신봉자들 몇은 기겁했다. 그러나 대다수 사람들은 그저 어깨를 으쓱할 뿐이었다. "난 10년 동안 코로 숨 쉰 적이 없어요." 거의 평생 알레르기에 시달린 지인이 말했다. 그게 뭐 대수라고. 그래도 호흡은 호흡인데. 다른 사람들 모두 그런 식으로 말했다.

그래? 앞으로 20일을 지내며 올손과 내가 알아볼 테다.

오래전, 그러니까 약 40억 년 전에[8] 우리의 최초 조상들이 드문드문 바위 위에 모습을 드러냈다. 그때 우리는 작았다. 현미경으로나 볼 수 있는 슬러지 뭉치였으니까. 그리고 우린 배가 고팠다. 생존하고 증식하려면 에너지가 필요했다. 그래서 우리는 공기를 먹는 방법을 찾아냈다.

그때 대기는 주로 이산화탄소였는데, 최고의 연료는 아니었지만 효율은 충분했다. 우리의 초기 버전인 이들은 기체를 삼켜 분해하고 남은 것, 곧 산소를 내뱉는 방법을 배웠다. 다음 10억 년 동안 끈적끈적한 원시 생명체는 계속 더 많은 기체를 먹고 더 많은 슬러지를 만들면서 더 많은 산소를 배설했다.

그리고 25억 년 전쯤 대기에 산소 쓰레기가 넉넉해지자[9] 그것을 먹을 수 있는 청소부 조상이 출현했다. 이들은 온갖 찌꺼기 산소를 들이켜고 이산화탄소를 배설하는 방법을 배웠다. 이것이 최초의 유산소 생활사life cycle다.

산소는 이산화탄소보다 16배 많은 에너지를 생산하는 것으로 밝혀졌다.[10] 유산소 생물 형태는 이 힘을 이용해 진화하고, 슬러지로 덮인 암석을 뒤로하고 더 크고 복잡하게 성장했다. 이들은 기어서 육지로 올라가거나 바다 깊숙이 뛰어들거나 공중으로 날아갔다. 이들은 식물과 나무, 새, 벌, 그리고 가장 초기의 포유류가 되었다.

포유류는 공기를 데우고 정화하기 위해 코를 길렀고, 공기를 폐로 이끌기 위해 목을 길게 길렀고, 대기 중의 산소를 뽑아 혈액으로 전달하는 자루sac의 네트워크(호흡기-옮긴이)를 형성했다. 한때 늪지대 바위에 달라붙었던 유산소 세포들은 기나긴 세월을 거쳐 포유류 신체 조직을 형성하기에 이르렀다. 이 세포들은 우리의 혈액에서 산소를 얻어 정맥을 거치고 폐를 거쳐, 대기로 이산화탄소를 돌려주었다. 이것이 호흡의 과정이다.

의식적으로나 무의식적으로, 빠르고 느리게, 그리고 그와 전혀 다른 아주 다양한 방법으로 효율적으로 호흡할 수 있는 능력 덕분에 우리 포유류 조상들은 먹이를 잡고 포식자를 피하며, 다른 여러 환경에 적응할 수 있었다.

약 150만 년 전(호모 에렉투스 시절-옮긴이), 우리가 공기를 들이쉬고 내쉬는 통로가 변하기 시작할 때까지는 모든 것이 잘 이루어졌다. 이 변화는 역사적으로 훨씬 훗날, 지구상의 모든 인간의 호흡에 영향을 미치게 되었다.

나는 평생 오랜 시간 이 영향을 느껴 왔고, 독자 여러분도 그것을 느꼈을 가능성이 높다. 코가 막히고, 코를 골고, 어느 정도 숨을 쌕쌕거리고, 천식이나 알레르기 따위에 시달렸을 테니 말이다. 나는 다들 그러려니 하고 대수롭지 않게 생각했다. 내가 아는 거의 모든 사람이 그런저런 문제를 안고 살았으니까. 그러나 나는 그런 문제가 무작위로 발생하는 게 아니라는 것을 알게 되었다. 그런 문제를 일으킨 뭔가가 있었다. 그 해답은 평범하고 공통적인 인간의 특성에서 찾을 수 있었다.

스탠퍼드 실험을 하기 몇 달 전, 나는 필라델피아로 날아가 치과교정 전문의 겸 연구자인 마리아나 에번스Marianna Evans 박사를 찾아갔다. 그녀는 지난 몇 년 동안 고대와 현대 인간 두개골의 입을 비교 연구한 사람이다. 우리는 펜실베이니아대학 인류고고학 박물관 지하에 들어가 표본 수백 개를 살펴보았다. 각각 문자와 숫자가 새겨져 있고, 베두인, 콥트인, 이집트 아랍인, 아프리카 흑인 따위의 "인종" 스탬프가 찍혀 있었다. 브라질 매춘부와 아랍 노예, 페르시아 포로 등도 있었다. 그중 가장 유명한 표본은 1824년 동료 죄수들을 죽이고 잡아먹었다는 이유로 교수형을 당한 아일랜드 죄수의 두개골이다.

두개골의 생존 연대는 200년 전부터 수천 년 전까지 다양했다. 그것들은 모턴 컬렉션의 일부였는데, 이는 1830년대부터 코카서스인종(백인-옮긴이)의 우월성을 입증하려고 두개골을 수집했다 실패한 인종차별주의 과학자 새뮤얼 모턴Samuel Morton의 이름을 딴 것이다. 모턴이 해낸 일 가운데 유일하게 긍정적인 결과물이 바로 그가 수년간 모은 이 두개골이다. 오늘날 이 두개골들은 인간의 외모가 어떠했고, 어떻게 숨 쉬었는가를 스냅사진처럼 보여 준다.

열등한 인종과 그들의 유전적 "퇴화"를 보여 준다고 모턴이 주장한 것에서 에번스는 완벽에 가까운 뭔가를 발견했다. 그 뭔가를 보여 주기 위해 그녀는 진열장으로 다가가 보안 유리 안쪽에서 파시교도(페르시아계 조로아스터교도-옮긴이)라고 표시된 두개골을 꺼냈다. 그녀는 자신의 캐시미어 스웨터 소매에 묻은 뼈 먼지를 털어 내고, 깔끔하게 다듬은 손톱으로 두개골의 턱과 안면을 죽 훑었다.

그녀는 똑똑 끊어지는 우크라이나 억양으로 말했다. "이게 오늘날보다 두 배 더 커요." 그녀는 콧구멍, 즉 코안에서 목구멍 깊숙한 곳까지 연결된 두 개의 구멍을 가리키고 있었다. 그녀는 두개골을 돌려 우리에게 보여 주었다. "아주 넓고 뚜렷하죠." 그녀가 흐뭇한 표정으로 말했다.

에번스와 시카고의 소아 치과 의사인 동료 케빈 보이드Kevin Boyd 박사는 지난 4년 동안 모턴 컬렉션의 두개골 100여 개를 엑스레이로 촬영하고, 귀 위쪽에서 코까지와 이마에서 턱까지의 각도를 측정했다. 눈확귓구멍면(프랑크포트수평면)Frankfort plane과 코-수직선N-perpendicular이라고 불리는 이 척도는 각 표본의 좌우 대칭성을 보여 주고, 입과 얼굴, 코와 입천장의 비례가 얼마나 잘 맞는지, 그리고 이런 두개골의 인간이 얼마나 숨을 잘 쉬었는지를 썩 잘 보여 준다.

고대 두개골은 모두가 파시교도 표본과 동일했다. 모두가 앞턱이 큼직하다. 코곁굴이 널찍하고 입이 크다. 그리고 묘하게도 치실을 쓰거나 양치질을 하거나 치과 의사를 만난 적 없는 고대인의 치아가 모두 아주 가지런하다.[11]

그처럼 더 넓은 기도가 형성된 것은 앞쪽으로 얼굴이 성장하고 입이 큰 덕분이다. 이들 고대인은 코골이나 수면무호흡증, 코곁굴염(부비동염·축농증-옮긴이), 또는 현대인의 다른 많은 만성 호흡기 질환을 앓은 적이 없을 가능성이 높다. 앓으려야 앓을 수가 없었던 것이다. 입안이 워낙 크고, 기도도 워낙 넓어서 막힐 수가 없었다. 그들은 편안히 숨을 쉬었다. 거의 모든 고대인이 그러한 구조를 공유했는데, 모턴 컬렉션만이 아니라 전 세계 어디서나 그랬다. 약 30만 년 전 호모 사피엔스가 처음 등장했을 때부터 불과 몇백 년 전까지도 말이다.

에번스와 보이드는 옛날의 두개골을 그들 자신의 환자를 비롯한 많은 현대인의 두개골과 비교했다. 현대의 모든 두개골은 성장 패턴이 과거와 달랐다. 이는 눈확귓구멍면과 코-수직선이 바뀌었다는 뜻이다. 즉 현대인은 아래턱 앞쪽이 이마보다 뒤로 물러나고, 치아를 포함한 전체 턱이 뒤로 물러나면서 코곁굴이 위축되었다. 현대의 두개골은 정도 차이가 있을 뿐 모두가 치열이 고르지 못하다.

지구상의 포유류 5,400종 가운데, 인간은 오늘날 의학 용어로 맞물림 장애(부정교합)라고 부르는 문제를 지닌 유일한 동물이다. 턱과 치아의 정렬 불량, 위턱과 아래턱의 맞물림 불량, 덧니 등이 맞물림 장애의 예다.

그러한 사실에 대해 에번스는 근본적인 의문을 제기했다. 그녀는 자문했다. "왜 우리는 스스로 아프게끔 진화했을까?" 그녀는 파시교도의 두개골을 다시 진열장 안에 넣고, 사카르Saccard라는 라벨이 붙은 두개골을 꺼냈다. 그것의 완벽한 형태는 다른 두개골을 거울에 비춘 듯 동일했다. 그녀가 말했다. "우리가 알아내려는 게 바로 이런 겁니다."

진화가 항상 진보를 뜻하는 것은 아니라고 에번스는 내게 말했다. 진화는 변화를 뜻한다. 그리고 생명체는 좋은 쪽으로도 나쁜 쪽으로도 바뀔 수 있다. 오늘날 인간의 몸은 "적자생존"과 무관한 방식으로 변화하고 있다. 적자생존의 원칙을 따르는 대신, 건강에 해로운 특징들을 채택해서 물려주고 있는 것이다. 잘못진화dysevolution[12]라고 불리는 이 개념은 하버드대학 생물학자 대니얼 리버맨Daniel Lieberman[13]이 주장해 널리 퍼졌다. 이 개념에 따르면 왜 우리의 허리와 발이 아프고, 왜 뼈가 갈수록 부러지기 쉬워지는지 설명할 수 있다. 또한 왜 우리가 그토록 호흡을 잘 못하는

지 설명하는 데도 도움이 된다.

어떻게, 그리고 왜 그런 일이 일어났는가를 이해하기 위해 에번스는 우리가 시간을 거슬러 올라갈 필요가 있다고 내게 말했다. 아주 오래전으로. 호모 사피엔스가 사피엔스이기 이전까지.

얼마나 이상한 녀석들인가. 사바나의 키 큰 풀밭에 두 발로 서서 광활하고 거친 세상을 응시하는 존재라니. 모두가 팔이 호리호리하고 팔꿈치는 뾰족한데, 이마는 털이 텁수룩한 모자챙 같다. 산들바람에 풀밭이 너울거리자, 아래턱이 보이지 않을 정도로 돌출한 입 위, 알사탕만 한 크기의 콧구멍이 위아래로 씰룩씰룩하면서 바람에 날려 오는 무슨 냄새인가를 포착한다.

때는 170만 년 전. 최초의 인류 조상인 호모 하빌리스(손을 쓰는 사람-옮긴이)는 아프리카의 동쪽 해안을 배회하고 있었다. 우리는 이미 오래전에 숲을 떠나 두 다리로 걷는 법을 배웠고, 손 안쪽의 작은 "손가락"을 사용하는 훈련을 해서, 이것을 접어 다른 네 손가락을 마주 볼 수 있는 엄지로 만들었다. 우리는 이 엄지와 나머지 손가락들을 사용해 물건을 움켜쥐고, 땅에서 먹거리 식물을 뽑았다. 또한 영양의 혀를 썰고, 뼈에서 살을 떼어 낼 수 있을 만큼 날카로운 돌로 사냥 도구를 만들었다.[14]

날고기를 먹으려면 많은 시간과 노력을 들여야 했다. 그래서 우리는 돌을 모았고, 먹잇감을 바위에 내리쳤다. 먹거리, 특히 고기를 연하게 하면 소화하고 씹는 수고를 다소 덜 수 있었고, 그만큼 에너지가 절약되었다.[15] 이 여분의 에너지는 뇌가 더 크게 자라는 데 이용되었다.

익힌 음식은 더 좋았다.[16] 약 80만 년 전[17] 우리는 불로 먹거리를 가공하기 시작했고, 이것은 엄청난 양의 추가 칼로리를 방출했다. 새로운 식단 덕분에 거칠고 섬유질이 많은 채소와 과일을 분해하던 큰창자가 상당히 줄어들고, 그런 변화만으로도 훨씬 더 많은 에너지를 절약할 수 있게 되었다.[18] 좀 더 현대적인 조상인 호모 에렉투스는 이런 에너지를 이용해 우리의 하빌리스 조상보다 50퍼센트나 더 뇌가 커졌다.[19]

이제 우리는 유인원처럼 보이지 않고 사람처럼 보이기 시작했다. 호모 에렉투스를 데려다가 말쑥한 정장을 입히고 지하철에 태우면 아마 두 번 바라볼 사람은 없을 것이다.[20] 이 고대 조상들은 우리의 자녀를 낳을 수 있을 만큼 유전적으로 비슷했다.

그러나 음식을 으깨고 굽는 혁신은 차이를 낳았다. 빠르게 성장하는 뇌는 더 많은 공간이 필요해서, 얼굴 앞부분에서 코곁굴과 입과 기도에 이르기까지 여러 곳에서 공간을 빼앗아 갔다. 시간이 흐르면서 얼굴 중심부 근육이 느슨해지고, 턱뼈가 약해지고 가늘어졌다. 얼굴이 짧아지고 입은 움츠러들면서 주둥이가 짓눌리고, 그 대신 코뼈가 튀어나왔다. 새로운 이 특징, 곧 돌출된 코는 우리만의 것이었고, 바로 그것 때문에 다른 영장류와 구분되었다.

문제는 이 코가 더 작게 수직으로 배치되면서 공기 여과 효율이 떨어졌다는 것이다.[21] 그 때문에 공기에 실려 온 병원균과 박테리아에 더 많이 노출되었다. 코곁굴과 입이 작아지면서 목구멍 공간도 줄어들었다. 요

리를 더 많이 할수록, 부드럽고 칼로리가 풍부한 음식을 더 많이 섭취할
수록, 뇌는 더 커지고 기도는 더 좁아졌다.[22]

호모 사피엔스는 약 30만 년 전 아프리카 사바나에 처음 출현했다. 당
시 서로 다른 여러 인간 종이 존재했다. 지금의 유럽에 움막집을 짓고 큰
동물을 사냥한 건장한 인류인 하이델베르크인은 약 60만 년 전부터 10
만 년 전까지 생존한 인류로, 호모 사피엔스와 네안데르탈인의 직계 조
상으로 추정된다. 완성체가 약 13만 년 전에 출현한 것으로 추정되는 네
안데르탈인은 건장하지만 팔다리가 조상보다 작고 코가 컸다. 그들은 옷
만드는 법을 터득해 추운 환경에서 번성했다.[23] 2015년에 새로 화석이
발견된 호모 날레디[24]는 연대를 짐작할 수 없을 만큼 복잡한 특성을 지녔
는데, 초기 인류의 조상과 비슷하게 뇌가 작고, 종 모양의 엉덩이에 땅딸
막한 몸통 아래로 늘어뜨린 가느다란 팔이 특징이었다.

얼마나 볼만한 광경이었을까? 밤중에 활활 타오르는 모닥불 주위에
모여든 어중이떠중이 같은 인종들, 스타워즈 술집에 모인 종족들 같은
초기 인류가 서로의 머리칼 속 벌레를 잡아 주고, 눈썹 능선을 비교하고,
두 손바닥을 모아 강물을 떠서 홀짝거리고, 둥근 바위 뒤로 훌쩍 뛰어넘
어 별빛 아래서 이종 간에 사랑을 나누는 모습 말이다.

그런 건 이쯤에서 그치자. 코가 큰 네안데르탈인과 앙상한 날레디인,
목이 굵은 하이델베르크인 모두가 질병과 날씨, 서로 간의 다툼이나 맹
수, 또는 게으름 등 각종 이유로 모두 죽음을 맞이했다. 긴 계통도에서 오

직 한 인종, 우리만 살아남았다.

추운 기후에서 우리의 코는 폐로 들어가기 전의 공기를 더 효율적으로 데우기 위해 점점 더 좁아지고 길어졌다. 피부는 비타민 D를 합성하기 위해 더 많은 햇빛을 받아들일 수 있도록 좀 더 하얘졌다. 태양이 쨍쨍하고 따뜻한 환경에서는 덥고 습한 공기를 들이마시는 데 더 효율적이게끔[25] 코가 더 넓고 평평해졌다.[26] 피부는 햇빛으로부터 몸을 보호하기 위해 색이 더 어두워졌다. 그 와중에 또 다른 적응, 곧 음성 의사소통을 할 수 있도록 후두가 아래로 내려갔다.[27]

후두는 음식물을 넘기고 다른 물질은 삼키지 못하도록 보호하는 밸브 구실을 한다. 동물은 물론이고 다른 모든 인종은 후두가 목의 맨 위에 자리 잡게끔 진화했다. 그것도 일리는 있다. 뭔가 목에 걸렸을 때 재빨리 제거할 수 있다는 점에서 높은 위치의 후두가 가장 효율적으로 기능하기 때문이다.

인간이 입말을 발달시키면서 후두가 내려앉아 입 뒤쪽에 공간이 열리면서, 성량과 발성 범위가 확대되었다.[28] 더 작은 입술은 다루기가 쉬워서, 우리의 입술은 더 얇고 덜 봉긋하게 진화했다. 혀가 더 민첩하고 유연하면 소리의 뉘앙스와 음역을 조절하기 쉬웠기 때문에, 혀가 목구멍에서 더 멀어지면서 턱이 앞으로 밀려 나오게 되었다.

그러나 이렇게 후두가 낮아지자 본래 목적의 효율성이 떨어지게 되었다. 입 뒤쪽에 너무 많은 공간이 생겨 초기 인간들은 질식하기 쉬웠던 것이다.[29] 너무 큰 것을 삼켜서 질식하거나, 작은 음식이라도 허겁지겁 게걸스레 먹다가 질식할 수도 있었다. 사피엔스는 음식물에 쉽게 질식해 죽을 수 있는 유일한 동물이자 유일한 인간 종이 되었다.

기묘하고 슬프게도 우리 조상들이 다른 동물들보다 더 영리하고 솜씨 좋고 오래 살 수 있도록 적응한 결과, 곧 불을 잘 다루고 음식을 가공하고 뇌가 발달하고 광범위한 소리 신호로 의사소통을 할 수 있게 된 것 때문에 입과 목에는 장애가 생기고 호흡을 하기가 훨씬 더 힘들어졌다. 입 뒤의 움푹한 공간 성장은 훨씬 더 훗날, 수면 중 질식을 일으킬 수도 있게 된다. 코골이* 때문에 말이다.

물론 초기 인류에게는 그런 골칫거리들 가운데 어느 것도 문제가 되지 않았다. 수만 년 동안 우리 조상들은 아주 잘 발달된 두개골 덕분에 숨을 잘 쉴 수 있었기 때문이다. 코와 목소리, 그리고 거대 두뇌로 무장한 인간은 동물의 왕국을 접수했다.

몇 달 전 에번스를 찾아간 이후 줄곧 나는 우리의 털북숭이 조상에 대해 생각했다. 그들은 아프리카의 바위투성이 해안가에 웅크리고 앉아 유연한 입술로 최초의 모음들을 뱉어 내고, 뻥 뚫린 콧구멍으로 편안히 숨을 쉬며, 완벽한 치아로 토끼 구이를 쩝쩝대곤 했다.

그렇게 그들은 거기 있었다. 그리고 턱이 부실한 나는 여기 이렇게 앉

---

*　견종 가운데 퍼그와 마스티프, 복서, 기타 단두短頭 종들은 안면이 납작하도록 근친 교배되어 왔다. 이들은 코안이 더 작아서 서로 유사한 만성 호흡기 질환을 앓는다. 여러 면에서 현대 인류는 고도로 근친 교배된 이들 견종과 맞먹는 '호모'가 되었다.

아 있다. LED 불빛 아래서 위키피디아의 플로레스인(키가 작아 일명 호빗이라고 불리는 인종으로, 2003년 인도네시아 플로레스섬에서 화석이 발견되었다-옮긴이) 항목을 응시하며, 들쭉날쭉한 치아로 저탄수화물 영양 바를 쩝쩝대고, 기침을 하거나 숨을 쌕쌕거리며, 막힌 코로는 딱히 어떤 공기도 빨아들이지 않고 있다.

스탠퍼드 입 호흡 실험 둘째 날 저녁, 나는 코곁굴 속에 실리콘 마개를 끼우고 테이프까지 붙인 채 침대에 누워 있다. 지난 며칠 밤은 친척이나 친구들이 찾아오면 묵어갈 수 있게 마련해 둔 손님방에 퍼질러져 있었다. 내 입 냄새를 아내가 감당할 수 없을 것 같았기 때문이다. 이제는 집을 옮겨 천만다행이다. 이곳에 누워 이리저리 뒤척이며 잠을 이루지 못하고 원시 혈거인들을 생각한다.

내 손목에는 종이성냥만 한 맥박 산소 측정기(산소 포화도 측정기)가 물려 있다. 거기서 빨간 전선이 뻗어 나와 가운데손가락을 감싸고 있다. 이 장치는 몇 초마다 내 심장박동 수와 혈중 산소 농도를 기록한다. 이 정보를 이용해 입안에 너무 깊이 자리 잡은 내 혀가 얼마나 자주, 그리고 얼마나 심하게 기도를 막아 숨을 멈추게 하는지, 그러니까 수면무호흡이라고 알려진 증상이 어떻게 일어나는지를 평가한다.

코골이와 수면무호흡의 심각성 정도를 측정하기 위해 밤새도록 끊임없이 흘러나오는 소리를 녹음해서, 아침이면 분당 호흡 그래프를 제공하는 앱을 다운로드했다. 침대 바로 위의 적외선 보안 카메라로는 모든 움직임을 모니터링한다.

목에 염증이 있거나 살버섯(용종)polyp이 생기면 코골이와 수면무호흡이 발생한다. 코막힘도 야간 질식을 유발하지만,[30] 얼마나 빨리 손상이 나타나는지, 얼마나 심각해질 수 있는지는 아무도 모른다. 이제까지 아무도 그런 검사를 한 적이 없다.

지난 밤 자학적 코막힘 수면 1일 차에, 내 코골이는 밤새 13배 증가해서 최고 75분 동안 계속되었다. 올슨의 수치는 더 심했다. 그는 0에서 시작해 최고 4시간 10분 동안 계속 코를 곯았다. 나는 또 수면무호흡 횟수가 4배 증가했는데, 이 모든 것이 24시간 안에 일어났다.

이제 다시 나는 여기 누워 있다. 아무리 이 실험에 순순히 따르려 해도, 어떻게든 긴장을 풀고 이 실험에 따르려 해도 그게 잘 안 된다. 매 3.3초마다 여과되지 않고, 촉촉해지지 않고, 데워지지 않은 날공기가 입으로 들이닥쳐서 혀를 건조하게 하고, 목구멍을 쓰리게 하고, 허파를 자극한다. 내게는 아직 17만 5,000번의 입 호흡이 남아 있다.

2

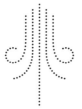

입 호흡

오전 08 : 15. 머리에 까치집을 지은 올손이 불쑥 들어온다. "굿 모닝!" 그가 외친다. 콧구멍에 작은 실리콘 공을 박아 넣은 그는 운동복을 입었는데, 하의는 무릎 위까지 도려냈고 상의는 유서 깊은 메이커다.

올손은 길 건너편 원룸을 한 달간 빌렸다. 잠옷을 입고도 슬쩍 건너올 만큼 가까운 거리지만, 그런 짓을 할 괴짜처럼 보여도 좋을 만큼 우리 사이가 가깝지는 않다. 전에는 햇볕에 그을린 구릿빛 피부에 표정도 밝았지만, 이제는 초췌하고 안색이 누리끼리하다. 그는 어제와 마찬가지로 정신 나간 표정이다. 그 전날도 전전날도 마찬가지로 넋 나간 사람처럼 헤웃고 있다.

이제 입 호흡 실험도 중반에 들어서고 있다. 하루걸러 날마다 세 번씩(아침, 점심, 저녁 식사 때) 그랬던 것처럼 오늘도 올손은 내 맞은편 식탁에 자리를 잡는다. **하나, 둘, 셋,** 하고 우리는 식탁 위에 쌓인 검사 장비 스위치를 딸깍 켜고는, 맥박 산소 측정기를 손목에 감고, 센서를 귀에 꽂고, 체온계를 입에 물고, 우리의 생리학적 데이터를 스프레드시트에 기록하기 시작한다. 이 데이터는 전날 드러난 실상을 보여 준다. 입 호흡이 우리의 건강을 해치고 있다는 것을.

내 혈압은 실험 전보다 평균 13이나 급상승했다. 이 수치는 완연한 고혈압 1기다. 이대로 방치하면 혈압이 증가한 상태로 만성 고혈압이 된다. 미국의 경우 인구의 3분의 1이 이런 고혈압이다. 이런 상태에서는 심장마비와 뇌졸중, 기타 여러 심각한 문제가 생길 수 있다. 한편 신경계 균형의 척도인 내 심박수 변동성은 뚝 떨어져 내 몸이 스트레스 상태에 놓여 있음을 시사한다.[1] 맥박수가 증가했고, 체온은 떨어졌고, 정신 선명도 mental clarity는 바닥을 쳤다. 올손의 데이터도 다를 게 없다.

하지만 무엇보다 나쁜 것은 우리의 **기분**이다. 끔찍하다. 하루가 다르게 모든 것이 더욱 나빠지고 있는 것 같다. 올손은 항상 정확한 시간에 마지막 검사를 마치고, 솜처럼 흰 머리에서 호흡 마스크를 벗겨 내고 일어서서 실리콘 마개를 콧구멍 속으로 좀 더 깊이 쑤셔 넣는다. 그는 다시 운동복을 입고 "나중에 봅시다." 하고는 문밖으로 나간다. 고개를 끄덕인 나는 그가 슬리퍼를 끌고 복도를 지나 다시 길을 건너는 것을 지켜본다.

마지막 수순의 실험은 혼자 식사하는 것이다. 앞서의 검사와 더불어 우리는 이 실험을 거치며 같은 음식을 동시에 먹고, 하루 종일 같은 양의

걸음을 걷고, 혈당 수치를 계속 기록해서, 입 호흡과 코 호흡이 체중과 신진대사에 어떤 영향을 미치는지 알아보게 될 것이다. 오늘은 달걀 세 개, 아보카도 반 개, 독일 통밀 빵 한 조각, 그리고 랍상Lapsang, 立山 차 한 병이다. 다시 말하면, 10일 후에도 이 부엌에 앉아 똑같은 식사를 하게 된다.

식사 후 설거지를 하고, 거실 실험실에서 사용한 필터와 pH(산성도) 측정지, 포스트잇 메모지를 정리하고, 몇몇 이메일에 답장을 보낸다. 가끔 올손과 마주 앉아 편안히 코를 막는 효과적인 방법을 실험한다. 방수 귀마개(너무 딱딱), 발포고무 귀마개(너무 물렁), 수영용 코 클립(너무 아픔), 지속적 기도 양압CPAP 코 마스크(편안하지만 구속 장치처럼 보임), 화장실 휴지(공기가 숭숭 통함), 껌(너무 끈적). 마지막으로 실리콘이나 발포고무 귀마개 위에 외과용 테이프. 이건 숨이 꽉 막히고 피부가 쓸리긴 하지만 그나마 가장 덜 끔찍하다.

그러나 무엇보다 싫은 것은 올손과 내가 각자 홀로 온종일 숙소에만 처박혀 지내야 한다는 사실이다. 지난 5일 동안 거의 온종일 그랬다. 아무도 웃지 않는 서글픈 시트콤이라도 찍는 기분이 종종 드는데, 봄은 오지 않고 비참한 나날이 되풀이되는 그라운드호그 데이[2]에 갇혀 있는 심정이다.

다행히 오늘은 좀 다르다. 오늘은 올손과 자전거를 타러 간다. 해변의 데크 산책 길이나 골든게이트공원의 그늘에서가 아니라, 형광등을 밝힌 동네 체육관의 콘크리트 벽 안쪽에서다.

그건 올손의 생각이었다. 그는 약 10년에 걸쳐 격렬한 운동 시 코로 호흡하는 사람과 입으로 호흡하는 사람 간의 운동 능력 차이를 연구해 왔다. 크로스핏 선수들을 대상으로 직접 연구했고, 코치들도 함께 연구에 참여했다. 그 후 입 호흡을 하면 스트레스를 받아 몸이 더 빨리 피로해지고, 경기력도 떨어진다는 것을 확신하게 되었다. 그는 며칠 실험을 하는 동안 우리가 실내 자전거 안장에 앉아 유산소 용량의 한계치까지 페달을 밟아 봐야 한다고 주장했다. 우리는 오전 10시 15분에 체육관에서 만나기로 했다.

나는 반바지 차림으로 피트니스 트래커(손목에 차고서 각종 생체 정보를 수집하고 운동량을 측정하는 기기-옮긴이)와 예비 실리콘 코마개, 물병을 챙겨 들고 뒤뜰로 나온다. 건너편 울타리 옆에서 안토니오가 누구를 기다리고 있다. 그는 우리 집 위층 보수 공사를 한 도급업자이자 오랜 친구다. 그가 나를 보더니 내 코에 분홍 귀마개가 끼워져 있는 것을 알아차리고, 품에 한가득 안고 있는 두께 5센티미터 폭 10센티미터의 목재를 내려놓고는 내가 정원 출구로 직행하기 전에 자세히 보려고 길을 건너온다.

안토니오를 알게 된 지 15년이 되었는데, 그는 내가 예전에 먼 나라에서 이상한 연구를 했다는 이야기를 들은 적이 있었다. 그는 늘 호기심이 많고 남의 어려움을 보고 그냥 지나치는 법이 없다. 내가 이번 주에 어떻게 지냈는지 말하자 더는 말이 필요 없다.

"그거 잘못 생각한 거야." 그가 대뜸 말한다. "내가 어렸을 때 학교에서 선생님들은 교실을 돌아다니며 빡, 빡, 빡, 뒤통수를 쳤어." 그는 강조하기 위해 자기 뒤통수를 후려친다. "입으로 숨을 쉬면 빡 쥐어 터졌다

고." 입 호흡을 하면 병이 들고 예의도 아니라고 그가 말한다. 그는 물론
이고 멕시코 푸에블라에서 자란 모든 사람이 어려서 코로 숨을 쉬는 법
을 배운 이유가 그것이다.

안토니오는 그의 파트너 재닛이 만성 코막힘과 콧물에 시달렸다고
말한다. 재닛의 아들 앤서니 역시 고질적으로 입 호흡을 한다. 앤서니에
게도 같은 문제가 생기기 시작했다. 그가 또 말한다. "줄기차게 그게 나쁘
다고 말했더니 그제야 고치려고 해. 근데 그게 만만찮아."

며칠 전 올손과 내가 금문교를 따라 처음으로 코를 막고 조깅을 할
때, 데이비드라는 인도계 영국인에게도 비슷한 이야기를 들었다. 데이비
드는 우리가 코마개를 한 것을 알아차리고 우리를 잡아 세우더니 뭘 하
느냐고 물었다. 그러고는 자기가 어쩌다가 평생 코막힘에 시달렸는지 늘
어놓기 시작했다. "항상 코가 막히고 콧물이 흘러서 글쎄, 절대 코가 뚫리
지 않을 것 같더라고요." 지난 20년 동안 온갖 약을 콧구멍에 쑤셔 넣었
지만, 시간이 갈수록 약효가 떨어졌다고 한다. 이제는 만성 호흡기 질환
으로 악화되었다.

그런저런 이야기를 더는 듣고 싶지 않고, 더 이상 원치 않는 관심도
받고 싶지 않아서 이제 불가피할 때만 외출을 해야겠다 싶었다. 혹시 오
해할지 몰라 하는 말이지만, 샌프란시스코 사람들은 괴짜를 좋아한다. 언
젠가 청바지 엉덩이에 구멍을 내고 하이트 스트리트를 걸어 다니던 남자
가 있었다. 그의 꼬리, 그러니까 길이 12센티미터가 넘는 **실제** 인간의 꼬
리가 살랑거릴 수 있도록 말이다. 그래도 그를 두 번 돌아보는 사람은 없
었다.

하지만 올손과 내가 예비 코마개와 테이프 따위를 들고, 코 안팎에 또 뭔가를 끼우고 붙인 모습이 지역 주민들에게는 감당하기 어려운 게 분명했다. 가는 곳마다 질문 공세에, 누군가의 호흡에 얽힌 긴 인생 스토리가 펼쳐졌다. 아무개는 코가 충혈되었다는 둥, 누구는 어쩌다 보니 알레르기가 계속 악화되고 있다는 둥, 자기는 호흡곤란으로 머리가 지끈거리고 잠을 설친다는 둥, 이런저런 사연이 쏟아졌다.

안토니오에게 손을 흔들어 작별을 고하고, 야구 모자의 챙을 푹 아래로 당겨서 코마개 꽂은 얼굴을 숨기고는 체육관까지 몇 블록 조깅을 한다. 그리고 러닝머신에서 빠르게 걷는 여자들과 웨이트머신의 나이 든 남자들을 지나간다. 그들 모두 입 호흡을 하고 있다는 것을 알아차리지 않을 수가 없다.

나는 맥박 산소 측정기를 부팅하고, 스톱워치를 맞추고, 실내 자전거에 올라타 페달에 발을 걸어 조이고 출발한다.

이 자전거 실험은 존 두이야드John Douillard 박사가 20년 전에 수행한 여러 연구를 되짚어 보기 위한 것이다. 그는 테니스 스타 빌리 진 킹부터 철인 3종 선수들과 뉴저지 네츠 농구 팀에 이르기까지 여러 엘리트 운동선수들을 훈련시킨 사람이다. 1990년대에 두이야드는 입 호흡이 선수들에게 해롭다는 것을 확신하게 되었다. 이를 증명하기 위해 전문 사이클 선수 한 무리를 모아, 심박수와 호흡수를 기록하기 위한 센서를 부착한 후 실내 자전거를 타게 했다. 몇 분 동안 페달의 저항을 높이며 실험을 계속하자 선수들은 점점 더 많은 힘을 발휘해야 했다.

첫 번째 실험에서 두이야드는 선수들에게 입으로 숨을 쉬게 했다. 강도가 높아지면서 예상한 대로 호흡 속도도 빨라졌다. 테스트의 최종 단계인 200와트의 파워(시속 30킬로미터 남짓-옮긴이)에서 선수들은 숨을 가누기 힘들어 심하게 헉헉거렸다.

이어서 두이야드는 선수들에게 코로 숨을 쉬게 하고 테스트를 반복했다. 이때는 운동 강도가 높아져도 전보다 호흡수가 **줄어들었다.** 마지막 200와트 단계에서 분당 47회의 속도로 입 호흡을 하던 한 연구 대상자가 분당 14회 속도로 코 호흡을 했다. 운동 강도가 처음보다 10배나 증가했는데도 동일한 심박수를 유지했다.

단순히 코로 숨을 쉬도록 훈련시키는 것만으로 총체적인 힘이 반으로 줄고 지구력을 크게 향상시킬 수 있다고 두이야드는 보고했다. 선수들은 코로 숨을 쉬는 동안 지치기보다 오히려 기운이 났다. 그들 모두가 다시는 입으로 숨을 쉬지 않겠다고 맹세했다.[3]

두이야드의 실험 계획과 똑같이 앞으로 30분 동안 실내 자전거를 타겠지만, 나는 파워값으로 힘을 측정하는 대신 거리로 측정할 것이다. 코를 막고 입으로만 숨을 쉬면서 달릴 수 있는 거리를 재면서 심박수를 일관되게 분당 136회로 유지할 생각이다. 올손과 나는 앞으로 며칠 동안 이곳에서 입 호흡 실험을 하고, 다음 주부터는 코로만 숨을 쉬면서 실험을 반복할 것이다. 이 데이터를 비교하면 두 호흡 방법이 지구력과 에너지 효율에 어떤 영향을 미치는지 어느 정도는 알게 될 것이다.

호흡이 운동경기에 어떤 영향을 미치는지 이해하기 위해서는 우선 인체가 공기와 음식으로 어떻게 에너지를 만드는지 이해할 필요가 있다. 그 과정은 두 가지다. 산소를 이용하는 유산소호흡과, 산소를 이용하지 않는 무산소호흡이 그것이다.

무산소 에너지는 포도당(단당)으로만 생성되는데, 이 에너지는 우리 몸이 더 빠르고 쉽게 이용할 수 있다. 이것은 인체에 산소가 충분하지 않을 경우의 일종의 백업시스템이자 터보 부스트(순간적으로 성능을 높이는 것-옮긴이)다.[4] 그러나 무산소 에너지는 젖산이 과다하게 생성되어 비효율적이고 독성이 있을 수 있다.[5] 체육관에서 너무 힘들게 운동한 후에 메스꺼움과 땀 배출, 근 무력 등이 초래되는 것은 무산소호흡이 과부하 된 탓이다.[6] 격렬한 운동을 할 때 처음 몇 분 동안이 매우 힘든 이유도 이 때문이다. 우리의 폐와 호흡기가 몸에 필요한 만큼 산소를 공급하지 못하면 몸이 무산소 에너지를 사용하게 된다. 워밍업을 한 후에는 운동이 더 쉬워지는 이유를 이것으로 설명할 수 있다. 몸이 준비가 되면 에너지를 만드는 과정이 무산소호흡에서 유산소호흡으로 바뀌는 것이다.

이 두 가지 호흡 에너지는 몸 전체의 서로 다른 여러 근육 섬유에서 만들어진다. 무산소호흡은 백업시스템으로 이용되기 때문에 우리 몸에는 무산소 근섬유[7]가 더 적다. 덜 발달된 이 근육에 너무 자주 의존하면 몸이 망가지게 된다.[8] 평소보다 많은 사람이 체육관으로 돌진해서 한계치를 훨씬 넘는 운동을 시도하는 새해 직후에는 부상자도 더 많이 생긴다. 본질적으로 무산소 에너지는 고출력 머슬카muscle car와 같다. 짧은 여행에는 빠르게 반응하지만, 긴 여행을 할 때는 오염 가스 배출이 심하고 실용적이지 않다는 뜻이다.

유산소호흡이 중요한 것도 이 때문이다. 25억 년 전에 산소를 먹기 위해 진화해서 생명의 폭발을 일으켰던 세포들 이야기를 기억할 것이다. 우리 몸은 37조 개 정도의 세포로 이루어져 있다.[9] 산소를 이용해 유산소운동을 하면 무산소운동보다 16배 더 많은 에너지 효율을 얻는다.[10] 운동의 핵심, 그리고 남은 평생을 살아가는 요령의 핵심은 에너지 효율적이며, 깨끗이 연소되고,[11] 산소를 흡수하는 유산소 범위zone에 머무는 것이다. 운동을 하는 대부분의 시간은 물론이고 휴식하는 모든 시간에도 해당하는 말이다.

다시 체육관으로 돌아온 나는 페달을 조금 더 세게 밟고, 조금 더 깊게 숨을 쉬며 112에서 114로 심박수가 꾸준히 증가하는 것을 지켜본다. 앞으로 3분 이상 워밍업을 해 심박수가 136회에 이르면, 30분 동안 그대로 유지할 필요가 있다. 내 나이 또래의 남자에게는 이것이 유산소호흡의 한계치다.

1970년대에 올림픽과 울트라마라톤, 철인 3종 경기 등의 선수들과 함께 일한 최고의 피트니스 코치인 필 마피톤Phil Maffetone은 대부분의 표준화된 운동이 선수들에게 유익하기보다는 해가 될 수 있다는 사실을 알아냈다.[12] 그 이유는 모든 사람이 원래 저마다 다르고, 훈련에 따른 개인차가 있기 때문이다. 팔굽혀펴기를 100번 하는 것이 어떤 사람에게는 좋지만 다른 사람에게는 해로울 수 있다. 마피톤은 훈련을 개인 맞춤화했다. 자신의 운동선수들이 정해진 유산소 범위에 머무르고, 더 많은 지방을 태우면서도 더 빨리 회복하고, 다음 날과 다음 해에도 운동을 계속할 수 있도록 개인 맞춤형 심박수에 초점을 맞추었다.

최적의 운동 심박수를 찾기는 쉽다. 180에서 자신의 나이를 빼면 된다.[13] 그 심박수가 유산소 상태를 유지할 수 있는 최대치다. 장시간 훈련과 운동을 할 경우 이 최대치 이하에서는 유산소 상태가 유지될 수 있지만, 넘어서면 안 된다.[14] 인체가 너무 오랫동안 무산소 범위에 깊이 빠져들 위험이 있기 때문이다. 그러면 운동 후에 기운이 샘솟는 대신, 피곤하고 몸이 떨리고 메스꺼움을 느끼게 된다.

기본적으로 나에게 일어나는 현상이 바로 그런 것이다. 30분 동안 입을 벌리고 헉헉대며 힘차게 페달을 밟은 후, 실내 자전거 계기판이 0으로 바뀌고, 돌아가던 기어가 서서히 멈춘다. 땀을 비 오듯 흘리고 눈이 가물거리지만, 페달을 밟은 건 10킬로미터에 불과하다. 나는 자전거에서 내려 샤워와 물 한잔, 그리고 더 많은 검사를 위해 숙소 연구실로 돌아간다.

두이야드가 자전거 실험을 하고 올손과 내가 코를 막기 수십 년 전, 과학자들은 입 호흡의 장단점에 대해 나름대로 실험을 하고 있었다.

영국의 진취적인 의사 오스틴 영Austen Young은 1960년대에 콧구멍을 꿰매는 방법으로 만성 코피 환자 다수를 치료했다. 영의 추종자 중 한 명인 발레리 룬드Valerie J. Lund는 1990년대에 이 방법을 부활시켜 환자 수십 명의 콧구멍을 꿰맸다. 입 호흡을 하게 된 그녀의 환자들이 몇 주, 몇 달, 몇 년 후 잘 지내는지 물어보려고 거듭 연락을 시도했지만 답장을 받지 못했다. 다행히 그 결과는 매우 다른 목적을 추구한 노르웨이 출신 미국인 치과교정 전문의와 연구원이 밝혀냈다.

에길 하볼드Egil P. Harvold는 1970년대와 1980년대에 끔찍한 실험을 했다. 동물 권익 보호 단체나 동물을 실제로 보살펴 본 경험이 있는 사람이라면 용납할 수 없는 실험이었다. 그는 샌프란시스코의 한 연구소에서 일하면서 붉은털원숭이를 잔뜩 모아, 반은 실리콘으로 코를 막고 나머지 반은 그대로 두었다.[15] 코가 막힌 원숭이들은 실리콘을 제거할 수 없어서 코로 숨을 쉬지 못했다. 이들은 입 호흡에 적응하지 않을 수 없었다.

그 후 6개월 동안 하볼드는 동물의 이틀활(치조궁), 턱의 각도, 얼굴 길이 등을 측정했다. 코마개를 한 원숭이들은 달라진 현상이 일치했다. 한결같이 아래쪽으로의 안면 성장 패턴을 보였고, 이틀활이 위축되고, 이빨이 들쭉날쭉해지고, 평소에 입이 벌어진 상태가 되었다. 그리고 2년 동안 계속 원숭이들 코를 막고 이런 실험을 되풀이했다. 원숭이들은 훨씬 더 나빠졌다. 도중에 그는 많은 사진을 찍었다.

사진을 보면 마음이 아프다. 불쌍한 원숭이들 때문만이 아니라, 우리 **호모** 종들에게 무슨 일이 일어날지도 명확히 보여 주기 때문이다.[16] 원숭이들은 불과 몇 달 만에 얼굴이 길어지고, 아래턱이 느슨해져 입이 벌어지고, 활기를 잃은 모습이었다.

입 호흡은 인체 외형을 바꿔 놓는데, 더욱 나쁜 것은 기도까지 변형시킨다는 사실이다.[17] 입으로 공기를 들이마시면 호흡 압력이 감소해 입 뒤쪽의 연조직이 느슨해지면서 내부로 휘어들어, 전체 공간이 줄어들고 호흡은 더욱 어려워진다. 입 호흡은 다시 입 호흡을 부른다.

코로 들이마시면 그 반대가 된다. 목구멍 뒤쪽에 있는 모든 느슨한 조직들에 부딪치는 공기 압력에 기도의 폭이 넓어지고 숨쉬기가 쉬워진다. 얼마 후 이들 조직과 근육이 더 넓게 개방되도록 조정된다. 코 호흡은 다시 코 호흡을 부른다.

아일랜드에서 가장 잘 팔리는 작가이자 코 호흡에 관한 세계 최고의 전문가 가운데 한 명인 패트릭 맥커운Patrick Mckeown은 전화 인터뷰에서 내게 이렇게 말했다.[18] "코에 어떤 일이 일어나든, 입안과 기도와 폐에 영향을 미칩니다. 이들은 독립적으로 기능하는 별개의 것이 아니라, 하나의 통합된 기도인 거죠." 이 중 어느 것도 놀라울 것이 없다. 계절성 알레르기가 유행하면 수면무호흡과 호흡곤란 증상 환자가 급증한다.[19] 코가 막히면서 입 호흡을 하기 시작하고, 기도가 무너진다. "그건 간단한 물리학이죠." 맥커운이 말했다.

입을 벌리고 자는 것은 이런 문제들을 악화시킨다. 입을 벌린 채 베개에 머리를 얹으면 중력이 목과 혀의 연조직을 아래로 끌어당겨 기도가 평소보다 더 닫힌다. 잠시 후 기도는 이 위치 그대로 조정된다. 코골이와 수면무호흡이 새로운 정상 상태가 되는 것이다.

코막힘 실험 단계의 마지막 밤, 침대에서 또다시 일어나 앉아 창밖을 응시한다.

여느 날 밤처럼 태평양에서 부드러운 바닷바람이 불어오면, 침실 건너편 뒷마당의 담벼락에 드리워진 초목들 그림자가 유채색 만화경처럼 살랑이며 재즈 그루브를 타기 시작한다. 어느 순간 풍경은 조끼를 입은 에드워드 고리의 삽화 속 신사들로, 다음엔 영원히 이어지는 에셔의 계단으로 재편성된다. 문득 돌풍이 불고, 풍경이 분해되어 인식 가능한 모습으로 바뀐다. 양치류, 대나무, 부겐빌레아.

이건 다 군소리다. 실은 잠을 이룰 수가 없다. 나는 베개에 머리를 얹고 15분, 20분, 40분 동안 살랑거리는 풍경을 메모하고 있었다. 그러면서 무의식적으로 코를 킁킁거리며 코를 뚫으려고 했다. 그러나 머리만 띵했을 뿐이다. 이건 코곁굴 두통인데, 내 경우에는 스스로 자초한 일이다.

지난 일주일 반 동안 밤마다 목이 메어, 잠결에 부드럽게 목이 졸려 질식사할 것 같은 기분이 들었다. 물론 실제로 목이 그렇고, 나도 그렇기 때문이다. 하볼드의 원숭이들이 그랬던 것처럼, 강제 입 호흡은 내 기도의 모양을 바꿀 가능성이 매우 높았다. 이런 변화는 몇 달이 아니라 불과 며칠 만에 일어나고 있었다. 숨을 쉴 때마다 점점 심해졌다.

코골이는 열흘 전보다 48.2배나 늘었다. 나는 처음으로 코막힘 수면무호흡증[20]을 앓기 시작했다는 것을 자각한다. 최악의 경우 평균 25회의 "무호흡"을 경험했는데, 이는 너무 심하게 숨이 막혀서 산소 농도가 85퍼센트 이하로 떨어졌다는 것을 뜻한다.

산소 농도가 90퍼센트 이하로 떨어지면, 혈액은 인체 조직을 지탱하는 데 충분한 양의 산소를 운반할 수가 없게 된다. 이 상태가 너무 오래 진행되면 심부전과 우울증, 기억력 감퇴, 조기 사망으로 이어질 수 있다. 내 코골이와 수면무호흡은 의학적으로 진단된 어떤 상태보다도 훨씬 약하지만, 코를 더 오래 틀어막고 있을수록 상태가 더 악화되고 있었다.

매일 아침 올손과 나는 간밤에 잠든 우리의 녹취록을 듣곤 했다. 처음에는 웃음을 터트리다가 나중에는 좀 두려워졌다. 찰스 디킨스 소설 속의 행복한 술주정뱅이들이 코를 고는 소리가 아니라, 스스로 목이 졸려 죽는 남자들의 소리였다.

코골이를 연구한 최초의 연구자 가운데 한 명으로 인정받은 1500년 대 네덜란드 의사 레비누스 렘니우스Levinus Lemnius 는 "입 다물고 자는 것이 더 건강에 좋다."라고 썼다.[21] 당시에도 레비누스는 수면 중 입 호흡이 얼마나 해로울 수 있는지 알고 있었다. "입을 벌리고 자는 이들은 그 입 호흡 때문에 혀와 입천장이 마르고, 밤중에 술을 들이켜 컬컬한 목을 축이고 싶은 욕구가 치밀기 때문이다."

이것은 나에게도 계속 일어나고 있는 현상이었다. 입 호흡을 하면 신체 수분을 40퍼센트 더 잃게 된다.[22] 그런 현상을 매일 밤새도록 느끼며, 줄곧 갈증을 느끼며 깨어났다. 이런 수분 손실로 소변을 볼 필요성이 줄어들 것 같지만, 이상하게 그 반대였다.

가장 깊고 편안한 수면 단계에서[23] 뇌 아래의 완두콩 크기만 한 뇌하수체는 아드레날린과 엔돌핀, 성장호르몬, 그리고 바소프레신을 비롯한 각종 물질의 분비를 조절하는 호르몬을 내보내는데, 바소프레신은 체내에 더 많은 물을 저장하기 위해 세포와 교신한다.[24] 동물이 갈증을 느끼지 않고 밤새 잠을 잘 수 있는 것도 이 때문이다.

그러나 만성 수면무호흡을 경험할 때처럼 신체가 충분히 깊은 수면에 들지 못하면, 바소프레신이 정상적으로 분비되지 않는다. 그래서 신장은 물을 방출하게 되고, 이것이 소변의 필요성을 유발해서 더 많은 물을 섭취해야 한다는 신호가 뇌에 전달된다. 우리는 목이 타고 오줌이 더 마렵게 된다. 내가 과민성 방광으로 자주 소변이 마렵고, 매일 밤마다 끊임없이 참을 수 없는 갈증을 느끼는 게 바로 바소프레신 결핍 탓이다.

코골이와 수면무호흡이 건강에 끔찍한 영향을 미친다는 사실을 기술한 책이 여러 권 있다. 책을 보면, 그러한 증상이 야간 요실금이나 야뇨증, 주의력결핍 과잉행동장애ADHD, 당뇨병, 고혈압, 암 등으로 어떻게 발전하는지 알 수 있다. 오랫동안 심리적인 문제로 여겨졌던 만성 불면증이 종종 호흡 문제 때문이라는 사실을 알아낸 메이요클리닉Mayo Clinic의 보고서를 읽어 본 적이 있다.[25] 만성 불면증에 시달리면서 지금 나처럼 침실 창밖이나 텔레비전이나 휴대폰이나 천장을 바라보고 있는 수백만 명의 미국인들이 잠을 이루지 못하는 이유는 코 호흡을 할 수가 없기 때문이다.[26]

그리고 우리들 대다수의 생각과 달리, 코골이 시간이 아무리 짧아도 정상적인 게 아니며, 수면무호흡 시간이 아무리 짧아도 건강에 심각한 영향을 미칠 수 있다. 수면 의학 분야의 대가인 프랑스의 크리스티앙 기유미노Christian Guilleminault 박사는 수면무호흡을 경험한 적이 없는 어린이(단지 숨을 쌕쌕거리거나 가벼운 코골이, 곧 "호흡하려는 노력의 증가"만을 경험한 어린이)라도 기분장애, 혈압 이상, 학습 장애 등을 겪을 수 있다는 사실을 알아냈다.[27]

그뿐만 아니라 입 호흡 때문에 나는 더 멍청해졌다. 최근 일본의 한 연구에 따르면,[28] 코를 막아 입으로만 숨을 쉬게 한 쥐들이 코로 호흡한 쥐들보다 뇌세포의 수가 더 적고, 미로를 탈출하는 데 2배나 더 많은 시간이 걸렸다. 2013년부터 일본에서 이뤄진 또 다른 인체 실험에 따르면, 입 호흡을 할 경우 ADHD와 관련된 뇌 영역인 전전두엽 피질에 산소가 결핍된다는 사실이 밝혀졌다. 코 호흡을 하면 그러지 않았다.

고대 중국인들 역시 그 점을 알고 있었다. 도교의 한 구절에 이런 말이 나온다. "입으로 들이쉬는 숨을 '니치Ni Ch'i, 逆氣'(토할 듯 메스꺼운 느낌 – 옮긴이)라고 하는데, 이것은 극도로 해로운 것이다. 입으로 숨을 들이쉬지 않도록 조심하라."[29]

다시 욕실로 달려가고 싶은 충동과 싸우며, 침대에 누워 몸을 뒤척이면서 긍정적인 생각에 집중하려 했다. 문득 간절히 필요한 희망을 지펴주는 마리아나 에번스의 두개골 컬렉션이 떠올랐다.

아침나절, 에번스는 필라델피아 시내에서 서쪽으로 30분 정도 떨어진 치과교정부 행정실의 특대 컴퓨터 모니터 앞에 앉아 있었다. 벽도 타일 바닥도 하얀 이곳은 미래지향적으로 보였다. 내가 가 본 황갈색 벽돌의 쇼핑센터에 자리 잡은 치과마다 양치류나 금붕어 어항이 있고, 로베르 두아노의 흑백사진[30]이 걸려 있었는데, 그런 치과와는 사뭇 달랐다. 에번스는 남다른 치과를 운영하고 있다는 것을 알 수 있었다.

그녀는 컴퓨터 모니터에 두 개의 이미지를 띄웠다. 하나는 모턴 컬렉션의 고대 두개골이고, 다른 하나는 그녀의 새로운 환자인 어린 소녀였다. 소녀를 '지지'라고 부르겠다. 사진 속의 지지는 일곱 살 어름이었다.

그녀의 치아는 바깥쪽과 안쪽 사방으로 들쑥날쑥 뻗어 나왔다. 눈 밑에 다크서클이 생겼고, 부르튼 입술은 상상 속의 아이스바를 빨고 있는 듯 벌어져 있었다. 그녀는 만성 코골이와 코곁굴염, 천식에 시달렸다. 그리고 이제 막 음식과 먼지, 애완동물 알레르기가 생기기 시작했다.

지지는 부유한 가정에서 자랐다. 균형 잡힌 권장 식단을 따르고, 야외운동을 많이 하고, 예방접종도 하고, 비타민 D와 C를 복용하고, 성장기질병도 없었다. 그런데도 이곳에 왔다. "하루 종일 이런 환자를 봐요. 모두가 한결같죠." 에번스의 말이다.

우리의 현실이 그렇다.[31] 미국 어린이의 90퍼센트는 입과 코가 어느 정도 기형이다. 성인의 45퍼센트는 가끔 코를 골고, 인구의 4분의 1이 항상 코를 곤다.[32] 30세 이상의 성인 25퍼센트가 수면무호흡 때문에 숨이 막히는데,[33] 중등도 이상의 환자 80퍼센트가 이를 진단받은 적이 없는 것으로 추산된다.[34] 한편 인구의 대다수는 어떤 형태로든 호흡곤란이나 호흡 저항으로 고통받고 있다.

우리는 도시를 깨끗하게 관리하고, 우리 조상을 죽음으로 몰고 간 수많은 질병들을 길들이거나 처치하는 방법을 찾아냈다. 우리는 더 많이 읽고, 더 키가 크고, 더 강해졌다. 평균적으로 산업화 시대 사람들보다 3배는 더 오래 산다. 현재 지구 인구가 75억 명에 이르는데, 이는 1만 년 전에 비해 1,000배나 많은 숫자다.[35]

그런데 우리는 가장 기본적이고 중요한 생물학적 기능을 잃었다.

에번스는 우울한 그림을 그렸다. 나는 번쩍거리는 클리닉에 앉아 현대인의 얼굴들을 차례로 바라본다. 그리고 "오스트레일리아 원주민과 타락한 호텐토트인Hottentot"이라고 새뮤얼 모턴이 조롱했던 모턴 컬렉션의 이상적인 형태와 완벽한 치아를 현대인과 비교해 보면서, 그 묘한 아이러니에 실소를 금치 못한다. 어느 순간 나는 더 가까이 다가앉아 모니터에 반사된 내 모습, 즉 어긋난 뼈와 경사진 턱, 답답한 코, 치아를 제자리에 담기엔 너무 작은 입을 바라보았다. **멍텅구리들아**, 하고 고대 두개골이 외치는 것만 같았다. 그리고 어느 순간, 정말이지 고대 두개골이 한바탕 웃음을 터트리고 있는 것처럼 보였다.

그러나 에번스는 그저 현실을 개탄하기 위해 나를 부른 것이 아니었다. 그녀가 집요하게 인간의 호흡의 쇠퇴를 추적한 것은 시작에 불과했다. 그녀가 전액 자비를 들여 수년 동안 연구를 계속한 것은 세상에 도움을 주고 싶어서였다. 그녀와 동료 케빈 보이드는 고대 두개골에서 얻은 수백 가지 측정치를 이용해 현대인의 새로운 기도 건강 모델을 만들고 있다. 두 사람은 호흡과 폐 확장, 치과교정, 기도 발달에 관한 새로운 치료법을 탐구하는, 급증하고 있는 펄모노트 집단에 속한다. 그들의 목표는 지지와 나, 그 밖의 모든 사람들의 상태를 더 완벽한 고대의 상태, 곧 모든 것이 망가지기 전의 상태로 되돌리는 데 한몫하는 것이다.

에번스는 컴퓨터 화면에 또 다른 사진을 띄웠다. 다시 지지였지만 이 사진에는 다크서클도, 누리끼리한 피부도, 처진 눈꺼풀도 없었다. 치아는 곧고 얼굴은 넓고 빛이 났다. 지지는 다시 코로 숨을 쉬었고, 더 이상 코를 골지 않았다. 알레르기를 비롯한 여러 호흡기 질환도 거의 다 사라졌다. 이 사진은 처음 촬영을 한 후 2년이 지나 찍은 것으로, 완연하게 변모한 모습이었다.

제대로 숨 쉬는 능력을 되찾은 환자들은 어른 아이 할 것 없이 모두가 같은 모습을 보였다. 축 늘어진 턱과 좁은 얼굴이 더 자연스러운 모습으로 변하고, 높았던 혈압이 낮아지고, 우울증이 약해지고, 두통이 사라졌다.[36]

하볼드의 원숭이들도 회복되었다. 2년간의 강제 입 호흡 끝에 실리콘 코마개가 제거되자, 원숭이들은 서서히 코로 숨 쉬는 법을 다시 확실하게 익혔다. 또한 서서히 얼굴과 기도가 확실하게 회복되었다. 턱이 앞으로 나오고, 얼굴 구조와 기도 역시 원래의 넓고 자연스러운 상태로 되돌아갔다.

실험이 끝난 지 6개월이 지나 원숭이들은 정상적으로 숨을 쉬었기 때문에 다시 원숭이처럼 보였다.

침실로 돌아와 창밖으로 초목들의 그림자놀이를 내다보며 지난 열흘 동안, 그리고 지난 40년 동안 내가 어떤 손상을 입었든 나 역시 회복될 수 있기를 희망한다. 조상들이 숨 쉬던 방식을 다시 배울 수 있기를 희망한다. 머잖아 그렇게 될 것이다.

다음 날 아침, 마개를 뽑는다.

Part 2

잃어버린
호흡의 기술과
과학

3

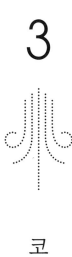

코

"어이쿠, 엉망이군요." 나약 박사가 말한다.

이른 오후, 나는 스탠퍼드대학 이비인후-두경부외과센터에 다시 왔다. 나약이 오른쪽 콧구멍으로 내시경을 밀어 넣는 동안 나는 진료 의자에 널브러져 앉아 있었다. 열흘 전에 여행했던 매끄러운 모래언덕은 허리케인이 휩쓸고 지나간 것처럼 보인다. 긴 말 말고, 그냥 코안이 엉망진창이라고만 해 두자.

"자, 이제 선생이 가장 좋아하는 대목입니다." 나약이 껄껄 웃으며 말한다. 내가 재채기를 하거나 도망칠 생각을 하기 전에, 그는 스틸 브러시를 쥐고 내 머리 속으로 쑤욱 밀어 넣는다. "여긴 정말 스프 같군요." 왠지 흐뭇한 어조로 그가 말한다. 그는 왼쪽 콧구멍에도 똑같이 하고, 걸쭉한 점액으로 덮인 RNA를 채취한 브러시를 시험관에 넣고 나서 서둘러 나를 해방시켰다.

지난 열흘 동안 이 순간만 기다렸다. 이 마개와 테이프와 솜을 제거하는 것은 하이파이브를 하고 안도의 콧소리를 흥얼거릴 축하의 순간이 될 거라고 기대했다. 다시 건강한 사람처럼 숨을 쉴 수 있으니까!

그런데 실제로는 몇 분의 불편함에 이어 코막힘이 좀 더 계속된다. 콧속이 너무 엉망이라서 바닥으로 질질 흐를 뭔가를 차단하기 위해, 나약이 집게를 들어 탈지면을 각 콧구멍 속으로 10여 센티미터 쑤셔 넣는다. 그런 다음 다시 폐 기능 검사와 엑스레이 촬영을 하고, 채혈사와 코 전문의를 만난다. 올손과 내가 코막힘 실험 전에 치른 모든 검사를 또 하는 것이다. 결과는 몇 주 후에 나올 것이다.

그날 저녁 집에 와서 여러 번 코곁굴을 헹구고 나서야 마침내 처음으로 시원하게 코로 숨을 쉴 수 있었다. 외투를 들고 맨발로 뒷마당으로 거닐어 본다. 우주선만큼이나 크고 성긴 권운층 새털구름이 밤하늘을 가로지르고 있다. 그 너머로 몇 개의 또렷한 별빛이 안개 같은 구름을 뚫고 차오르는 달 둘레를 에워싸고 있다.

가슴속의 묵은 공기를 내쉬고 숨을 들이쉰다. 시큼하고 오래된 진흙 냄새가 난다. 축축한 도어 매트에서 올라오는 블랙 라벨 챕스틱 향, 소독약 냄새를 훅 끼치는 레몬 나무의 리졸 냄새와 죽어 가는 나뭇잎들의 아니스 향.

세상의 이런저런 냄새가 선명한 천연색 폭죽처럼 머릿속에서 폭발한다. 냄새가 너무 반짝이고 경이로워 환히 눈에 보이는 듯하다. 마치 조르주 쇠라의 그림 속 수많은 빛깔 점들처럼. 다시 숨을 들이쉬면서 이 모든 분자들이 목구멍과 폐로 흘러들어와 혈류 속으로 더 깊이 밀려드는 것을 상상한다. 거기서 분자들은 생각과 감각의 연료가 된다.

후각은 생명체의 가장 오래된 감각이다.[1] 여기 홀로 서서 콧구멍을 벌름거리고 있자니, 호흡은 단지 우리 몸속으로 공기를 흡입하는 것 이상이라는 생각이 문득 든다. 호흡은 우리 주변 세계와의 가장 친밀한 연결고리다.

독자든 나 자신이든, 숨 쉬는 다른 어떤 존재든, 입이나 코로 들이쉰 모든 것, 아니면 피부로 빨아들인 모든 것은 138억 년 동안 존재하며 대물림되어 온 우주 먼지들이다. 다루기 힘든 이 물질은 햇빛에 분해되어 우주 전체에 퍼졌다가 다시 합쳐진다. 숨을 쉰다는 것은 우리를 둘러싸고 있는 것 속에 담긴 우리 자신을 흡수한다는 것이다. 또한 작은 생명의 파편들을 받아들이고, 그것들을 이해하고, 우리 자신의 일부를 다시 내놓는 것이기도 하다. 호흡의 핵심은 교환이다.

호흡이 또한 회복으로도 이어질 수 있기를 나는 희망한다. 지난 열흘간 입 호흡 때문에 몸에 어떤 손상이 갔든 오늘부터 치유하기 시작하고, 앞으로도 계속 건강을 지켜 내기 위해 노력할 것이다. 수십 명의 펄머노트들에게 얻은 수천 년의 가르침을 실천하면서, 그들의 여러 방법을 분석하고 그 효과를 측정해 볼 것이다. 나는 올손과 함께 폐를 확장하고, 횡격막을 발달시키고, 몸에 충분한 산소를 공급하고, 자율신경계를 해킹하고, 면역 반응을 자극하고, 뇌 속의 화학수용체를 재설정하는 기술을 탐구할 것이다.

그 첫걸음은 이제 시작한 회복 과정을 마치는 것이다. 밤이나 낮이나 코로 숨을 쉬면서.

코가 중요한 것은, 공기를 흡수하기 쉽도록 걸러 주고 데우고 촉촉하게 해 주기 때문이다. 우리는 대부분 그것을 알고 있다. 그러나 너무나 많은 사람들이 결코 생각지 못하는 것은 발기 장애와 같은 문제들에 대한 코의 뜻밖의 역할이다. 또는 코가 어떻게 혈압을 낮추는지, 소화를 촉진하는 일련의 호르몬과 화학물질 분비를 어떻게 촉발하는지, 여성의 생리 주기 단계에 어떻게 반응하는지, 심장박동을 어떻게 조절하고, 발가락 혈관을 어떻게 열고, 기억 저장과는 또 무슨 연관이 있는지도 생각지 못한다.[2] 코털의 밀도가 천식 유발에 어떤 영향을 미치는지도 마찬가지다.[3]

살아 있는 모든 사람의 콧구멍이 그 자신의 기분과 정신 상태에 반응하는 것은 물론이고, 어쩌면 심지어 태양과 달에도 반응해 꽃송이처럼 열리고 닫히면서, 생체리듬에 맞추어 어떻게 율동하는지까지 생각해 본 사람은 더더욱 없을 것이다.

1,300년 전 고대 탄트라 문헌인 『시바 스와로다야Shiva Swarodaya』에는 어떻게 콧구멍 하나가 살짝 닫히면서 다른 콧구멍이 열려 숨을 들이쉬게

되는가가 기술되어 있다. 어떤 날은 오른쪽 콧구멍이 깨어나 하품을 하며 태양을 맞이하고, 또 어떤 날은 왼쪽 콧구멍이 보름달에 깨어난다. 경전에 따르면 이러한 리듬은 매달 똑같고 모든 인류가 공유한다. 이는 우리 몸이 우주의 리듬에 균형을 맞추고 거기서 벗어나지 않기 위해 사용하는 방법이다.

2004년 인도의 의사 아난다 발라요기 바바나니Ananda Balayogi Bhavanani는 세계 여러 나라 출신의 연구 대상 집단에게 시바 스와로다야 패턴을 과학적으로 실험하고자 했다.[4] 한 달 동안 실험한 결과, 그는 지구에서 태양과 달의 영향이 가장 강할 때, 즉 보름이나 그믐 때 연구 대상자들이 시바 스와로다야 패턴을 일관되게 공유한다는 사실을 알아냈다.

바바나니는 그 데이터가 연구 대상의 주관적인 이야기를 수집한 것에 지나지 않아서, 모든 인간이 이러한 패턴을 공유한다는 것을 입증하려면 훨씬 더 많은 연구가 필요하다는 것을 인정했다. 하지만 콧구멍이 자신의 박자에 맞춰 기능하면서, 낮밤 없이 꽃처럼 열리고 닫힌다는 것을 몇몇 과학자들은 1세기 전에도 알고 있었다.

코 주기nasal cycles[5]라고 불리는 이 현상은 1895년 리하르트 카이저Richard Kayser라는 독일 의사가 처음으로 기술했다.[6] 그는 환자의 한쪽 콧구멍 조직이 재빨리 닫히는 동안, 다른 쪽 콧구멍이 신비롭게 열린다는 것을 알아냈다. 그리고 약 30분에서 4시간 정도[7] 지나자 콧구멍이 교대를 했다. 주기가 바뀐 것이다. 이러한 변동은 달의 신비로운 인력보다 성 충동에 더 많은 영향을 받는 것으로 보였다.

밝혀진 바에 따르면 코의 내부는 발기성 조직으로 덮여 있는데, 이는 음경과 클리토리스, 유두를 덮고 있는 조직과 동일하다. 코는 발기한다. 코 역시 몇 초 만에 혈액이 채워져 크기가 커지고 딱딱해질 수 있다. 이런 현상이 일어나는 것은 코가 다른 어떤 기관보다도 성기와 밀접하게 연결되어 있기 때문이다. 하나가 흥분하면 다른 것도 반응한다. 어떤 사람들은 섹스를 생각만 해도 코피가 터져 숨쉬기가 곤란해지고 걷잡을 수 없이 재채기가 나오는데, 이것은 "허니문 비염"[8]이라고 불리는 불편 증상이다. 성적 흥분이 약해지고 발기 조직이 허약해지면 코도 그렇게 된다.

카이저의 발견 이후 수십 년이 지났는데, 인간의 코안에 발기 조직이 늘어선 이유나 코 주기가 있는 이유를 아무도 제대로 밝혀내지 못했다.[9] 이론은 많았다. 어떤 이들은 그러한 주기 때문에 잠을 자는 동안 몸을 뒤척임으로써 욕창을 예방하게 된다고 믿었다.[10] (베개에서 먼 쪽에 있는 콧구멍으로 숨을 쉬기가 더 쉽다.) 또 어떤 이들은 코 주기가 호흡기 감염과 알레르기로부터 코를 보호하는 데 도움이 된다고 생각하는 반면, 또 다른 사람들은 공기 흐름이 교대로 바뀜으로써 더 효율적으로 냄새를 맡을 수 있다고 주장했다.

연구자들이 결국 어렵사리 확인한 사실은, 코 발기 조직이 건강 상태를 반영한다는 것이다. 병이나 기타 불균형 상태에 이르면 이 조직에 염증이 생긴다.[11] 코가 감염되면 코 주기가 더욱 뚜렷해지고 주기가 빠르게 바뀌었다.[12] 오른쪽과 왼쪽 코안 역시 난방·환기·공기조절 시스템처럼 작용해 온도와 혈압을 조절하고, 뇌 화학물질을 공급해 우리의 기분과 감정, 수면 상태를 변화시킨다.

오른쪽 콧구멍은 가속 페달이다. 주로 이 통로로 숨을 들이쉬면 혈액순환 속도가 빨라지고 몸이 뜨거워지며, 코르티솔 수준과 혈압, 심박수가 모두 올라간다. 이런 현상이 일어나는 이유는, 오른쪽 콧구멍으로 호흡하는 것이 교감신경계를 흥분시켜 몸이 위험 상황에 대처할 수 있도록 "싸움 아니면 도주" 반응을 활성화시키기 때문이다. 또한 오른쪽 콧구멍으로 호흡하면 뇌의 좌반구, 특히 논리적인 결정과 언어, 그리고 계산과 관련된 전전두엽 피질에 더 많은 피를 공급하게 된다.[13]

왼쪽 콧구멍으로 숨을 쉬면 반대 효과가 있는데, 이것은 오른쪽 콧구멍의 가속 기능에 대한 일종의 브레이크 시스템 기능을 한다. 왼쪽 콧구멍은 부교감신경계, 곧 혈압을 낮추고 몸을 식히며 불안감을 줄여 주는 휴식과 이완 측면과 더 깊이 연결되어 있다.[14] 왼쪽 콧구멍 호흡은 우뇌 전전두엽 피질, 특히 창조적 사고에 영향을 끼치며 정신적 추상화 과정과 부정적 감정에 관여하는 부위로 혈류를 이동시킨다.[15]

2015년 샌디에이고주 캘리포니아대학 연구진이 조현병(정신분열증) 여성의 호흡 패턴을 3년 연속 기록했는데, 그녀는 왼쪽 콧구멍이 "유의미하게 더 컸다."[16] 연구진의 가설에 따르면, 그녀의 호흡 패턴은 우뇌의 "창의적인 부분"을 지나치게 자극해 결과적으로 정신착란을 일으킬 만큼 지나치게 상상력을 자극했다. 여러 차례 회의를 하는 동안 연구진은 그녀에게 반대쪽의 "논리적인" 콧구멍으로 숨을 쉬도록 가르쳤고, 그녀의 환각 경험은 크게 줄었다.

우리의 몸은 활동과 이완, 공상과 이성적 사고 사이를 오가며 균형 잡힌 상태에서 가장 효율적으로 기능한다. 이 균형은 코 주기에 영향을 받고, 심지어 코 주기를 통해 조절할 수도 있다. 이 균형은 또한 길들일 수도 있다.

한쪽 콧구멍을 막고 하는 호흡으로 몸의 기능을 조율하는 요가가 있다. 산스크리트어로 나디 쇼다나nadi shodhana라고 하는데, 나디는 "통로"를, 쇼다나는 "정화"를 뜻한다. 쉽게 말하면, 이는 콧구멍을 바꿔 가며 호흡하는 것이다.[17]

나는 예전에 연구 차원에서 혼자 몇 분씩 이 콧구멍 교대 호흡을 해왔다. 코 호흡 "회복" 단계 이틀째. 거실에 앉아 어수선한 식탁에 팔꿈치를 괸 채 오른쪽 콧구멍으로 공기를 가만히 들이쉬고 5초간 멈췄다가 내쉰다.

콧구멍 교대 호흡법은 수십 가지가 있다. 나는 가장 기본적인 것부터 시작했다. 오른손 약지로 왼쪽 콧방울을 눌러 막고 오른쪽으로만 들이쉬고 내쉬는 것이 그중 하나다. 오늘은 식후마다 몸을 따뜻하게 하고 소화를 돕기 위해 이것을 20회씩 했다.[18] 식전이나 다른 어떤 때라도 긴장을 풀고 싶을 때면, 콧구멍을 바꾸어 엄지로 오른쪽을 막고 숨을 쉬었다. 집중력을 높이고 몸과 마음의 균형을 잡기 위해서는 '수리아 베다 프라나야마surya bheda pranayama'라는 호흡법을 따랐다. 즉 오른쪽으로만 들이쉰 다음, 왼쪽으로만 내쉬었다.

이러한 호흡 운동을 하면 기분이 상쾌했다. 몇 차례만 호흡하면 즉각적이고도 강력하게 정신이 맑아지면서 이완이 되고, 몸도 가벼워진 것을 느낀다. 알려진 효과 그대로 나는 역류성 식도염으로부터 완전히 자유로

워졌다. 복통도 완전히 사라졌다. 콧구멍 교대 호흡에는 정말 그런 효과가 있는 것으로 보였다. 그런데 이 호흡법들은 대체로 덧없는 것 같다. 직접 겪어 보니, 효과가 30분 정도밖에 지속되지 않았다.

지난 24시간 동안 내 몸의 진정한 변화는 다른 호흡법을 통해서 이루어졌다. 즉 내 코안 발기 조직이 저절로 작용해서 내 몸과 뇌가 필요한 만큼의 공기 흐름을 자연스럽게 조절하도록 하는 것인데, 그것은 코로 숨 쉬는 것만으로도 가능했다.

이 모든 것을 조용히 묵상하고 있을 때, 올손이 불쑥 쳐들어온다. "굿 애프터눈!" 그가 외친다. 반바지에 다른 유명 브랜드 운동복 상의를 입고 있다. 그는 오른팔에 혈압 측정 띠를 두른 채 맞은편에 털썩 주저앉는다. 지난 11일 내내 입은 옷이 거의 똑같고, 앉은 자리도 똑같다. 그러나 오늘은 실리콘 코마개도 코 클립도 없다. 나와 마찬가지로 코로 자유롭게 호흡을 하고 있다. 들이쉬고 내쉬는 숨이 편안하고 조용하다. 얼굴은 상기되고 앉은 자세는 꼿꼿한데, 가만히 앉아 있을 수 없을 만큼 기운이 넘쳐 나는 듯하다.

이제 우리의 인생관은 새롭고 밝다. 몇 분 후 측정값을 확인할 때까지는 이 인생관이 혹시 새로운 마음가짐 때문이 아닌가 싶었다. 확인해 보니, 내 수축기 혈압이 10일 전 142, 즉 고혈압 2기에서 124로 떨어졌다. 여전히 약간 높지만 정상 수준에서 겨우 5 차이가 날 뿐이다.[19] 심박수 변동성은 150퍼센트 이상 증가했고, 이산화탄소 농도는 30퍼센트 정도 상승해 현기증과 손가락 저림, 정신 착란을 일으킬 수 있는 저탄산혈증 상태에서 의학적으로 정상 수준이 되었다. 올손도 비슷했다.

잠재 가능성은 이보다 훨씬 더 크다. 코 주기는 코의 중요 기능 중 극히 일부분에 지나지 않기 때문이다.

잠시 상상해 보자. 얼굴에서 10센티미터쯤 떨어진 곳에 당구공이 하나 떠 있다. 눈높이에 있는 당구공 전체를 천천히 얼굴 한복판으로 밀어 넣는다고 하자. 이 당구공의 부피(약 100세제곱센티미터)는 성인 코 내부의 모든 통로와 코안의 총 공간과 같다.[20]

한 번의 들숨으로 코를 통과하는 공기 분자 수는 전 세계 모든 해변의 모래알보다 많다.[21] 작은 이 공기 분자는 몇 센티미터 또는 몇 미터 떨어진 곳에서 우리를 향해 다가온다. 이때 공기 분자들은 반 고흐의 밤하늘 별빛처럼 꼬이고 감긴다. 그리고 몸 안을 통과할 때도 시속 약 8킬로미터로 이동하면서 계속 꼬이고 감기며 소용돌이친다.

공기의 이동 통로를 지시하는 것이 코선반(비갑개)인데, 미로 같은 6개의 뼈(양쪽에 각각 3개)로 이루어진 이것은 콧구멍이 열리는 데서 시작해 눈 바로 밑에서 끝난다. 이것을 분리시켜 보면 소라고둥conch 껍데기처럼 보일 정도로 감겨 있어서, 영어로 네이절 캉커nasal concha[22]라는 별명을 갖고 있다. 갑각류들은 불순물을 걸러 내고 침입자들을 막기 위해 정교하게 디자인된 껍데기를 이용한다.[23] 우리도 마찬가지다.

콧구멍 가장 바깥쪽에 있는 아래코선반은 발기성 조직으로 덮여 있는데, 이 조직은 또 점막으로 덮여 있다. 섬모가 자란 이 점막 세포는 공기 입자와 오염 물질을 동시에 걸러 내면서 체온에 맞춰 숨을 촉촉하고 따뜻하게 해 준다. 어떤 침입자든 폐에 들어가면 자극과 감염을 일으킬 수 있다. 점막은 인체의 "첫 방어선"이다.[24] 점막의 점액은 이물질과 함께 분당 약 1.25센티미터씩, 날마다 18미터 이상 컨베이어 벨트처럼 끊임없이 움직여, 그 모든 쓰레기를 목구멍 아래 위 속으로 내려 보낸다. 이물질은 위산으로 소독되어 창자로 전달된 다음 몸 밖으로 배출된다.

이 컨베이어 벨트는 저절로 움직이는 게 아니다. 섬모라고 불리는 수백만 개의 작은 머리카락 같은 운동성 세포 기관에 의해 추진된다.[25] 매번 숨을 들이쉬고 내쉴 때마다 바람 부는 밀밭처럼 출렁이는데, 초당 최대 16회의 속도로 빠르게 움직인다.[26] 콧구멍에 더 가까이 있는 섬모는 더 멀리 있는 섬모와는 다른 리듬으로 빙빙 도는데, 이 움직임은 점액을 계속 더 안쪽으로 이동시키는 조율된 파동을 일으킨다.[27] 섬모의 추진력은 중력에 대항할 수 있을 만큼 강하다. 코(그리고 머리)가 어떤 위치에 있든, 이를테면 뒤집히거나 기울어져도 섬모는 계속 안쪽으로, 아래로 점액을 이동시킨다.

코선반[28]의 다른 부위는 함께 작용하면서, 숨을 들이쉴 때마다 공기를 데우고, 걸러 내고, 속도를 늦추고, 가압을 하여 폐가 더 많은 산소를 얻을 수 있도록 한다. 코 호흡이 입 호흡보다 훨씬 더 건강하고 효율적인 것이 바로 이 때문이다. 나약이 나를 처음 만났을 때 설명한 것처럼 코는 침묵의 전사다. 우리 몸의 문지기이자, 우리 정신의 치유자이며, 우리 감정의 풍향계다.

코의 마법, 그리고 그 치유력을 옛 시대 사람들은 결코 잃어버린 것이 아니었다.

기원전 1500년 무렵 쓰인,[29] 지금까지 발견된 가장 오래된 의학 문헌 중 하나인 『에베르스 파피루스Ebers Papyrus』에는 폐와 심장에 공기를 공급하는 것이 어째서 입이 아닌 콧구멍이어야 하는지가 설명되어 있다. 1,000년이 지난 후 창세기 2장 7절에는 이렇게 기술되었다. "야훼 하느님께서 진흙으로 사람을 빚어 만드시고 코에 입김을 불어넣으시니, 사람이 되어 숨을 쉬었다."[30] 8세기의 중국 도교 문헌에서는 코가 "하늘의 문"이니, 코로 숨을 쉬어야 한다고 지적했다. 또 이렇게 경고한다. "그러지 않으면 안 된다. 숨이 위태로우면 병에 걸리기 때문이다."

그러나 서구인들이 코 호흡을 영광으로 여기게 된 것은 19세기나 되어서였다. 그것은 모험심이 강한 초상화가이자 연구자인 조지 캐틀린 George Catlin 덕분이다.[31]

1830년경, 캐틀린은 필라델피아 상류사회의 초상화가가 되기 위해 그가 "메마르고 지루한" 직업이라고 일컫은 변호사 일을 그만두었다. 그는 주지사와 귀족을 그린 것으로 유명해졌지만, 예의 바른 사회의 온갖 거만함과 가식에 환멸을 느끼게 되었다. 건강이 나빠지고 있었지만, 그는 그는 상류사회를 떠나 좀 더 있는 그대로의 진실한 인간을 포착해서 그리기를 갈망했다. 그러다 총 한 자루와 캔버스 몇 개, 유화 붓 몇 자루를 챙겨 서쪽으로 향했다. 캐틀린은 이후 6년 동안 로키산맥 동쪽의 대평원인 그레이트플레인스 전역을 수천 킬로미터 여행하면서 아메리카 원주민 50개 부족의 삶을 기록한다.

그는 수족Sioux과 살기 위해 미주리로 올라갔다. 포니족과 오마하족,

샤이엔족, 블랙피트족을 만났고, 어퍼미주리 강둑을 따라 올라가다가 만단Mandan 문명과 마주쳤다. 키가 180센티미터에 이르는, 수수께끼 같은 만단 문명의 주민들은 둥근 움막에서 살고 있었다. 많은 이들의 눈동자가 파랗게 빛났고, 머리카락은 백설같이 하얬다.

캐틀린은 만단족이나 다른 대평원 부족에 대해 아는 사람이 아무도 없다는 것을 알게 되었다. 굳이 그들과 대화하거나 연구하고, 함께 살면서 그들의 믿음과 전통에 대해 배우고자 한 유럽계 후예가 없었기 때문이다.

캐틀린은 이렇게 썼다. "내가 이 나라를 여행하고 있는 까닭은 이전에도 말했듯이 **이론**을 발전시키거나 증명하기 위해서가 아니라, 내가 볼 수 있는 모든 것을 보고, 내가 할 수 있는 가장 간단하고 가장 알기 쉬운 방법으로 그것을 말함으로써, 그것이 스스로 결론에 이르도록 하기 위해서다."[32] 그는 600여 점의 초상화를 그리고, 수백 쪽에 달하는 기록을 남겼다. 유명한 작가이자 탐험가인 피터 매시슨Peter Matthiessen은 이 기록을 이렇게 평했다. "초원 인디언들의 화려한 문화가 절정에 달했을 때의 처음이자 마지막이며 유일하게 완성된 기록."[33]

이들 부족은 지역에 따라 관습과 전통, 식단이 서로 달랐다. 일부 부족은 만단족처럼 버펄로 살코기와 옥수수만을 먹은 반면, 다른 부족은 사슴 고기와 물만 먹었고, 또 다른 부족은 식물과 꽃나무 결실을 수확해 주식으로 삼았다. 부족들은 생김새도 달랐다. 머리색이 다양했고, 이목구비 모양과 피부색도 조금씩 달랐다.

그런데도 캐틀린은 50개의 모든 부족이 너나없이 초인적인 신체 특성을 공유하는 것 같다는 사실에 경탄했다.[34] 크로족과 오사게족 같은 몇몇 집단에는 "성장을 마쳤을 때의 신장이 180센티미터가 안 되는" 사람이 거의 없고, "키가 195센티미터에 이르는 사람이 아주 많고, 더러는 210센티미터까지 컸다"고 그는 썼다. 모두가 헤라클레스처럼 어깨가 넓고 가슴이 술통 같았다. 여자들도 남자 못지않게 키가 크고 인상적이었다.

의사를 본 적도 없는 부족 사람들의 치아는 완벽하게 가지런했다. 케틀린은 "피아노 건반처럼 고른" 치아라고 기록했다.[35] 아무도 병에 걸리지 않는 것 같았고, 기형이나 다른 만성적인 건강 문제들은 희귀하거나 존재하지 않는 것처럼 보였다. 이들은 자신의 강건한 신체가 "삶의 위대한 비밀"이라고 부르는 것에서 비롯한다고 생각했다. 그 비밀은 숨쉬기였다.

아메리카 원주민들은 캐틀린에게 설명해 주었다. 입으로 숨을 들이쉬면 체력이 처지고, 얼굴을 변형시키며, 스트레스와 질병을 유발한다고. 그러나 코로 숨을 들이쉬면 몸이 강하게 유지되고, 얼굴이 아름다워지고, 질병을 예방할 수도 있다고. "코로 들어가는 공기와 폐로 들어가는 공기는 사뭇 다르다. 빌딩 물탱크의 저장수나 연못의 물이 증류수와 다른 만큼."이라고 캐틀린은 썼다.

건강한 코 호흡은 젖먹이 때부터 시작되었다. 이들 모든 부족의 어머니는 똑같은 관습을 따라, 매번 젖을 먹인 후 손가락으로 가만히 아기의 입술을 오므렸다. 밤에는 잠든 아기를 굽어보며 서 있다가, 아기가 입을 벌리면 살그머니 입을 닫아 주었다. 일부 대평원 부족은 젖먹이를 평평한 판자에 띠로 묶고 머리 밑에 베개를 받쳐, 입으로 숨을 쉬기 힘들게 했다. 아기가 더워서 헐떡이지 않도록 겨울에는 젖먹이에게 가벼운 옷을 입히고, 따뜻한 날에는 팔을 쭉 뻗어 아기를 안았다.

이런 온갖 방법으로 아이들은 날마다 하루 종일 코로 숨 쉬는 훈련을 했다. 이 습관은 평생 지속되었다. 성인들은 해로운 공기가 들어올까 봐 입을 벌리고 웃는 것조차 삼간다고 기술한 대목도 있다. 이런 관습은 "그들의 산만큼이나 오래되고 변함이 없는 것"이었고, 수천 년 동안 줄곧 부족들 전체에 걸쳐 두루 공유되었다.

캐틀린은 서쪽 지방을 탐험한 지 20년이 지난 후, 56세의 나이에 안데스 지역과 아르헨티나, 브라질 등의 토착 문화를 경험해 보기 위해 다시 떠났다. 그는 "치유력 있는" 호흡 관습이 대평원 너머까지 퍼졌는지 알고 싶었다. 정말 그랬다. 캐틀린이 이후 몇 년 이상 방문한 모든 부족, 즉 수십 개 부족이 같은 호흡 관습을 지니고 있었다. 그들 역시 강건한 신체와 완벽한 치아, 앞쪽으로 성장한 얼굴 구조를 공유한 것은 우연이 아니었다고 캐틀린은 보고했다. 그는 1862년에 출판한 『생명의 숨The Breath of Life』[36]에서 이 경험에 대해 썼다. 이 책은 오직 코 호흡의 경이로움과 입 호흡의 위험을 기록하는 데만 바쳐졌다.

캐틀린은 호흡법 기록자이기만 한 것이 아니라 실천자였다. 코 호흡은 그의 생명을 구했다.

소년 시절 캐틀린은 코를 골았고, 호흡기 질환에 시달렸다. 30대가 되어 처음 서쪽으로 향할 무렵에는 이런 문제들이 너무 심각해져서 때로 피를 토할 정도였다. 친구들은 그가 폐병에 걸렸다고 확신했다. 매일 밤 캐틀린은 곧 죽을까 봐 두려웠다.

"나는 그 습관[입 호흡]의 위험성을 완전히 확신하게 되었고, 그것을 극복하기로 결심했다"고 그는 썼다. "단호한 결심과 인내"로 자는 동안 입을 억지로 다물었고, 깨어 있는 시간에는 항상 코로 숨을 들이쉬었다. 이내 더 이상 아프지 않았고, 통증이나 출혈도 멎었다. 30대 중반 무렵, 이제까지의 인생 그 어느 때보다도 더 건강하고 튼튼한 것을 느낀다고 그는 보고했다. "무기력한 나를 밤마다 공격하고, 무덤으로 나를 눈에 띄게 빠르게 몰아치던 음흉한 적을 마침내 완전 정복했다"고 그는 썼다.

조지 캐틀린은 당시 평균 수명의 약 2배인 76세까지 살았다.[37] 그는 자신의 장수가 "생명의 위대한 비밀", 곧 **항상** 코로 숨을 쉬는 것 덕분이라고 공언했다.[38]

코 호흡 실험 사흘째 되는 날 밤, 나는 침대에서 일어나 앉아 책을 읽으며 천천히 코로 숨을 들이쉬고 있다. 캐틀린처럼 "불변의 신념"으로 이렇게 숨을 쉬고 있는 것은 아니다. 테이프로 입을 막아 놓아서 이러고 있는 것이다.

캐틀린은 밤에 붕대로 턱을 묶어 놓으라고 제안했지만 그것은 위험하고 어려워 보여서, 몇 달 전 실리콘밸리에서 개업한 치과 의사에게 전해 들은 다른 방법을 선택했다.

마크 버헤너Mark Burhenne 박사는 수십 년 동안 입 호흡과 수면의 연관성을 연구해 왔고, 그것을 주제로 책도 펴낸 사람이다.[39] 입 호흡은 치주질환과 입 냄새의 원인이자 충치 원인 1위로, 설탕 섭취나 식습관 불량, 위생 불량보다 더 큰 피해를 입힌다고 그는 말했다.[40] (100년 동안 다른 치과 의사들도 이런 믿음에 호응했고, 캐틀린도 장담했다.)[41] 버헤너는 또 입 호흡이 코골이와 수면무호흡을 일으키는 큰 원인이라는 것을 알아냈다.[42] 그는 자기 환자들에게 밤에 테이프로 입을 봉하라고 권했다.

그는 내게 말했다. "코 호흡의 건강상 이점은 부인할 수 없습니다." 많은 이점 가운데 하나는 코곁굴이 산화질소를 크게 증가시킨다는 것이다.[43] 산화질소는 혈액순환을 왕성하게 하고, 세포에 산소를 전달하는 데 필수적인 구실을 하는 분자다. 면역 기능과 체중, 혈액순환, 기분, 성 기능 등은 모두 체내 산화질소의 양에 크게 영향받을 수 있다. (비아그라라는 상표명으로 알려진 발기부전 치료제 실데나필은 혈류 속으로 산화질소를 방출해 성기 등의 모세혈관을 열어 주는 작용을 한다.)

코 호흡만으로도 산화질소를 6배나 증가시킬 수 있는데, 이는 우리가 입으로만 호흡하는 것보다 약 18퍼센트 더 많은 산소를 흡수할 수 있는 이유 중 하나다.[44] 버헤너는 입 테이핑이 5세 환자의 ADHD 극복에도 도움이 되었다고 말했다. ADHD의 직접적인 원인이 바로 수면 중 호흡곤란이다. 입 테이핑은 버헤너 자신과 아내의 코골이와 호흡 문제를 치료하는 데도 도움이 되었다. 수백 명의 다른 환자들도 비슷한 도움을 받았다고 보고했다. 스탠퍼드대학 음성삼킴센터Voice and Swallowing Center의 언어병리학 박사 앤 키어니Ann Kearney가 내게 같은 말을 하기 전까지는 그 모든 것이 다소 막연해 보였다. 삼킴 장애와 호흡 장애를 지닌 환자들의 재활을 도왔던 키어니는 입 테이핑의 효과를 장담했다.

키어니 자신도 만성 코 충혈 때문에 여러 해 입 호흡을 했다. 귀와 코, 목 전문가들을 찾아다닌 결과, 코안이 조직으로 막혀 있다는 것을 알게 되었다. 전문의는 수술이나 약물 치료로만 코를 뚫을 수 있다고 조언했다. 그녀는 그것 대신 입 테이핑을 시도했다.

"첫날 밤, 5분을 버티다가 뜯어내 버렸어요." 그녀가 내게 말했다. 둘째 날은 10분 동안 참을 수 있었다. 며칠 후에는 밤새 잠을 잤다. 그리고 6주 만에 코가 뚫렸다.

"그게 테이핑을 이용한 전형적인 사례입니다." 키어니가 말했다. 자신의 주장을 증명하기 위해 그녀는 후두절제술, 즉 목구멍에 호흡 구멍을 뚫는 수술을 받은 환자 50명의 코를 검사했다. 2개월에서 2년 사이에 모든 환자의 코가 완전히 막혔다.

몸의 다른 부분들과 마찬가지로 코안도 공기든 뭐든 받아들이는 것에 반응한다. 규칙적으로 사용하지 않는 코는 위축된다. 키어니와 그녀의 많은 환자들, 그리고 많은 일반인들에게 일어난 일이 그것이다. 그러면 코골이와 수면무호흡이 뒤따르는 경우가 많다.

그러나 코를 계속 사용하면 코안과 목구멍 내부 조직이 유연해지고 열린 상태를 유지하도록 조정된다. 키어니와 버헤너, 그리고 그들의 많은 환자들은 그런 식으로 스스로를 치료했다. 밤낮없이 코로 숨을 쉬면서.

입 테이프, 일명 "수면 테이프"를 어떻게 적용하느냐는 개인 취향의 문제인데, 내가 언급한 사람들 모두가 저마다의 방법을 가지고 있었다.

버헤너는 입술에 작은 테이프 조각을 붙였고, 키어니는 입 전체에 두꺼운 테이프를 붙였다. 인터넷을 검색해 보면 각종 제안이 넘쳐 난다. 어떤 남자는 20센티미터 너비의 테이프를 붙여 염소수염처럼 보이게 했다. 어떤 이는 강력 접착테이프를 썼다. 어떤 여자는 코 아래 전체에 테이프를 붙이자고 제안했다.

내게는 이런 방법들이 우스꽝스럽고 지나치다. 좀 더 쉬운 방법을 찾아 지난 며칠 동안 나름대로 실험을 해 보았는데, 페인트용 푸른 테이프는 이상한 냄새가 났고, 스카치테이프는 얼굴에 주름이 잡혔다.[45] 반창고는 너무 끈적거렸다.

결국 누구에게나 정말 필요한 것은 입술 중앙에 우표 크기의 테이프 하나뿐이라는 것을 깨달았다. 찰리 채플린 콧수염을 좀 더 아래로 내리면 된다. 효과가 있었다. 이 방법은 밀폐 공포증이 덜했고, 기침이나 말을 할 경우 입가의 약간의 공간으로 가능했다. 많은 시행착오를 거쳐, 접착력이 약한 외과용 만능 테이프인 3M 넥스케어 듀라포 면실크 반창고로 결정했다. 편안하면서 화학약품 냄새도 없고, 잔여물도 남지 않았다.

이 반창고를 사용하기 시작한 후 3일 동안, 4시간의 코골이가 고작 10분으로 줄었다. 버헤너는 수면 테이프가 수면무호흡 치료에 도움이 되지 않을 거라고 경고한 적이 있었다. 내 경험은 달랐다. 코골이가 사라지면서 수면무호흡도 사라졌다.

입 호흡 실험 때는 20여 차례 무호흡 증세가 있었지만, 지난밤에는 한 번도 없었다. 소름 끼치는 불면증 환각도 없었고, 심야에 호모 하빌리스나 조끼 입은 에드워드 고리의 삽화 속 신사들에 관한 생각을 되뇌는 일도 없었다. 소변이 마려워 잠이 깬 적도 없었다. 그럴 일이 없었던 이유는 뇌하수체가 바소프레신을 분비하고 있었기 때문이다. 마침내 잠을 푹 자게 되었다.

한편 올손은, 밤새 절반은 코를 골다가 1분도 코를 골지 않게 되었다. 그의 무호흡증은 53회에서 0으로 떨어졌다. 나 때문에 너무 학대당하는 것 같아 내가 죄책감까지 느꼈던 푸른 눈의 하얀 머리 스웨덴인은 새로 태어났다. 오늘 아침 일찍 수면 테이프의 치유력을 확신한 그는 담뿍 미소를 머금고 있었고, 아침 시간 내내 테이프 끝을 입술에 붙이고 있었다.

잠, 그리고 삶을, 올손과 나는 다시 꼭 그러안았다. 이제는 침대에 앉아 작은 우표만 한 하얀 반창고를 입술에 붙이고, 캐틀린이 오랜 연구 생활 후 펴낸 책『생명의 숨』마지막 단락 마지막 쪽까지 통독할 수 있었다.

"그리고 내가 인간의 언어로 전달할 수 있는 가장 중요한 좌우명을 후세에 꼭 전해 줘야 한다면, 이 말보다 좋은 말은 없을 것이다. **입을 닫아라.** ⋯ 나라면 이 좌우명을 붓으로, 끌로, 모든 유치원, 모든 침대 기둥에 새기고 색칠해 놓을 것이다. 그 의미를 모를 사람은 없을 것이다."

그는 이어 썼다. "이 좌우명을 따른다면 그 중요성을 바로 깨닫게 될 것이다."

4

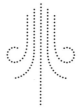

날숨

매일 아침 9시, 올손과 나는 검사를 마치고 각자 자기만의 시간을 갖기 위해 헤어지고 나서 거실 바닥에 매트를 깔고 조금 더 불멸에 다가서려고 노력한다.

불멸의 삶으로 가는 길은 허리 뒤로 젖히기와 목 젖히기, 빙빙 돌리기 등 사소한 여러 스트레칭을 동반하는데, 각각은 2,500년 동안 불교 승려들에게 비밀리에 전해 내려온 거룩한 고대의 수련법이다. 올손과 나는 이 스트레칭이 필요하다. 하루 24시간 코로 숨을 쉬더라도, 그 공기를 담을 수 있는 폐활량을 갖지 않는 한 큰 도움이 되지 않는다. 하루 몇 분만 스트레칭을 하며 숨을 쉬어도 폐활량을 늘릴 수 있다. 그 여분의 용량으로 우리는 삶을 확장할 수 있다.

'티베트의 다섯 가지 의식'이라고 불리는 스트레칭은 "책과 도서관, 언어와 시"의 연인으로 알려진 작가 피터 켈더Peter Kelder를 통해 서양 세계로, 그리고 내게로 전해졌다.[1]

1930년대에 켈더가 캘리포니아 남부의 공원 벤치에 앉아 있을 때, 나이 든 낯선 사람이 말을 걸어왔다. 브래드포드 대령이라고 불린 그 남자는 인도에서 영국 육군을 이끌며 수십 년을 지냈다. 대령은 완연히 비딱한 어깨에 백발이 성성하고 걸음이 비틀거릴 만큼 늙었지만 노화의 치유법이 있다고, 그리고 그게 히말라야의 어느 수도원에서만 전해지고 있다고 믿었다. 거기서는 신비로운 일이 흔히 일어났다는 것이다. 병자가 건강해지고, 가난한 사람이 부유해지고, 노인이 젊어졌다. 켈더와 대령은 연락을 주고받으며 많은 대화를 나누었다. 그러던 어느 날 늙은 대령은 마지막 숨을 거두기 전에 이 샹그릴라(지상낙원-옮긴이)를 찾고야 말겠다는 일념으로 다리를 절며 길을 떠났다.

4년이 흘러 켈더는 건물 문지기의 부름을 받았다. 대령이 아래층에서 기다리고 있었다. 그는 스무 살은 더 젊어 보였다. 꼿꼿이 서 있었고 얼굴은 생기가 넘쳤다. 예전에 꽤나 대머리였던 백발 머리는 숱이 많고 검은 머리칼로 덮여 있었다. 그는 수도원을 찾아 고대 문헌을 연구했고, 수도사들에게 회춘법을 배웠다. 그는 스트레칭과 호흡만으로 노화의 시계를 거꾸로 돌렸다.

켈더는 1939년에 출판한『계시의 눈The Eye of Revelation』이라는 얇은 저서에서 이 기술들을 설명했다. 그것을 굳이 읽으려고 한 사람은 거의 없었고, 믿는 사람은 더욱 적었다. 켈더의 이야기는 꾸며 낸 것일 수도 있고, 거짓은 아니라도 심하게 과장된 것일 수도 있다. 그러나 그가 설명한 폐 확장 스트레칭은 기원전 500년까지 거슬러 올라가는 실제 스트레칭에 뿌리를 두고 있다.[2] 티베트인들은 신체 건강과 정신 건강, 그리고 심혈관 기능을 증진시키는 것은 물론이고 수명까지 연장하기 위해 수천 년 동안 이러한 방법을 썼다.[3]

좀 더 최근에 과학계는 고대 티베트인들이 직관적으로 이해한 것을 실험하고 측정하기 시작했다. 1980년대, 심장 질환에 초점을 맞춘 70년 추적 연구 프로그램인 "프레이밍햄 연구Framingham Study"의 연구진은 폐의 크기가 정말로 장수와 관련이 있는가를 알아내고자 했다. 그들은 연구 대상자 5,200명의 자료를 20년간 수집하고 수치를 분석했다. 수명의 최대 지표는 많은 사람들이 생각한 것처럼 유전이나 식이요법, 또는 날마다 운동하는 양이 아니라는 것을 그들은 알아냈다. 그건 폐활량이었다.

폐가 작아지고 효율이 떨어질수록 연구 대상자는 더 빨리 병에 걸려 죽었다. 악화의 원인은 중요하지 않았다. 더 작아진다는 것은 더 짧아진다는 것을 뜻했다. 폐가 더 크다는 것은 곧 수명이 더 길다는 뜻이었다.

연구자들에 따르면, 우리의 심호흡 능력은 "말 그대로 수명의 척도"였다.[4] 2000년에 버펄로대학 연구진은 30년 동안 연구 대상자 1,000명 이상의 폐활량을 비교하면서 비슷한 연구를 수행했다.[5] 결과는 같았다.[6]

그러나 획기적인 이 연구들 모두가 다루지 않은 것이 있는데, 폐가 악화된 사람을 치료하고 폐를 강화시키는 방법이다. 병든 조직을 제거하기 위한 수술과 감염을 막기 위한 약물은 있었지만, 평생 폐를 크고 건강하게 유지하는 방법에 대한 조언은 없었다. 1980년대까지 서양의학의 일반적인 관점은 다른 모든 내부 기관과 마찬가지로 폐도 변하지 않는 기관이라는 것이었다. 우리가 태어날 때의 폐가 어떠했든 그것을 바꿀 길이 없다고 보았다. 나이가 들면 당연히 쇠약해지고, 이때 우리가 할 수 있는 일은 탄식하며 참는 것뿐이라고 믿었다.

노화의 진행은 다음과 같다고 여겨졌다. 곧 30세 안팎부터 해마다 기억력과 이동 능력, 근력을 조금씩 잃게 된다. 또한 제대로 숨을 쉬는 능력을 잃어 간다. 가슴의 뼈는 얇아지고 모양이 변해 갈비뼈가 안쪽으로 붕괴하기 시작한다. 폐를 둘러싸고 있는 근섬유가 약해져서 공기가 폐로 잘 들락거리지 못하게 된다. 이 모든 것이 폐활량을 감소시킨다.

폐 자체는 30세에서 50세까지 약 12퍼센트 용량이 감소한다. 나이 들수록 더 빠르게 감소하고, 여성이 남성보다 훨씬 더 나빠진다. 80세까지 생존하면, 20대 때보다 공기를 30퍼센트 덜 들이쉬게 된다. 그러니 더 빨리 더 세게 숨을 쉴 수밖에 없다. 이러한 호흡 습관은 고혈압과 면역 장애, 불안장애 같은 만성질환으로 이어진다.

그러나 티베트인들이 오래전부터 알고 있던 것, 그리고 이제 서양의학이 알아 가고 있는 사실은, 노화가 반드시 쇠퇴로 가는 일방통행로는 아니라는 것이다. 내부 장기는 유연성이 있어서 거의 언제든 우리가 변화시킬 수 있다.

프리다이버들은 누구보다도 이 사실을 잘 알고 있다. 나는 몇 년 전 그들에게 그런 사실을 배웠는데, 그때 폐활량을 30~40퍼센트나 늘린 몇 몇 사람들을 만날 수 있었다. 다수의 프리다이빙 세계기록 보유자인 허버트 니치Hervert Nitsch는 폐활량이 평균 남성의 2배가 넘는 14리터에 달하는 것으로 알려졌다.[7] 니치와 다른 프리다이버들 모두가 처음부터 그런 것은 아니었다. 그들은 의지력으로 폐를 더 크게 만들었다. 그들은 폐를 극적으로 변화시킬 수 있는 호흡법을 익혔다.

다행히 우리는 굳이 수십 미터 아래로 잠수할 필요가 없다. 폐를 키우고 신축성을 유지하는 연습만 규칙적으로 하면 폐활량을 증가시키거나 유지할 수 있다. 적당히 걷거나 자전거를 타는 것만으로도 폐 크기를 최대 15퍼센트까지 늘릴 수 있는 것으로 입증되었다.[8]

이러한 발견 이야기는 1900년대 초 독일 드레스덴에 살았던 10대 소녀 카타리나 슈로트Katharina Schroth에게 반가운 소식이었을 것이다.[9] 슈로트는 어려서 척추가 크게 구부러지는 척추측만증 진단을 받았다. 치료법이 없었기 때문에 슈로트처럼 증상이 심한 아이들은 대부분 침대에서 일생을 보내거나 휠체어를 타고 다녀야 했다.

슈로트는 인체의 잠재력에 대해 남다른 생각을 품었다. 풍선이 팽창하고 오므라들 때 그 주위에 무엇이 있든 밀리거나 당겨진다는 것을 유심히 지켜보곤 하던 그녀는 폐도 다르지 않을 거라고 생각했다. 폐를 키울 수 있다면 골격 구조도 키울 수 있을 것이다. 그러면 척추를 바로잡아 삶의 질을 높이고 수명도 늘릴 수 있을 것이다.

16세에 슈로트는 "기형 교정 호흡orthopedic breathing"이라고 불리는 호흡법을 익히기 시작했다. 우선 거울 앞에 서서 몸을 비틀어 한쪽 폐로 공기를 들이키면서, 다른 쪽 폐로 가는 공기량을 제한한다. 다음에는 절뚝거리며 탁자로 가서, 그 옆에서 슬링(그네 안장이 달린 밧줄로, 주로 척추측만증 운동 치료에 쓰인다-옮긴이)으로 몸을 고정하고, 아치 모양이 되도록 가슴을 앞뒤로 움직여 가슴우리를 느슨하게 하면서 신체가 휘어 오목해진 쪽 폐로 숨을 들이쉰다. 슈로트는 5년을 이렇게 계속했다. 결국 그녀는 "치료할 수 없는" 척추측만증을 효과적으로 치료했다. 호흡법으로 다시 척추를 바르게 편 것이다.[10]

슈로트는 다른 척추측만증 환자들에게 호흡의 힘을 가르치기 시작했고, 1940년대에 독일 서부의 시골에서 운영한 클리닉은 환자들로 붐볐다. 그곳에 병실이나 표준 의료 장비 따위는 없었다. 그저 몇 채의 낡은 건물과 마당, 울타리, 테라스용 테이블밖에 없었다. 정원 150명의 척추측만증 환자들이 그곳에 모였는데, 그들은 척추가 80도 이상 휘어지는 등 가장 중증의 환자들이었다. 척추가 너무 휘거나 굽어서 걷지도 못하고 위를 쳐다보지도 못하는 환자가 많았다. 손상된 갈비뼈와 가슴 때문에 숨을 쉬기도 힘들었고, 그것 때문에 호흡기 질환과 피로, 심장 질환에 시달렸을 가능성이 높다. 병원에서는 이 환자들 치료를 포기했었다. 그들은 슈로트와 함께 그곳에서 6주를 보냈다.

독일 의료계는 슈로트가 전문 트레이너도 아니고 의사도 아니어서 환자를 치료할 자격이 없다고 주장하며 경멸했다. 그녀는 아랑곳하지 않고 자기 방식대로 치료를 계속했다. 그녀는 너도밤나무 아래 맨땅에서 여자들 상의를 모두 벗기고 건강 회복 호흡과 스트레칭을 했다. 구부러진 허리가 몇 주 만에 곧게 펴졌고, 키가 훌쩍 커진 이들이 많았다. 병상에 누워 절망하던 여자들이 마침내 다시 걷기 시작했다. 그리고 다시 심호흡을 할 수 있었다.

슈로트는 그 후 60년 동안 독일 전역과 외국의 병원에 자신의 방법을 전수했다. 그녀가 생애를 마칠 무렵 의학계는 마침내 그 기조를 바꾸었고, 독일 정부는 의학계에 끼친 그녀의 공로를 기려 슈로트에게 연방 십자공로훈장을 수여했다.

"몸의 형태는 호흡Ch'i, 氣에 달려 있고, 호흡에 의존하는 것이 형태다. 호흡이 완벽할 때, 몸의 형태도 완벽하다." 기원 700년경의 중국 도교 격언이다.

슈로트는 평생 계속해서 폐를 확장시키고 자신의 호흡과 체형을 개선시켰다. 10대 때 침대에서 신음하도록 방치되었던 이 척추측만증 환자는 91세 생일을 사흘 앞둔 1985년에 세상을 달리했다.

이 책을 쓰기 위한 연구가 중반에 접어들 무렵, 나는 폐와 수명 연장을 위한 다른 방법들을 제시한 동시대 호흡 전문가를 만나기 위해 뉴욕으로 날아갔다. 그녀의 아파트 작업장은 유엔에서 몇 블록 떨어진 갈색 벽돌 건물에 자리 잡고 있었다. 건물 차양은 분홍 눈의 비둘기로 덮여 있었다. 졸고 있는 안내원을 지나 엘리베이터를 타고 올라가서 418호 문을 두드렸다.

린 마틴Lynn Martin이 나를 안으로 맞아들였다. 그녀는 여위고 큰 키에, 검정 점프수트를 입고 황동 버클이 달린 넓적한 벨트를 차고 있었다. "집이 좀 좁다고 했죠?" 그녀가 말했다. 담황색 서류철과 인체해부학 책, 플라스틱 인간 폐 모형 몇 개가 빼곡히 우리를 에워싸고 있었다. 책장 옆 벽에는 린 마틴의 1970년대 초 흑백사진이 걸려 있었다. 그중 하나는 무용 교습소 마룻바닥에서 무용복인 검정 레오타드를 입고, 금발을 포니테일 모양으로 느슨하게 뒤로 묶고 있는 모습이었다. 얼굴이 〈악마의 씨Rosemary's Baby〉(1968) 시절의 주연 여배우 미아 패로와 묘하게 닮아 보였다.

몇 마디 농담을 주고받은 후, 마틴은 나를 자리에 앉히고 내가 듣고자 한 이야기를 풀어놓기 시작했다. "그는 말솜씨가 썩 좋았지만 하고 있는 게 정확히 무엇이냐고 물으면 설명을 하지 못했어요. 그 사람 이후, 그가 해낸 것을 할 수 있는 사람은 아무도 없었죠."

화제의 주인공은 칼 스토Carl Stough였다. 그는 합창단 지휘자이자, 1940년대에 펄모노트로 등장한 의학계 이단아였다. 지난 몇 년 동안 내가 직간접적으로 접한 펄모노트들 가운데 스토는 가장 희한한 인물이다. 1970년에 책을 한 권 펴냈는데, 빠르게 절판되었다. 20년 후 CBS 프로듀서가 그의 획기적 성과에 대해 1시간짜리 프로그램을 만들었지만 방송이 되지 못했다. 스토 본인은 자신의 기법을 군이 광고하지 않았다. 강연 투어를 한 적도 없었다. 그런데도 오페라 가수, 그래미상을 수상한 색소폰 연주자, 하반신마비 환자, 폐기종 환자 등 수천 명이 줄지어 그를 찾아왔다. 스토는 의학계의 모든 규칙을 깨고, 폐를 확장하고 수명을 연장했다. 하지만 오늘날 그의 이름을 들어 본 사람은 별로 없다.

마틴은 스토와 20년 이상 함께 일했다. 그녀는 이 신비로운 남자와 잃어버린 호흡 기술에 대한 그의 연구를 이어 주는 살아 있는 연결고리였다. 스토가 발견한 것, 그리고 마틴이 배운 것은 호흡의 가장 중요한 점이 무엇인가 하는 거였다. 그것은 그저 코로 공기를 들이쉬기만 하는 게 아니었다. 그건 쉽다. 호흡과 폐 확장, 그리고 그에 따른 장수의 열쇠는 호흡의 다른 측면, 곧 완전한 날숨 배출에 있었다. 완전한 날숨이 지닌 변형의 힘이 열쇠였던 것이다.

1940년대 스토의 사진을 보면 CBS 시트콤 〈길리건의 섬〉에서 백만장자로 나오는 서스턴 하웰 3세와 빼닮았다. 스토는 노래 부르기와 가르치기를 좋아했다. 그는 동료 가수들이 어떤 방법으로 큰 소리를 내는지, 노래를 멈추고 어떻게 숨을 들이쉬는지, 그리고 또 어떻게 소리를 내는지 주목했다. 모두가 입을 벌리고 숨을 들이켜 가슴 위쪽에만 공기를 채운 후 너무 빨리 내뱉는 것 같았다. 노래하기와 말하기, 하품하기, 한숨 쉬기, 그 모든 것을 우리는 숨을 내쉬면서 한다. 스토의 학생들은 소리가 가늘고 약했는데, 그게 모두 가늘고 약하게 숨을 내쉬기 때문이라고 그는 생각했다.

스토는 뉴저지의 웨스트민스터 합창단 지휘자로 있는 동안, 가수들에게 올바른 날숨을 통해 호흡기 근육을 키우고 폐를 확장할 수 있는 훈련을 시키기 시작했다. 몇 번 이 방법을 배운 가수들은 더 선명하고, 더 힘차고, 더 섬세하게 노래를 불렀다. 노스캐롤라이나로 건너가서 그가 지휘한 교회 합창단은 전국 대회에서 우승했고, 미국 전역에 방송되는 리버티 라디오 네트워크의 주간 프로그램에 출연하기도 했다. 아주 유명해진 그는 뉴욕으로 가서 메트로폴리탄 오페라 가수들의 재교육을 맡았다.[11]

1958년 뉴저지의 이스트오렌지보훈병원 결핵관리과장 모리스 스몰 박사가 그에게 전화를 걸어 이렇게 말했다. "당신은 호흡에 대해 우리가 모르는 것을 알고 계신 게 분명합니다." 스몰은 스토가 새로운 집단을 가르칠 의향이 있는지 물었다. 그 집단은 아무도 노래를 부르지 못했고, 몇몇은 걷거나 말을 하지도 못했다. 이 폐기종 환자들은 절실히 도움이 필요했다.

몇 주 후 이스트오렌지병원에 도착한 스토는 충격을 받았다. 수십 명의 환자가 바퀴 달린 들것에 누워 있었다. 모두가 황달에 걸린 데다 안색은 창백하고 입은 붕어처럼 벌리고 있었다. 공기를 펌프질하는 산소 튜브는 아무 쓸모가 없었다. 병원 직원들은 어째야 좋을지 몰라, 그저 들것을 밀고 테라조 타일 바닥을 가로질러, 빛바랜 노란 휴지 걸이와 성조기 문양 시계가 걸려 있는 방으로 들어갈 뿐이었다. 그 방에 나란히 누워 있는 환자들은 그저 죽음만 기다렸다. 여기서는 50년 내내 그런 상황이었다.

스토는 자서전 『호흡 박사Dr. Breath』에 이렇게 썼다. "나는 어리석게도 모든 사람이 적어도 기초 생리학 지식 정도는 지니고 있는 줄 알았다. 더욱 어리석게도, 나는 호흡의 중요성에 대한 보편적인 인식이 존재하는 줄만 알았다. 진실은 전혀 달랐다."

폐기종은 만성 기관지염과 기침을 특징으로 하는 폐 조직의 점진적

악화 증상이다. 폐기종에 걸린 환자는 폐가 너무 손상되어 산소를 효과적으로 흡수할 수 없다. 그들은 몇 번에 걸쳐 짧은 숨을 매우 빠르게 들이마셔야 하는데, 종종 필요로 하는 것보다 훨씬 더 많은 공기를 들이마시면서도 여전히 숨이 막히는 것만 같이 느낀다. 폐기종은 알려진 치료법이 없었다.

간호사들은 환자들 등 밑에 쿠션을 받쳐 가슴을 아치형으로 펴 주었다. 이렇게 가슴을 펴면 들숨이 편안해진다. 스토는 이것이 상태를 악화시키고 있다는 것을 곧바로 알아차렸다.[12]

폐기종은 날숨 병이라는 것을 그는 깨달았다. 환자들은 신선한 공기를 폐에 넣지 못해서가 아니라, 묵은 공기를 충분히 배출하지 못해서 고통받고 있었던 것이다.[13]

정상적인 경우, 혈액은 동맥과 정맥을 통해 놀랍게도 1분마다 한 바퀴씩[14] 인체를 돌아 하루 평균 총 7,600리터가 순환된다.[15] 규칙적이고 지속적인 이 혈류는 신선한 산소가 담긴 혈액을 세포에 전달하고 노폐물을 제거하는 데 필수적이다.

이 순환의 속도와 강도에 많은 영향을 미치는 것이 흉부 펌프인데, 우리가 숨을 쉴 때 가슴 안에 생기는 압력이 바로 이 펌프 구실을 한다. 숨을 들이쉴 때 음압(대기압보다 낮은 기압-옮긴이)[16]이 심장으로 혈액을 끌어들이고, 숨을 내쉬면서 혈액은 다시 온몸을 돌고 폐로 돌아가면서 순환이 이루어진다. 바닷물이 해안으로 밀려들다가 썰물 때 빠져나가는 것과 비슷하다.

흉부 펌프에 힘을 가하는 것은 횡격막, 곧 우산 모양으로 폐 아래 자리 잡고 있는 근육이다. 횡격막은 숨을 내쉬는 동안 우산처럼 펴져서 폐가 수축하고, 흡입하는 동안 다시 아래로 내려가 폐가 팽창한다. 이 상하 운동은 하루에 약 5만 번 이루어진다.[17]

일반적인 성인은 호흡할 때 횡격막이 운동 범위의 10퍼센트에 불과한 정도로만 살짝 움직이는데, 이것은 심장에 과도한 부담을 주어 혈압을 높임으로써 순환기 질환을 촉진시킨다. 이 호흡 양을 늘려 횡격막을 운동 범위의 50~70퍼센트까지 늘리면, 심혈관 스트레스를 줄여 인체가 좀 더 효율적으로 기능할 수 있게 된다. 이런 이유로 횡격막은 때로 "제2의 심장"[18]이라고 불리기도 한다. 횡격막이 자체 리듬에 맞춰 박동할 뿐만 아니라, 심장박동의 속도와 강도에 영향을 미치기 때문이다.

스토는 이스트오렌지의 모든 폐기종 환자의 횡격막이 손상되었다는 것을 알게 되었다. 호흡을 할 때마다 조금씩만 들이쉼으로써, 횡격막 운동이 건강한 상태에 비해 훨씬 미약하다는 것이 엑스레이로 증명되었다. 환자들은 너무 오랫동안 앓았기 때문에 가슴 주위의 많은 근육과 관절들이 줄어든 데다 경직이 되었고, 근육은 심호흡을 해 본 기억이 없었다. 그 후 두 달 동안 스토는 그들에게 호흡법을 일깨워 주었다.

스토는 이렇게 썼다. "내 활동은 멀리서 보면 참 우스꽝스럽고, 처음 가까이서 나와 함께 일하는 사람들이 보기에는 어리석기 짝이 없었다."

그는 환자들을 눕히고 손으로 그들이 몸통을 쓸어내리고, 경직된 근육을 가만히 토닥거리며 흉부를 팽창시키는 것부터 치료를 시작했다. 환자들이 숨을 들이쉰 후 참고, 하나부터 다섯까지 최대한 오래 수를 세며 숨을 내쉬도록 했다. 다음에는 그들의 목덜미와 목구멍을 마사지하고는, "아주 천천히" 숨을 들이쉬고 내쉬라고 말했다. 그렇게 그들의 갈비뼈가 살살 움직이게 함으로써 긴 잠에 빠진 횡격막을 깨우려고 한 것이다. 각 각의 이러한 운동으로 환자들은 공기를 조금씩 더 배출하게 됨으로써 새 로운 공기를 조금 더 많이 흡입할 수 있었다.

이런 과정을 몇 차례 거치자, 일부 환자는 몇 년 만에 처음으로 한 번 의 숨으로 완전한 한 문장을 말할 수 있게 되었다. 걷기 시작한 사람들까 지 있었다.

"실내에서 잠시 걷지도 못하던 노인이 걸을 수 있었을 뿐만 아니라, 병원 계단까지 오르내릴 수 있었다. 중증 폐기종 환자치고는 놀라운 성 과"라고 그는 썼다. 또 어떤 환자는 산소호흡기 없이 숨을 쉴 수 있는 한 계가 15분이었는데, 그것이 8시간으로 늘어났다. 8년 동안 상급 폐기종 을 앓았던 55세의 한 남자는 병원을 떠나 플로리다로 직접 보트를 몰고 갔다.

엑스레이 전후 사진을 보면, 스토의 환자들이 불과 몇 주 만에 폐활량 이 크게 늘어난 것을 알 수 있다. 더욱 놀라운 것은 제대로근(불수의근)인 횡격막을 더 높이 올리고 더 아래로 낮추는 훈련을 시켰다는 점이다. 의 사들은 스토에게 그것이 의학적으로 불가능하다고 말했다. 내부 장기와 근육은 발달시킬 수 없다고 믿은 것이다. 어느 순간, 몇몇 의사들은 스토 가 환자를 치료하는 것을 금지시키고 병원에서 내쫓으라고 청원했다. 스 토는 의사가 아니라 합창단에서 노래를 가르치던 선생이 아닌가. 그러나 엑스레이는 거짓말을 하지 않았다. 그 결과를 확인하기 위해 스토는 투시영화촬영술이라고 불리는 새로운 엑스레이 필름 기술을 이용해 횡격막이 움직이는 동영상을 찍기 시작했다. 모두가 아연실색했다.

코네티컷주 웨스트헤이븐보훈병원의 폐의학과장 로버트 님스 박사는 이렇게 말했다.[19] "스토가 훈련으로 횡격막의 상승과 하강을 유발한다는 것이 미친 짓이라고 나는 단호히 말했지만, 우리는 그가 실제로 해냈다는 것을 입증하는 놀라운 결과를 보게 되었다. 폐의학자가 가능하다고 보는 폐 부피의 감소 양보다 더욱 크게 감소하는 것[더욱 깊이 날숨을 쉬는 것]을 우리는 직접 확인했다."

스토는 폐기종을 회복시키는 방법은 찾지 못했다. 폐기종으로 인한 폐 손상은 영구적이다. 그가 한 일은 폐의 나머지 부분, 즉 여전히 기능을 발휘하고 있는 부분에 접근해 그 부분이 더 잘 기능할 수 있는 방법을 찾아낸 것이다. 스토가 공언한 "치료"는 공식적인 치료가 아니었지만 사실상 치료한 것이나 같았고, 효과가 있었다.

다음 10년 동안 스토는 동부 해안에서 가장 큰 보훈 병원 중 절반에 달하는 여러 병원에서 치료를 맡았다. 때로는 매주 7일 내내 환자를 치료하기도 했다. 그는 폐기종뿐만 아니라 천식과 기관지염, 폐렴 등도 치료했다.

호흡 기술, 그것도 날숨 기술을 이용하는 것은 만성적으로 아픈 사람들이나 가수들만이 아니라, 모든 일반인들에게도 크게 도움이 된다는 것을 스토는 알게 되었다.

린 마틴의 아파트로 돌아와서, 나는 거실 방석에 앉아 잠든 횡격막을 다시 깨우고 있었다. "이건 마사지가 아니에요." 마틴이 내 갈비뼈를 누르며 말했다. 마틴이 내 가슴우리의 이완을 돕는 동안, 나는 복부가 홀쪽하도록 길게 숨을 내쉬었다. 숨을 들이쉬고 내쉬면서, 횡격막이 움직일 수 있는 최대 높이의 50퍼센트까지는 끌어올리려고 애를 썼다.

반드시 이런 식으로 호흡할 필요는 없다고 마틴이 말했다. 우리의 몸은 짧게 끊어진 호흡을 해도 수십 년은 충분히 살 수 있고, 대다수 사람이 그렇게 한다. 하지만 그것이 좋다는 뜻은 아니다. 얕은 호흡은 시간이 지남에 따라 횡격막과 폐활량의 범위를 제한한다. 게다가 폐기종과 천식, 기타 호흡기 질환을 지닌 사람들에게서 흔히 볼 수 있는 모습, 곧 어깨가 높고 가슴이 튀어나오면서 목이 늘어나는 모습으로 변할 수 있다.[20] 그런 호흡과 모습을 바로잡는 것은 비교적 쉽다고 그녀는 말했다.[21]

마틴은 내 가슴우리를 열기 위해 여러 차례 심호흡을 하게 한 후, 숨을 내쉴 때마다 계속 하나부터 열까지 소리 내어 세라고 했다. "하나, 둘, 셋, 넷, 다섯, 여섯, 일곱, 여덟, 아홉, 열. 하나, 둘, 셋… 이렇게 계속 반복하세요." 날숨이 끝나 더 이상 소리를 낼 수 없을 때에도 계속 수를 세며 소리를 내려고 해야 했다. 목소리가 "속삭임 이하"로 내려가 소리가 나오지 않아도 계속.

빠르게 큰 소리로, 나중에는 소리 없이 수를 세며 몇 차례 심호흡을 했다. 날숨이 끝나면 마치 가슴이 비닐로 싸인 듯, 복근이 가혹한 운동을 한 듯한 느낌이 들었다. "계속해요!" 마틴이 말했다.

이 숫자 세기 운동의 압박감은 신체 운동 도중 폐에 가해지는 압박감과 동일하다. 이 운동이 스토의 환자들에게 매우 효과적이었던 것도 그 때문이다. 요점은, 넓은 범위의 횡격막 운동에 익숙해져서 무의식적으로도 깊고 편안한 호흡을 하게 된다는 것이다. "계속 입술을 움직여요! 마지막 공기 분자까지 다 내뱉어요!" 마틴이 독려했다.

소리 없이 숫자 세기를 몇 분 더 되풀이한 후 휴식을 취했다. 횡격막이 느린 동작으로 피스톤처럼 씩씩거리면서 내 몸의 중심에서 신선한 피를 방사하는 듯한 느낌이 들었다. 이것은 스토가 "호흡 조정"이라고 부른 상태의 느낌이다. 호흡기와 순환계가 평형상태에 들어갈 때, 안으로 들어오는 공기의 양이 밖으로 배출되는 양과 같을 때, 그리고 우리 몸이 최소한의 노력으로 모든 본질적인 기능을 수행할 수 있을 때, 이때가 바로 호흡 조정 상태다.

1968년 스토는 뉴욕에서 번창한 자신의 클리닉과 보훈 병원을 떠나 또 다른 이들을 훈련시키러 갔다. 이들은 말도 하고, 걷기도 하고, 심지어 아주 빠르게 달릴 수도 있었다. 당시 미국 최고의 선수들로 손꼽힌 예일 대학 육상 팀이 그들이었다. 스토가 육상 경기장에 도착해 보니, 선수들이 감격해서 바깥 게시판에 이런 포스터를 붙여 두었다. **호흡 박사님이 오늘 오신다!**

스토는 이 엘리트 선수들이 모범적인 호흡 습관을 지니고 있기를 기대했다. 그런데 알고 보니 그들은 다른 모든 사람들과 마찬가지로 "호흡 취약" 상태였다. 그들은 여느 사람들과 마찬가지로 감기와 독감, 폐렴에 걸렸다. 대부분이 너무 자주 숨을 쉬었고, 배가 아닌 가슴 윗부분으로 숨을 쉬었다. 단거리선수들은 최악이었다. 그들이 달리는 동안 하는 짧고 격렬한 호흡은 섬세한 조직과 기관지에 너무 많은 압박을 가했다. 그 결과 천식을 비롯한 각종 호흡기 질환을 앓았다. 결승선에 이르면 고통에 허덕이며 기침을 하고 때로 토하거나 나동그라지기까지 했다.

스토는 이렇게 썼다. "관찰을 해 보니, 선수들이 달리기를 한 후 회복할 때 폐기종 환자들과 동일한 호흡 특징을 보이는 경향이 있었다." 선수들은 고통을 이겨 내도록 훈련받았고, 실제로 그렇게 했다. 그들은 대회에서 우승했지만 몸을 망치고 있었다.

스토는 예일대학 실내 트랙에 테이블을 펴고 그 위에 선수들을 앉힌 다음, 구경꾼들 앞에서 그의 두 손으로 선수들의 가슴 위와 둘레를 문지르기 시작했다. 경기 초반 출발선에 섰을 때는 절대 숨을 참지 말고 깊고 침착하게 숨을 쉬다가, 출발 총소리가 울리면 그때 항상 숨을 내쉬라고 그는 가르쳤다. 이렇게 하면 출발 후 달리다가 처음 숨을 들이쉴 때 심호흡을 하게 되어 더 빨리, 더 오래 달릴 수 있는 에너지를 얻는다.

단지 몇 번의 가르침만으로도 모든 선수들이 호흡이 좋아지고 기분도 좋아졌다고 보고했다. 어떤 단거리선수는 이렇게 말했다. "이렇게 편안한 기분을 느껴 보기는 평생 처음이다." 그들은 경기 사이에 컨디션을 회복하는 데 걸리는 시간이 반으로 줄었고, 곧이어 개인 최고 기록을 깨고 세계신기록을 향해 질주했다.

스토는 예일대학의 성공에 뒤이어, 1968년 멕시코시티에서 열린 하계 올림픽을 준비하는 달리기 선수들을 훈련시키기 위해 사우스 레이크 타호로 갔다. 같은 치료를 했고 같은 성공을 거두었다. 10종 경기 선수 한 명은 대회에서 이전 기록을 깼다. 또 다른 선수 한 명은 자신의 기록을 깼다. 릭 슬론이라는 달리기 선수는 세 번의 경기에서 두 번이나 자신의 기록을 갱신했다. 올림픽 단거리선수인 리 에번스는 이렇게 말했다.[22] "스토 박사와의 연구를 통해 나는 날숨이라는 것을 알게 되었다. 날숨은 계속 내 기운을 북돋아 주었다. 나는 지치지 않았다. … 경기가 끝난 뒤, 그것이 평소의 내 삶에도 도움이 된다는 것을 알게 되었다."

에번스를 아는 독자도 있을 것이다. 그는 올림픽 시상식에서 블랙팬서(급진 흑인 민권운동 단체-옮긴이) 베레모를 쓰고 중앙 시상대에 서서 주먹을 번쩍 치켜든 유명한 사진 속의 남자다. 그는 400미터 경주와 1,600미터 계주에서 금메달을 땄다. 1968년 스토의 훈련을 받은 미국 남자 대표 팀 선수들은 모두 12개의 올림픽 메달을 따며 최다 금메달을 달성했고, 5개의 세계신기록을 세웠다. 올림픽 사상 가장 훌륭한 업적 가운데 하나였다.[23] 경기 전이나 후에 휴대용 산소호흡기를 사용하지 않는 유일한 달리기 선수가 바로 이들이었는데, 당시엔 듣도 보도 못한 일이었다.

그들은 그럴 필요가 없었다. 스토에게 호흡 조정 기술을 배워, 완전한 날숨의 힘을 이용할 수 있었기 때문이다.[24]

우리가 그녀의 거실 방석에서 중앙의 식탁으로 자리를 옮긴 후 마틴이 말한다. "그는 동시에 많은 일을 했어요. 민감한 손, 청음이 완벽한 귀, 타고난 교육 능력, 그 모든 것을 활용했죠." 지난 몇 분 동안 마틴은 스토와 함께 일하던 시절 이야기를 들려주었다. 그녀는 1975년에 동료 무용수의 권유로 그를 찾아갔다가, 완전히 탈바꿈한 느낌을 받았다. 몇 주 후 스토에게 돌아간 그녀는 그의 클리닉에서 일하기 시작했다. 마틴은 가장 가까운 동료 가운데 한 명이 되어 20년 이상 스토와 함께 일했지만, 그는 자신의 비밀을 그녀에게 말하지 않았다. "그는 그걸 말로 표현하기 어렵다고 생각했어요." 그녀가 말했다.

나는 표현할 수 있을 것 같다. 1992년 아스펜 뮤직 페스티벌에 나온 스토의 비디오를 본 적이 있다. 그것은 스토가 무엇을 어떻게 했는지 보여 주는 현존하는 유일한 영상이다. 영상은 다음과 같은 글로 시작했다. **호흡 과학 소개: 21세기의 예방의학.** 스토는 회의실 중앙의 마사지 테이블 앞에 서 있었다. 열린 창문으로 여름 햇살에 반짝이는 우거진 솔숲 우듬지가 내다보였다. 스토는 몬테카를로에서 콩코드를 타고 막 날아온 것처럼 까맣게 탄 얼굴에, 황동 단추가 달린 검정 블레이저를 입고, 가슴 주머니에는 손수건을 꽂고 있었다.

그는 티모시 존스라는 테너를 초대해 탁자에 눕힌 뒤, 존스의 턱을 흔들어 보고, 자신의 두 손을 그의 허리에 찔러 넣고 앞뒤로 흔들기를 계속했다. 그러다 노란 물방울무늬 넥타이를 존스의 머리 위에 늘어뜨리고 스토가 말했다. "보시다시피 가슴을 계속 두드려야 합니다." 몇 분 동안 그러길 반복하다가, 존스의 얼굴 가까이 상체를 수그리고 흥얼거리듯 하나부터 열까지 존스와 함께 숫자를 세기 시작했다. "모든 게 아주 빠르게 풀리고 있습니다!" 스토가 선언했다. 그가 존스의 허리와 목을 너무 심하게 흔든 바람에 이 가수는 탁자에서 떨어질 뻔했다.

그것은 기이한 광경이었다. 움켜쥐고 밀치고 깊이 눌러 쓰다듬는 모습이 때로 거의 성추행처럼 보였다. 마틴의 원룸에서 한 시간 동안 수를 세고 가슴을 찔리고 갈비뼈를 쥐어짜이는 경험을 직접 하고 난 후, 왜 스토의 치료가 유행하지 않았는지 더 분명히 이해할 수 있었다. 색소폰 연주자 데이비드 샌본, 천식에 걸린 오페라 가수, 올림픽 육상 선수, 기타 수백 명의 폐기종 생존자들이 그를 생명의 은인이라고 칭찬하는 것은 하등 중요하지 않았다. 스토는 의사가 아니었다. 그는 독자적으로 성공한 펄모노트였고 합창단 지휘자였다. 그는 너무 동떨어져 있는 이단아였고, 그의 치료는 너무 이상했다.

스토는 이렇게 썼다. "호흡 과정은 해부학과 생리학을 모두 포함하지만, 과학의 어느 분야도 그것을 철저히 탐구해야 한다고 주장하지 않았다. 호흡 과정은 항로와 내륙 지도가 만들어지기만 기다리고 있는 거의 미지의 영토였다."

스토는 반세기가 넘는 끊임없는 노력을 통해 지도를 그려 냈다. 하지만 그가 죽자 지도는 사라졌다. 그가 보훈 병동을 떠나자마자 그의 치료법도 종적을 감추고 말았다.

두 시간에 걸친 호흡 조정 훈련이 끝난 뒤, 나는 마틴의 집을 나와 뉴

어크 리버티 국제공항으로 가는 열차에 올라탔다. 습지를 가로질러 퍼세이크강을 건널 때, 현재 거의 400만 명에 이르는 미국 폐기종 환자들의 치료법을 검색해 보았다.[25] 기관지 확장제와 스테로이드, 항생제 등이 있었다. 보조 산소와 수술, 그리고 폐 재활 치료라고 불리는 것이 있었는데, 재활 치료에는 금연 지원과 운동 계획, 영양 상담, 그리고 입술 오므리고 숨쉬기(코로 숨을 들이쉰 후 입술을 오므리고 들숨보다 2배 더 길게 입으로 내쉬는 호흡법-옮긴이) 등이 포함되어 있었다.

그러나 스토는 물론이고, "제2의 심장"인 횡격막이나 완전한 날숨의 중요성에 대한 언급은 없었다. 폐의 확장과 올바른 호흡이 폐기종이나 수명 연장에 얼마나 효과적인가에 대한 언급도 없었다. 폐기종은 여전히 불치병 목록에 올라 있었다.

5

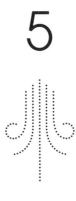

느리게

회복 단계 5일째 되는 날 오후. "산소 측정기 좀 줄래요?" 올손이 식탁 맞은편에서 묻는다. 지난 30분 동안 pH 수준과 혈액가스, 심박수, 기타 활력 징후들을 검사해 왔다. 지난 2주에 걸쳐 45번째 이런 검사를 하고 있다.

올손과 나는 코 호흡을 하면서 기분만큼은 완연히 달라졌지만, 단조로운 반복이 점점 지겨워졌다. 열흘 전처럼 같은 시각에 같은 음식을 먹고 같은 체육관에 있는 같은 실내 자전거를 타며 땀을 흘리고, 줄곧 똑같은 대화를 나누고 있다. 오후 들어서는 올손이 가장 좋아하는 주제, 곧 지난 10년 동안 그가 몰두해 온 일에 대해 토론한다. 우리는 또다시 이산화탄소에 대해 이야기한다.

지금은 다르지만, 1년여 전 처음 올손과 인터뷰를 했을 때, 그는 내가 전적으로 신뢰할 만한 정보통이 아니었다. 스카이프 통화를 할 때 그는 느린 호흡의 중요성을 무척이나 강조하면서, 느리게 호흡을 하는 것이 어떻게 몸을 이완시키고 마음을 진정시키는지에 관한 다량의 과학적인 연구와 발표 자료를 내게 보냈다. 그건 전적으로 일리가 있었다. 하지만 유독한 이산화탄소의 경이로운 회복 효능 이야기를 늘어놓기 시작하자, 나는 궁금해지기 시작했다. 그가 답했다. "나는 진심으로 산소보다 이산화탄소가 더 중요하다고 생각해요."

올손은 주장했다. 우리 몸속에는 산소보다 100배나 더 많은 이산화탄소가 있고(이것은 사실이다),[1] 우리 대부분이 그보다 훨씬 더 많은 이산화탄소를 필요로 한다고(이것도 사실이다). 5억 년 전 캄브리아기 대폭발 당시 생명체의 폭발적인 증가를 촉진한 것은 산소가 아니라 엄청난 양의 이산화탄소라고 그는 말했다. 오늘날 인간은 몸속의 이 독가스를 증가시켜 정신을 예리하게 하고, 지방을 태우고, 경우에 따라 질병을 치료할 수도 있다고 그는 말했다.

그때 나는 올손이 미친 게 아니라면, 적어도 과장이 심한 사람이라고 생각했다. 스카이프를 통해 대화를 나누는 시간이 낭비로만 여겨졌다.

이산화탄소는 결국 대사성 폐기물이다. 그건 석탄 발전소와 썩은 과일에서 뿜어져 나오는 것이다. 내가 다닌 권투 도장의 코치는 "깊이 숨을 쉬어서 몸속의 이산화탄소를 모두 뱉어 내라"고 거듭 강조했다. 그건 좋은 충고 같았다. 대기에 이산화탄소가 너무 많아서 지구가 더워지고 있다는 헤드라인 뉴스를 이틀에 한 번꼴로 듣지 않았던가. 동물이 죽어 가고 있으며, 이산화탄소가 그 주범이다.

올손은 계속 정반대의 주장을 펼쳤다. 그는 이산화탄소가 유익할 수 있다고 주장하면서, 몸에 산소를 너무 많이 공급하면 도움이 되기는커녕 해롭다고 경고했다. 올손은 또 이렇게 말했다. "격한 호흡, 그러니까 가능한 한 빠르고 깊은 호흡을 하라는 조언보다 최악의 조언은 없다는 걸 나는 깨달았어요." 그런 호흡이 나쁜 것은 우리 몸속의 이산화탄소를 감소시키기 때문이다.

여러 달 동안 이런 통화를 하다가 강한 호기심 아니면 혼란, 또는 둘 다를 느낀 나는 스웨덴으로 날아가 올손과 며칠을 함께 지내며, 우주에서 가장 오해받고 있는 기체 중 하나에 대해 더 많은 것을 배우기로 결심했다.

11월 중순 스톡홀름에 도착해, 기차를 타고 교외에 있는 공동 작업실을 찾아갔다. 동굴 같은 로비의 창문을 통해 햇살이 비껴들고 있었다. 험악한 먹구름이 모여들어 날이 찌뿌둥하고, 긴 겨울을 앞둔 무거운 분위기가 흘렀다.

올손은 정확히 제시간에 나타나 테이블 맞은편에 자리 잡고 물컵을 내려놓았다. 그는 빛바랜 청바지와 하얀 테니스화, 다림질한 하얀 셔츠를 입고 있었다. 기술 문명을 거부하고 시골에 사는 아미시Amish, 혹은 승려처럼 내면세계에서 많은 시간을 보내는 사람 같은 차분한 분위기가 풍겼다. 말을 할 때는 항상 나긋나긋했다. 그리고 그는 모든 스칸디나비아 사람들이 타고나는 것만 같은 짜증 나는 버릇인, 으음, 허! 따위의 감탄사 연발이나 머뭇거림이 전혀 없는 무결점 영어를 구사했다. 그가 얼마나 남들을 아랑곳하지 않는지를 말할 때는 목적어를 빼고 사람들이 종종 빠뜨리는 "not"을 "could" 뒤에 넣기까지 했다.("I couldn't care less."라고 문법적으로 정확히 말했다는 뜻이다. 이 문장은 얼핏 보기에는 '신경을 덜 쓸 수 없다', 즉 '꽤 신경 쓰인다'는 뜻 같지만, '전혀 신경이 안 쓰인다'는 의미다. 미국에서는 "I could care less."도 같은 뜻으로 쓰이지만, 사실은 전자가 문법적으로 더 엄밀한 표현이다. 두 문장은 영어권에서 오랫동안 혼동되어 와서 사전에서 같은 뜻임을 규정하기에 이르렀다—옮긴이)

올손은 차가운 물컵에 어린 물방울을 손가락으로 훔치며 말했다. "난 우리 아버지처럼 죽을 겁니다." 그는 아버지가 어떻게 만성적으로 스트레스를 받았는지, 어떻게 과호흡을 했는지, 그리고 어떻게 심한 고혈압과 폐 질환에 걸려 68세에 호흡기를 입에 물고 세상을 떴는지 이야기했다. "다른 많은 사람들도 같은 병에 걸려 죽을 거라는 사실을 알게 되었습니다." 그가 덧붙여 말했다. 그는 자기 자신은 물론이고 가족에게도 문제가 생기면 대비할 수 있도록 스스로 깨치고 싶어 했다.

그는 소프트웨어 유통 회사를 운영하며 긴 하루를 보낸 후 집에 돌아와서는 의학 서적을 탐독했다. 또한 의사와 교사, 연구 과학자들과 자주 이야기를 나누었다. 결국 사업을 처분하고, 멋진 차와 큰 집도 팔아 치우고, 이혼을 한 다음 아파트로 이사했다. 그 후 집을 줄여 더 작은 아파트로 이사하고, 6년 동안 수입 한 푼 없이 거의 혼자서 연구에 몰두하며 건강과 약, 특히 호흡과 몸속 이산화탄소의 역할을 이해하려고 애썼다. "프라나(숨-옮긴이)에 대한 요기yogi의 책들을 섭렵했고, 다음에는 혈액가스와 질병, 지속적 기도 양압술 등 병리학에 초점을 맞춘 의학책들을 섭렵했다"고 그는 말했다.

한마디로, 올손은 내가 알아낸 것을 나보다 몇 년 더 앞서서 알아냈다. 그래서 호흡의 과학과 몸속 역할에 대한 우리의 지식에는 제법 격차가 있었다. 그는 현대 의학이 호흡기 질환의 원인은 잘 파악했지만, 그 질환이 어떻게 처음 발병하고 이를 어떻게 예방할 수 있는지에 관한 탐구는 거의 이루어지지 않았다는 사실을 알게 되었다.

그건 올손만이 아니었다. 의사들은 수십 년 동안 그 점에 대해 불평해 왔다. "호흡생리학 분야는 모든 방향으로 뻗어 가고 있지만, 대부분의 생리학자들은 폐의 용량과 환기, 순환, 가스 교환, 호흡 역학, 호흡 대사 비용, 호흡 조절 등에 몰두할 뿐, 실제로 호흡하는 근육에 많은 관심을 기울인 사람은 찾아보기 힘들다." 어느 내과 의사가 1958년에 쓴 말이다. 또 다른 의사는 이렇게 썼다. "17세기까지는 대부분의 훌륭한 내과 의사와 해부학자들이 호흡근과 호흡 역학에 관심을 기울였다. 그 이후 이 근육은 해부학과 생리학 사이에 놓인 무인 지대처럼 점점 더 방치되어 왔다."[2]

이 의사들 중 많은 사람들이 발견한 바, 그리고 훨씬 훗날 올손이 발견하게 된 바에 의하면, 다수의 만성적인 건강 문제를 예방하고 운동 능력을 향상시키며 수명을 늘리는 최선의 길은 호흡 방법에 주목하는 것인데, 특히 우리 몸속 산소와 이산화탄소 농도의 균형을 맞춰야 한다. 그러기 위해서는 느리게 숨 쉬는 방법을 배울 필요가 있다.

더 적은 양의 공기를 들이쉬어 혈류 내 이산화탄소가 많아지는데도 어떻게 인체 조직과 기관의 산소는 증가할 수 있는 것일까? 줄임으로써 어떻게 더 많은 것을 얻을 수 있는 것일까?

이러한 역설을 이해하려면 코와 입 이상의 신체 부위를 고려할 필요가 있다. 그 신체 구조들은 결국 긴 호흡의 여정을 위한 입구일 뿐이다. 우리가 매일 취하는 2만 5,000번의 들숨과 날숨의 목적은 우리의 내부 더 깊숙한 곳에 있다. 그리고 이 숨을 더 멀리 따라갈수록 그 여정은 더욱 놀랍고 오묘해진다.

몸이라는 것은 너나없이 본질적으로 관tube의 집합체다. 목구멍이나 코곁굴처럼 넓은 관도 있고, 모세혈관처럼 매우 가는 관도 있다. 폐 조직을 이루는 관은 매우 작고 많다. 모든 관을 한 줄로 늘어놓으면 그 길이가 2,400킬로미터가 넘는다.[3]

숨을 쉴 때마다 우선 공기가 목구멍을 따라 내려가는데, 기관갈림(기관분기부)tracheal carina이라고 불리는 교차로를 지나 오른쪽과 왼쪽 폐로 갈라진다. 숨이 계속 나아가면, 세細기관지로 들어가 5억 개에 달하는 구근 모양의 허파꽈리에 이른다.

다음에 일어나는 일은 복잡하고 혼란스럽다. 비유법으로 말하는 게 알기 쉬울 것 같다.

강에서 유람선을 타려 한다고 치자. 배가 접근할 때는 선착장 대기실에서 머문다. 개찰구를 지나 배에 올라타서 출발한다. 이것은 허파꽈리에 도달한 산소가 취하는 경로와 비슷하다. "선착장"이라고 할 수 있는 이 작은 허파꽈리는 적혈구로 채워진 혈장의 강으로 둘러싸여 있다. 적혈구가 지나갈 때, 산소 분자는 허파꽈리의 막을 미끄러지듯 통과해 적혈구 안에 자리 잡는다.

이 적혈구 세포 유람선은 "객실"로 가득하다. 적혈구 세포에서 이 객실은 헤모글로빈이라고 불리는 단백질이다. 산소는 헤모글로빈 안에 자리 잡는다. 그리고 적혈구는 상류로 여정을 떠나 몸속 깊이 들어간다.

혈액이 조직과 근육을 통과할 때 산소는 하선을 해서 배고픈 세포에 연료를 공급한다. 산소가 하선하면서 다른 승객들, 곧 신진대사의 "폐기물"인 이산화탄소가 승선하고, 유람선은 폐로 돌아가는 여정에 오른다.[4]

이러한 산소와 이산화탄소의 교환은 혈액의 색깔을 변화시킨다. 더 많은 이산화탄소를 운반하는 정맥의 혈구는 암적색을 띠고, 산소로 채워진 동맥혈은 선홍색을 띠는데, 이렇게 색깔이 구분되는 게 바로 이 기체들 때문이다.[5]

결국 유람선은 온몸을 맴돌고 부두를 향해 폐로 돌아간다. 그리고 거기서 이산화탄소는 허파꽈리를 통해 몸을 빠져나와 목구멍으로 올라가서, 날숨에 실려 코나 입으로 나오게 된다. 그리고 다음 들숨에 실린 많은 산소가 다시 승선하고, 이 과정이 되풀이된다.

이런 방법으로 산소가 전달되어, 몸속의 모든 건강한 세포는 산소를 연료로 쓴다. 유람선의 전체 운항 시간은 1분 정도인데, 이 숫자는 충격적이다. 우리 몸의 25조 개 적혈구 안에는 각각 산소 분자 4개를 담을 수 있는 헤모글로빈이 2억 7,000만 개가 있다. 그러니 각각의 적혈구 유람선에는 줄잡아 **10억 개의 산소 분자** 승객이 탑승하고 내리는 것이다.

이러한 호흡 과정과, 기체 교환 시 이산화탄소의 역할에 대해서는 논란의 여지가 없다. 이는 기본적인 생화학이다. 별로 인정받지 못하는 것은 이산화탄소가 체중 감량에 미치는 역할이다.[6] 우리가 내쉬는 모든 이산화탄소에는 무게가 있으며, 날숨이 들숨보다 더 무겁다. 체중이 줄어드는 것은 땀을 뻘뻘 흘리는 것, 곧 "지방 따위의 연소"를 통해서가 아니다. 우리는 날숨을 통해 체중이 줄어든다.

우리 몸에서 소모된 지방의 85퍼센트는 폐를 통해 배출된다. 그것의 대부분은 약간의 수증기와 섞인 이산화탄소이다. 나머지는 땀이나 소변으로 배출된다. 대부분의 의사와 영양사, 기타 의료 전문가들은 이를 제대로 이해하지 못했다. 폐야말로 몸무게를 조절하는 기관이다.

우리가 스톡홀름에서 인터뷰를 할 때 올손은 이렇게 말했다. "다들 항상 산소 이야기만 합니다. 우리가 1분에 30회 숨을 쉬든 5회 숨을 쉬든, 건강한 몸이라면 산소가 부족할 일은 없어요!"

우리 몸이 진정으로 원하는 것, 몸이 제대로 기능하기 위해 필요한 것, 그것은 더 빠르거나 더 깊은 호흡이 아니다. 더 많은 공기도 아니다. 우리에게 필요한 것은 더 많은 이산화탄소다.

100여 년 전, 크리스티안 보어Christian Bohr[7] 라는 이름의 덴마크 생리 학자가 코펜하겐의 한 실험실에서 바로 그런 사실을 알아냈다. 그는 30 대 초반 무렵 의학과 생리학 학위를 받고 코펜하겐대학에서 일하고 있었 다. 그는 호흡에 매료되었다. 산소가 세포의 연료라는 사실과 헤모글로빈 이 전달체라는 것을 알았고, 산소가 세포 안으로 들어가면 이산화탄소가 나온다는 사실도 알고 있었다.

그러나 **왜** 이런 교환이 일어나는지는 알지 못했다. 왜 어떤 세포는 다 른 세포보다 더 쉽게 산소를 얻을까? 수억 개의 헤모글로빈 분자로 하여 금 적절한 시기에 적절한 장소에서 산소를 방출하도록 지시하는 것은 무 엇일까? 호흡은 정말 어떻게 작용하는 것일까?

그는 실험을 하기 시작했다. 닭과 기니피그, 풀뱀, 개, 말 들을 모아 놓 고 동물이 얼마나 많은 산소를 소비하고 이산화탄소를 얼마나 배출하는 지 측정했다.[8] 그리고 피를 뽑아서, 혼합비를 달리한 두 기체의 혼합물에 피를 노출시켰다. 이산화탄소가 가장 많이 함유된(더 산성화된) 혈액은 헤 모글로빈에서 산소를 방출했다. 어느 면으로 보면 이산화탄소는 일종의 이혼 변호사 기능을 한다. 산소를 짝꿍에게서 분리시켜 자유롭게 다른 짝꿍을 만날 수 있도록 뚜쟁이 역할을 하는 것이다.[9]

이 발견에 따르면 운동 중에 사용되는 특정 근육이, 그보다 덜 사용되 는 다른 근육보다 더 많은 산소를 공급받는 이유가 설명된다.[10] 운동하는 근육은 더 많은 이산화탄소를 생산했고, 더 많은 산소를 끌어들였던 것이다. 그것은 분자 차원의 수요에 따른 공급이었다. 또한 이산화탄소는 혈관 팽창 효과가 있어서, 산소가 더 풍부한 혈액을 배고픈 세포로 운반할 수 있도록 길을 튼다. 호흡을 적게 하면 동물은 더 많은 에너지를 더 효율적으로 생산할 수 있게 된다.

한편 격하고 가쁜 호흡은 이산화탄소를 몰아낸다. 신진대사가 필요로 하는 것 이상으로 격하게 호흡을 하면 잠깐 만에 근육과 조직, 기관으로 흐르는 혈액 양이 감소할 수 있다. 그러면 현기증이 나거나, 경련이 일어나거나, 두통이 생기고, 심지어 의식을 잃기도 한다. 이 조직들은 충분히 오랫동안 일관된 혈액을 공급받지 못하면 손상을 입게 된다.

1904년 보어는 「생물학적으로 중요한 관계에 관하여: 혈액의 이산화탄소 함유량이 산소 결합에 미치는 영향」이라는 논문을 발표했다.[11] 이것은 과학자들 사이에 화제를 불러일으켰고, 오랫동안 잘못 이해해 온 이 기체에 대한 새로운 연구에 영감을 주었다. 곧이어 예일대학 응용생리학 연구소장 얀델 헨더슨Yandell Henderson[12]은 독자적인 실험을 시작했다. 헨더슨은 과거 몇 년 동안 신진대사를 연구했고, 보어처럼 이산화탄소가 어떤 비타민 못지않게 신체에 꼭 필요하다고 확신했다.

헨더슨은 『의학 백과사전Cyclopedia of Medicine』에 이렇게 썼다.[13] "임상의들은 여전히 믿기 힘들다고 생각하지만, 어떤 의미에서도 산소는 살아 있는 생물들에게 자극제가 되지 않는다(자극제는 호흡중추를 자극하여 호흡 운동을 왕성하게 하는 등의 구실을 한다-옮긴이). 공기 대신 순수 산소를 불에 공급하면 엄청나게 강렬히 타오른다. 그러나 사람이나 동물이 순수 산소, 또는 산소가 아주 풍부한 공기를 들이쉰다고 해도 이 기체는 더 많이 소비되지 않고, 열이 더 많이 생산되지 않으며, 일반 공기를 호흡할 때보다 이산화탄소가 더 많이 배출되지도 않는다."

건강한 신체의 경우 순수 산소를 들이쉬거나 과호흡을 하는 것은 아무런 이득이 없고,[14] 우리의 조직과 장기로의 산소 공급에도 아무런 영향을 미치지 않는다. 역으로 산소 결핍 상태를 만들어 그에 따른 질식으로 이어질 수 있다. 다시 말해 쿼터백이 경기 도중 들이쉬는 순수 산소나, 제트기 승객이 공항의 "산소 바Oxygen bar"에서 50달러에 구할 수 있는 순수 산소는 아무런 이득이 없다. 그것을 들이쉬면 혈중 산소 농도가 1~2퍼센트 증가할 수 있지만, 그 산소는 결코 우리의 배고픈 세포로 전달되지 않을 것이다. 그저 들이쉬고 그대로 뱉어낼 뿐이다.*

자신의 주장을 증명하기 위해, 헨더슨은 개를 대상으로 하볼드의 원숭이 실험만큼이나 끔찍한 수많은 실험을 했다.[15]

그는 실험실 탁자 위에 개를 한 마리씩 올려놓고, 목에 튜브를 꽂은 뒤 주둥이에 고무 마스크를 씌워 스스로 숨을 쉬지 못하게 했다. 튜브 끝에는 수동 풀무가 달려 있었다. 이 풀무로 개 한 마리가 얼마나 많은 공기를 얼마나 자주 들이쉬는지 통제할 수 있었다. 개들 목에 꽂은 튜브 하

---

* 100년 전에 헨더슨은 높은 고도(공기 중 산소 농도가 낮은 곳)에 있는 사람, 또는 정상적인 호흡으로는 건강한 산소 포화도 수준(약 90퍼센트 이상)을 유지할 수 없을 만큼 아픈 사람에게만 순수 산소가 유용하다는 사실을 알아냈다. 그러나 아픈 환자들조차도 보충 산소가 장기 공급되면 폐가 손상되거나 적혈구 수가 감소되어, 이후 신체가 들숨에서 산소를 끌어내기 어렵게 된다.

나는 에테르 병과 연결시켜 실험이 진행되는 동안 개를 마취시켰다. 일련의 도구로 이산화탄소와 산소 농도, 심박수 등을 기록했다.

헨더슨은 풀무를 점점 더 빠르게 펌프질하면서 심박수가 분당 40에서 200, 때로는 그보다 더 빠르게 증가하는 것을 관찰했다. 개들은 결국 동맥에 산소가 너무 많이 흐르게 된 반면, 이산화탄소는 너무 적어서 산소를 부려 놓을 수 없게 되어 근육과 조직, 장기가 쇠약해지기 시작했다. 일부 개들은 걷잡을 수 없이 경련을 일으키거나 혼수상태에 빠지기도 했다. 헨더슨이 계속 더 많은 공기를 주입하자, 개들은 체내에 산소가 가득 차 이산화탄소 부족으로 숨졌다.

헨더슨은 개들을 과호흡시켜 죽였다.

그는 살아남은 개들에게 풀무를 더 천천히 펌프질하면서 심박수가 분당 40회로 즉시 감소하는 것을 관찰했다. 개들의 심박수를 빠르게 증가시키거나 감소시킨 것은 호흡 행위가 아니라, 혈류를 타고 흐르는 이산화탄소의 양이었다. 그 후 헨더슨이 개들에게 신진대사가 필요로 하는 것보다 **살짝 더** 많이 숨을 쉬도록 강제하자, 심박수가 약간 높아졌고 이산화탄소 농도는 약간 감소했다. 이것은 인간에게 흔히 나타나는 가벼운 과호흡hyperventilation 상태였다.

개들은 동요하고, 혼란스러워하고, 불안해하면서 눈빛이 흐려졌다. 약간의 과호흡은 고산병이나 공황발작 때 일어나는 것과 같은 혼란 상태를 유도했다. 헨더슨은 심박수를 정상으로 낮추기 위해 모르핀을 비롯한 여러 약물을 투여했다. 헨더슨이 관찰한 것과 같이, 이 약물들은 부분적으로 이산화탄소 농도를 높이는 데 도움을 주었기 때문에 효과가 있긴

했다.

하지만 개들을 건강하게 회복시키는 또 다른 방법이 있었다. 그건 천천히 숨을 쉬게 하는 것이다. 헨더슨이 분당 200회 호흡부터 시작해 정상 호흡까지, 곧 정상적인 신진대사에 걸맞은 호흡수까지 낮출 때마다 경련과 혼수상태, 불안 증상이 모두 사라졌다. 개들은 기지개를 켜며 긴장을 풀었고, 근육이 풀리면서 평안을 되찾았다.

헨더슨은 나중에 이렇게 썼다. "이산화탄소는 몸 전체의 주된 호르몬이다. 모든 조직에서 생성되고, 아마도 모든 장기에 작용하는 유일한 호르몬일 것이다. 이산화탄소는 사실상 산소보다 더 근본적인 생체 구성요소다."

나는 스톡홀름에서 올손과 3일을 같이 보냈다. 우리는 일람표와 그래프를 살펴보고 보어와 헨더슨, 그리고 유명한 여러 펄모노트들에 대한 이야기를 나누었다. 여행 끝 무렵, 나는 마침내 호흡에 대한 내 관점이 여러 해 동안 얼마나 제한적이었고, 또 얼마나 그릇되었는지 이해하게 되었다. 그리고 마침내 올손이 어떻게 이런 연구에 집착하게 되었는지, 또 왜 소프트웨어 부자의 삶을 포기하고 작은 아파트로 만족한 채 생화학 교과서와 수면 테이프, 이산화탄소 탱크로 채워진 선반에 둘러싸여 사는지도 이해하게 되었다. 또한 새로운 호흡법으로 인한 이산화탄소 농도가 신체 내부에서 어떤 변화를 일으키는지, 그것이 혈압과 활력과 스트레스

수준에 어떤 영향을 미치는지 기록하면서 그렇게 많은 시간을 보낸 까닭
도 납득이 됐다.

2010년에 그가 처음으로 개최한 호흡 회의에 단 한 명만이 참석한 이
유도 짐작이 갔다. 그리고 그가 자신의 호흡법을 수련하고 연구 토대를
다진 뒤부터는 스웨덴의 강연장을 가득 채우는 미디어 스타가 되어, 항
상 볕에 그을린 로맨틱 코미디 배우 같은 얼굴에 미소를 머금은 그의 모
습이 온갖 신문과 잡지, 저녁 뉴스쇼에까지 오르내리는 까닭도 이해가
갔다. 각종 인터뷰에서 그는 코 호흡의 치료 효과를 옹호했고, 느린 호흡
이라는 메시지로 청중을 열광시켰다.

샌프란시스코로 돌아온 뒤에도 올손과 나는 계속 연락을 주고받았다.
그는 몇 주마다 이메일이나 스카이프 통화로 방금 의학 도서관에서 발굴
한 오래전에 잊힌 새로운 과학적 발견 소식을 전했다. 그는 독자적인 실
험을 계속했는데, "대사성 폐기물"인 이산화탄소의 경이로움과 호흡의
힘을 증명하기 위해 항상 자신의 몸을 바쳤다.

우리가 처음 만난 지 1년이 지난 지금, 올손은 마침내 샌프란시스코
의 내 거실에서 얼굴 마스크를 쓰고 심전도 전극을 몸에 부착하고 있게
되었다.

"산소 측정기 좀 줄래요?" 올손이 다시 말한다.

우리는 방금 오후 검사를 끝냈다. 올손은 산소와 이산화탄소, 암모니

아 등 날숨의 원소와 화합물을 측정하는 장치인 브레스큐아이BreathQI[16] 띠를 다시 팔뚝에 감고 있다. 그는 맥박 산소 측정기 집게에 손가락에 끼우고 초를 세기 시작한다.

코 호흡으로 인한 이산화탄소와 산화질소 증가 때문인지 모르지만, 우리는 오늘따라 부쩍 기운이 넘친다. 스탠퍼드대학에서 엑스레이 전후 사진을 찍고 폐 기능 검사를 하기 위해 우리가 투하한 5,000달러 외에도, 올손과 나는 숙소 실험실에 수천 달러 상당의 장비를 어렵사리 모았다. 우리는 계속 검사를 진행하며 2주를 보냈지만, 좀 더 힘을 내야 한다. 오늘은 달라지고 있다.

올손은 운동복 상의에 손을 쓱쓱 닦고, 기계에 뜬 판독 결과를 내가 볼 수 있도록 옆으로 비켜 앉는다. 그의 활력 징후는 모두 정상이다. 심박수 75, 수축기 혈압 126, 산소 농도는 97퍼센트. **셋, 둘, 하나,** 그는 숨을 쉬기 시작한다.

하지만 느리게, 아주 느리게 쉰다. 그가 숨을 들이쉬고 내쉬는 속도가 보통의 미국인보다 3배는 느리다. 그러니까 분당 18회의 호흡을 6회로 늦춘 것이다. 그가 코로 들이쉬고 입으로 내쉴 때, 나는 그의 이산화탄소 농도가 5퍼센트에서 6퍼센트로 상승하는 것을 지켜본다. 농도는 계속 상승한다. 1분 후, 불과 몇 분 전보다 25퍼센트나 더 상승해서, 건강하지 않은 저탄산혈증 범위에서 의학적 정상 범위 안으로 당차게 입성한다. 그동안 혈압은 5 정도 떨어지고 심박수는 60대 중반까지 내려간다.

변하지 않은 것은 산소 농도다. 그가 처음부터 끝까지 줄곧 정상으로 간주되는 호흡수의 3분의 1만을 호흡했는데도 그의 산소 농도는 줄어들지 않았다. 97퍼센트를 그대로 유지한 것이다.

이번 주 초에 자전거 운동을 하며 측정을 했을 때도 마찬가지라서 어리둥절했다. 이 운동은 여느 운동과 마찬가지로 처음엔 고역이었다. 배고픈 조직과 근육의 요구를 충족시키기 위해, 우리의 폐와 호흡기가 필사적으로 분투하는 것이 느껴졌다. 마치 식당에 몰려드는 허기진 저녁 손님들을 받는 것 같았다. 예전 같으면 입을 벌리고 헉헉거리며, 끊임없는 산소 욕구를 채워 주려고 애를 썼을 것이다. 그러나 지난 며칠 동안 페달을 점점 더 세게 밟으면서 억지로라도 숨을 더 느리고 부드럽게 쉬었다. 맥박 산소 측정기를 확인하기 전까지는 내 몸의 연료가 바닥나 질식할 것만 같은 공포를 느낄 정도였다. 그러나 또 계속 아무리 느리게 숨을 쉬고, 아무리 세차게 페달을 밟아도 내 산소 농도는 97퍼센트로 안정되어 있었다.

정상 속도로 호흡할 때, 우리 폐는 사용 가능한 공기 중 산소의 약 4분의 1만 흡수한다는 사실이 밝혀졌다. 산소의 대부분은 다시 배출된다. 호흡을 더 길게 하면, 우리의 폐는 더 적은 호흡으로 더 많은 산소를 흡수한다.

1990년에 실내 자전거 실험을 한 트레이너 존 두이야드는 이렇게 말했다. "훈련과 인내로 분당 47회 호흡 대신 14회 호흡만으로 같은 운동량을 소화할 수 있다면, 그렇게 하지 않을 이유가 없다. 호흡수가 안정된 상태로 날마다 더 빨리 달리는 자신을 확인하면, **피트니스**라는 단어의 진정한 의미를 느끼기 시작할 것이다."[17]

그 후 나는 호흡이 노 젓기와 같다는 것을 깨달았다. 아주 빠르고 짧게 노를 저어도 가고자 하는 곳으로 가기는 하겠지만, 그것은 더 적은 횟수로 더 길게 노를 젓는 것의 효율과 속도를 따라잡을 수 없다.

더 느린 코 호흡을 한 지 이틀째 되는 날, 나는 입 호흡 때보다 200미터 이상 더 멀리 달렸다.[18] 다음번에는 600미터 가까이 더 멀리 달렸는데, 이것은 입 호흡 때보다 5퍼센트 더 달린 것이다. 실내 자전거를 다섯 번째 탈 때는 12킬로미터 이상을 달렸는데, 이것은 지난주보다 1.6킬로미터는 더 달린 것이다. 같은 양의 에너지를 사용하면서도 말이다. 이것은 상당히 뜻깊은 성과였다. 아직 두이야드의 사이클 선수들이 보고한 수준까지 이르지는 못했지만, 그래도 점점 근접해 가고 있었다.

실내 자전거를 타면서 나는 어려운 호흡을 시도했다. 분당 20회라는 평소의 운동 호흡수를 6회로 떨어뜨리려고, 더욱 느리게 호흡하려고 애를 썼다. 나는 즉시 질식과 밀폐 공포를 느꼈다. 1분쯤 지난 후, 맥박 산소 측정기를 굽어보며 내가 얼마나 많은 산소를 잃어 가고 있는지, 내 몸이 얼마나 산소에 굶주렸는지 살펴보았다.

그러나 혈중 산소는 줄어들지 않았다. 아주 느린 호흡을 했는데도, 나나 다른 사람들이 예상하는 것과 전혀 다른 결과가 나왔다. 내 산소 농도는 오히려 **상승했다.**

느린 호흡에 관한 결정적인 한마디. 느린 호흡은 곧 기도prayer다.

불교에서 가장 유명한 만트라mantra (진언, 주문, 기도문-옮긴이)인 옴마니반메훔을 승려들이 염송할 때, 전통적으로 염송 시간은 6초가 걸리고, 다시 시작하기 전에 6초 동안 숨을 들이쉰다. 자이나교 등에서 "우주의 성스러운 소리"를 뜻하는 옴Om의 전통 염송은 발성하는 데 6초가 걸리고, 들이쉬면서 약 6초를 쉰다.

쿤달리니 요가명상에서 가장 잘 알려진 것 중 하나인 사타나마 만트라도 발성에 6초가 걸리고, 이어서 6초 동안 숨을 들이쉰다. 그리고 고대 힌두교에는 무드라mudra라고 하는 손과 혀로 하는 자세가 있다. 신체적, 영적 건강을 증진하고 질병 극복을 돕기 위한 수련법인 케차리khechari 무드라는 혀가 코 안쪽으로 향하도록 혀를 말아 올려 입천장 안쪽의 부드러운 곳(연구개)에 혀끝을 대는 것인데, 이런 상태에서 6초 동안 깊고 느리게 숨을 들이쉰다.

일본인과 아프리카인, 하와이인, 아메리카 원주민, 불교도, 도교도, 기독교도 등의 모든 문화와 종교는 묘하게도 모두가 동일한 호흡 패턴의 동일한 기도 방법을 발전시켜 왔다.[19] 이런 방법 모두가 똑같은 안정 효과를 지니고 있는 것으로 보인다.

2001년 이탈리아 파비아대학 연구진은 20여 명의 연구 대상자를 모아 혈액 흐름과 심박수, 신경계 피드백을 측정하기 위해 센서를 부착한 후, 불교 만트라만이 아니라 라틴어 버전의 아베마리아 묵주기도문을 암송하게 했다.[20] 이 묵주기도는 성직자가 절반, 회중이 절반을 번갈아 낭송한다. 연구 대상자들이 1회 암송하는 데 들인 평균 호흡수가 분당 5.5회였는데, 이것은 힌두교인과 도교인, 아메리카 원주민의 기도 속도보다 살짝 빠르지만 "거의 정확히" 일치했다.[21] 이를 알고 모두가 깜짝 놀랐다.

그러나 더욱 놀라운 것은 이런 호흡이 연구 대상자들에게 어떤 영향을 끼쳤는가 하는 점이었다. 그들이 느린 호흡 패턴을 따를 때마다 뇌로 가는 혈류가 증가해, 체내 각 계통이 결맞음 상태(인체 기관의 기능이 긴밀히 연계됨으로써 서로 공명하는 상태. 생체 자기공명 장치로 측정이 가능하다. 물리학 용어이자 정보통신 기술 용어인 '결맞음'은 위상이 일치된, 즉 단일 주파수 스펙트럼을 갖는 균일한 정현파가 발생하는 상태를 뜻한다-옮긴이)에 들어갔는데, 이때 심장과 혈액순환, 신경계의 기능이 최고 효율로 조정된다.[22] 연구 대상자들이 자발적인 호흡이나 대화로 되돌아가는 순간 그들의 심장은 조금 더 불규칙하게 박동하고, 체내 계통의 결맞음이 서서히 무너졌다. 그러나 몇 번 더 느리고 이완된 호흡을 하면 다시 회복되었다.

파비아 실험 10년 후, 뉴욕의 유명한 교수 겸 의사인 퍼트리샤 거바그Patricia Gerbarg와 리처드 브라운Richard Brown은 불안과 우울증이 있는 환자들에게 기도 없이 동일한 호흡 패턴으로 숨을 쉬게 했다. 이 환자들 중 몇몇은 느리게 호흡하는 것이 어려워서, 더 쉽게 바꾸어 각각 3초 동안 들숨과 날숨을 쉬도록 했다. 그리고 좀 더 익숙해지면 더 길게 숨을 들이쉬고 내쉬도록 했다.

들숨과 날숨의 길이가 일치하고 분당 총 호흡수가 일정해졌을 때, 그러니까 5.5초간 들이쉰 다음 5.5초간 내쉬게 되었을 때, 호흡 리듬이 가장 효율적인 것으로 나타났다.[23] 이것은 거의 정확히 분당 5.5회 호흡을 한 묵주기도 패턴과 동일했다.

하루에 5~10분만 연습해도 효과가 지대했다.[24] 브라운은 이렇게 말했다. "나는 규칙적인 호흡법 수련을 통해 환자들이 탈바꿈하는 것을 목격했다." 브라운과 거바그는 느린 이 호흡법을 이용해, 파괴된 잔해의 파편으로 인해 고통받는 "간유리 폐ground-glass lung" 증상 때문에 만성 기침에 시달리는 몇몇 9·11 생존자들의 폐를 정상으로 회복시켰다. 이 병에 대한 알려진 치료법은 없었는데, 환자들은 하루 몇 회씩 느린 호흡을 연습하는 것만으로 불과 두 달 만에 유의미한 차도를 보였다.

거바그와 브라운은 책을 펴내는 한편, 느린 호흡의 회복력에 관한 과학적 기고문을 여러 편 발표했는데, 이 호흡법은 "공명 호흡" 또는 "결맞음 호흡"으로 알려지게 된다. 이 호흡법은 실제적인 노력이나 시간, 명상 따위를 필요로 하지 않았다.[25] 그리고 언제 어디서든 할 수 있었다. 거바그는 이렇게 썼다. "이것은 전적으로 은밀한 행위다. 그런 호흡을 하고 있어도 아무도 알아차리지 못한다."[26]

여러 가지 면에서 이 공명 호흡을 하면 명상을 원치 않는 사람들이라도 명상하는 것과 동일한 혜택을 누렸다. 소파에서 내려오기 싫어하는 사람들을 위한 요가랄까. 종교적이지 않은 사람들도 이 호흡법으로 기도의 힐링 효과를 맛볼 수 있었다.

우리가 분당 5~6회 숨을 쉬든, 0.5초 간격으로 숨을 쉬든 그게 무슨 대수냐고? 분당 호흡수가 5.5회 정도 되면 정말 현격한 차이를 보인다.[27]

파비아 실험 연구진은 이렇게 썼다. "우리는 묵주기도가 부분적으로 진화했을 수도 있다고 믿는다. 묵주기도가 내재적인 심혈관계 리듬(마이어Mayer 리듬)과 동기화됨으로써 행복감을 느꼈고, 이에 따라 아마도 종교적 메시지에 대한 감응도 높아졌기 때문일 것이다." 다시 말해서 아베마리아 묵주기도를 비롯해 지난 수천 년 동안 발전해 온 수십 가지의 기도와 명상 등은 근거 없는 게 전혀 아니었다.

기도는 힐링이다. 특히 분당 5.5회 호흡으로 낭송할 때.

6

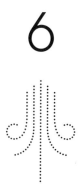

더 적게

오늘날 과식 문화가 되었다는 데 이의를 제기할 사람은 거의 없을 것이다. 1850~1960년경까지, 키를 기준으로 해서 지방을 측정한 미국 평균 체질량지수BMI는 20에서 22 사이였다.[1] 키가 180센티미터라면 몸무게가 68킬로그램 정도였다는 뜻이다. 오늘날 평균 BMI는 29로 50년 만에 38퍼센트 급증했다. 키가 180센티미터라면 이제 평균 몸무게가 97킬로그램에 이른다. 미국 인구의 70퍼센트는 과체중으로 간주되고, 3명 중 1명이 비만이다. 우리가 과거보다 더 많이 먹고 있다는 것은 의심할 여지가 없다.

호흡수를 비교하기는 훨씬 더 어렵다. 연구가 적고 결과는 일관성이

없기 때문이다. 그런데도 몇 가지 이용 가능한 연구 결과를 검토해 보면 많은 문제점이 드러난다.[2]

오늘날 의학적 정상으로 여겨지는 호흡수는 분당 12회에서 20회 사이인데, 회당 평균 0.5리터 정도를 들이쉰다. 오늘날의 정상 호흡 최고치는 지난날의 약 2배에 이른다(후주 2를 참고하라).

지난 몇 년간 내가 이야기를 나눈 모든 의학계의 펄모노트나 프리랜서 펄모노트들이 동의한 사실 한 가지는, 오늘날 과식 문화가 된 것과 마찬가지로 과호흡 문화가 되었다는 것이다. 우리들 대부분은 너무 많이 호흡을 한다. 더 심각한 만성 과호흡으로 고통받는 현대인이 총인구의 4분의 1에 이른다.[3]

해결책은 간단하다. 호흡수를 줄이면 된다. 하지만 그것은 생각보다 어렵다. 우리는 너무 많이 먹도록 조건화된 것처럼, 너무 많이 호흡하도록 조건화되었다. 그러나 약간의 노력과 훈련만 거치면 적은 호흡이 무의식적인 습관이 될 수 있다.

인도의 요기들은 휴식을 취할 때 들이쉬는 공기의 양을 줄이도록 스스로 훈련한다. 늘리는 것이 아니라 말이다. 티베트 승려들은 예비 승려들에게 호흡을 줄이고 고요한 상태를 유지할 수 있도록 단계별 지침을 내려 주었다. 2,000년 전 중국 의사들은[4] 하루 1만 3,500회 호흡, 곧 분당 9.5회 호흡[5]까지는 효과가 있다고 조언했다. 그들은 그보다 더 적은 호흡수로 더 적은 양을 들이쉬었을 것이다. 일본에서는 사무라이가 숨을 들이쉬고 내쉬는 동안 콧구멍 밑에 깃털을 대어 전투 준비 상태를 점검했다는 전설이 있다. 깃털이 움직인 사무라이는 쫓겨났다.

분명히 짚고 넘어가자면, 적은 양의 호흡은 느린 호흡과 같은 게 아니다. 평균 성인의 폐는 4~6리터의 공기를 담을 수 있다. 즉 분당 5.5회 호흡으로 느린 호흡을 연습한다고 해도 필요한 공기의 2배를 쉽게 들이쉴 수 있다. 최적 호흡의 핵심, 그리고 그에 따른 건강과 지구력과 장수 그 모든 것의 비결은, 더 적은 횟수로 더 직은 양을 들이쉬고 내쉬기를 연습하는 것이다. 숨을 쉬되, **적게 쉬는 것이다.**

스탠퍼드 실험이 4일밖에 남지 않았을 때, 나는 이미 호흡수와 양을 줄인 혜택을 누리고 있었다. 혈압이 계속 떨어지고, 심박수 변동성은 계속 높아지고, 어떻게 뿜어내야 할지 모를 정도로 힘이 넘쳤다.

그동안 내내 올손은 내 호흡수를 더욱 줄이라고 닦달했다. 그는 정상호흡이라는 것보다 **훨씬 더 적게** 호흡하는 것, 곧 단식과도 같은 호흡의 경이로움을 지겹도록 강조했다. 그러나 공기를 굶는 것이 일상이 된다면 해로울 수 있다고 그는 경고했다. 보통의 경우, 우리는 가능한 한 필요한 만큼 숨을 쉬어야 한다. 그러나 때때로 자의적으로 **훨씬 더 적게** 숨을 쉬면 단식과 같은 강력한 몇 가지 이점이 있다고 그는 주장했다. 때로 그것은 행복감을 자아내기도 한다.

올손은 이렇게 말했다. "결혼했을 때보다 더 좋은 기분이었어요. 내

첫아이가 태어났을 때보다 더 좋았다니까요."

아침나절, 우리는 1번 고속도로의 파도치는 해안선을 따라 차를 몰고 있다. 나는 운전을 하고, 올손은 조수석에 앉아 활짝 웃으며 5년 전 신을 만난 순간을 회고하고 있다.

"한 시간쯤, 그러니까 10킬로미터쯤 달린 뒤 집에 돌아와 거실 의자에 앉아 있을 때였어요." 이 대목에서 그의 목소리가 살짝 떨렸는데, 거의 웃기 직전이었다. "그때 멍한 두통이 왔는데, 그게 **좋은** 두통이었어요. 나는 세상에서 가장 강렬한 평화와 통일감을 느꼈죠….."

오늘 우리의 목적지는 골든게이트공원인데, 이 공원은 유칼립투스와 태즈메이니아 나무고사리, 편백나무, 삼나무 들의 그늘 아래로 연이은 조깅 트랙이 있다. 트랙은 흙길이라서 갑자기 의식을 잃고 쓰러져도 머리가 빠개져 죽지는 않을 것이다. 그런 일은 아주 드물지만, 우리가 시도하게 될 **훨씬 더 적은** 호흡의 실제 부작용이라고 올손이 경고한다.

올손은 이 방법의 효과를 장담했다. 그는 물론이고 그의 고객들도 몇 주간의 훈련 후 지구력과 삶의 질이 크게 향상되었다고 보고했다. 하지만 나는 다른 많은 사람들로부터 그것이 비참할 수도 있고, 해로운 두통을 유발할 수도 있다는 말을 들었다. 그것이 "좋은" 두통일 리가 없다. 그게 조깅 애호가들을 위한 것일 리도 없다.

나는 고속도로에서 1차선 거리로 차를 돌려 골든게이트 앵글링&캐스팅 클럽 부지 옆에 주차한다. 올손과 내가 재킷을 벗고 마지막 물 몇 모금을 마신 다음 차를 잠그고 달리기 시작하자, 철망 울타리 뒤의 물소 떼가 권태로운 눈길로 바라본다.

나는 조깅을 싫어한다. 다른 신체 활동, 특히 서핑이나 수영 같은 수상 스포츠와 달리, 조깅을 할 때마다 매 순간 넌덜머리와 권태가 함께 밀려들기 때문이다. 몇 년 전만 해도 이틀에 한 번씩 5킬로미터를 뛰었는데도 러너스하이에 도달해 본 적이 없다. 물론 조깅의 이점은 명백하다. 항상 기분이 좋았다. 다 뛴 다음에는 말이다. 그러나 그러기까지가 고역이었다.

올손은 내 마음을 바꾸고 싶어 했다. 그는 수십 년 동안 조깅을 했고, 수십 명의 달리기 선수들을 훈련시켰다. 우리가 나무딸기 덤불로 직진할 때 그가 말한다. "자기한테 맞는 리듬을 찾는 것이 관건입니다. 자신과 싸워야 하지만, 그래도 무리하진 마세요."

오솔길이 갈라지자, 우리는 발자취가 적은 길로 접어든다. 하늘을 덮은 나무들 사이로 햇살이 비끼고, 대기에는 은은한 스피어민트 향이 감돈다. 마른 낙엽을 디딜 때마다 기분 좋게 바스락거리는 소리가 난다. 멋지다.

"워밍업을 할 때 날숨을 늘리기 시작하는 것, 그걸 해 보라는 거예요."[6] 그가 말한다. 그가 미리 연습시켜 준 덕분에 어떻게 하는지는 잘 알고 있다.

처음에는 숨을 들이쉬는 데 약 3초, 내쉬는 데는 4초 정도가 걸리는 게 바람직하다. 그 후 달리기를 계속하면서 들숨은 똑같이 짧게 쉬지만, 날숨은 다섯, 여섯, 일곱 하고 세면서 점점 길게 내쉰다.

날숨이 더 느리고 길어진다는 것은 물론 이산화탄소 농도가 더 높아진다는 것을 뜻한다. 이 보너스 이산화탄소로 더 높은 유산소 지구력을 얻을 수 있다. "VO₂ 최대치"라고 일컫는 최대 산소 소모량 수치는 심장의 건강 상태를 알아보는 가장 좋은 척도다. 몸이 적게 숨 쉬도록 훈련시키면 실제로 VO₂ 최대치가 증가하는데,[7] 이는 운동 활력을 향상시킬 뿐만 아니라, 더 오래 건강하게 사는 데 도움이 된다.

⊶————⊷

"더 적은 것이 더 많다"의 대부, 콘스탄틴 파블로비치 부테이코Konstantin Pavlovich Buteyko는 1923년 키예프 외곽의 농장에서 태어난 펄모노트다. 그는 젊은 시절 자기 주위의 세계를 조사하며 보냈다. 식물과 곤충, 장난감, 자동차. 정말로 그 무엇이든 가리지 않았다. 그는 세계를 하나의 메커니즘으로 보았다. 세상의 모든 것이 함께 맞물려 더 큰 전체를 형성하는 부분들의 집합으로 본 것이다. 10대의 나이에 솜씨 좋은 기계공이 되었고, 더 커서는 제2차 세계대전에 소련군 병사로 참전해 최전선에서 4년을 보내며 자동차와 탱크, 대포 따위를 수리했다.

그는 이렇게 말했다. "전쟁이 끝나자 나는 가장 복잡한 기계인 인간을 연구하기로 결심했다. 인간에 대해 알면, 기계 고장을 진단하는 것처럼 손쉽게 인간의 병을 진단할 수 있을 거라고 생각했다."[8]

부테이코는 소련에서 가장 권위 있는 의과대학인 모스크바 제1의과대학에 진학해 1952년에 우등으로 졸업했다. 그는 레지던트로 회진을 하면서, 최악의 상태에 있는 환자들 모두가 너무 많은 숨을 쉬는 것 같다는 사실에 주목했다. 숨을 많이 쉴수록 더 악화되었는데, 고혈압이 있는 환자가 특히 그랬다.

부테이코 자신도 고혈압 중증이었는데, 그럴 때 자주 동반되는 두통과 위통, 심장 통증에도 시달렸다. 여태껏 그는 처방전도 없이 약을 복용했다. 29살에는 수축기 혈압이 위험할 정도로 높은 수치인 212까지 치솟았다.[9] 의사들은 그에게 1년 시한부 인생을 선고했다.

부테이코는 나중에 이렇게 말하곤 했다. "암을 잘라 내면 암을 없앨 수 있다. 그러나 고혈압은 없앨 길이 없다." 그가 환자와 자신을 위해 할 수 있는 최선은 그저 증상을 느끼지 않도록 처방하는 것뿐이었다.

세월이 좀 흐른 10월의 어느 날 밤, 부테이코는 병실에 홀로 서서 창밖의 어두운 가을 하늘을 우두커니 바라보았다. 그러다 유리잔에 비친 자신의 모습으로 눈길을 돌렸다. 벌어진 입으로 격한 호흡을 하고 있는 초췌한 얼굴이 보였다. 흰 가운을 걸친 어깨를 굽어보았다. 애써 숨을 들이쉬고 내쉴 때마다 어깨가 들썩거렸다. 호흡수는 말기 환자들과 동일했다. 운동을 하지 않는데도 방금 운동을 마친 것처럼 숨을 몰아쉬고 있었다.

그는 실험을 해 보았다. 숨을 적게 쉬기 시작한 것이다. 가슴과 배의 힘을 빼고, 코로 숨을 들이쉬었다. 몇 분 후 머리와 배, 심장의 욱신거리는 통증이 사라졌다. 그런 다음 몇 분 전에 하던 격한 호흡으로 돌아갔다. 들숨 다섯 번 만에 통증이 돌아왔다.

혹시 과호흡이 고혈압과 두통의 결과가 아니라 원인이었다면?

부테이코는 자문했다. 심장병과 궤양, 만성 염증은 모두 혈액순환과 혈중 pH, 신진대사 등의 장애와 관련이 있었다. 우리가 숨을 쉬는 방법은 그 모든 기능에 영향을 미친다. 인체가 필요로 하는 것보다 단지 20퍼센트, 아니 10퍼센트만 더 들이쉬어도 인체 시스템을 혹사시킬 수 있다. 그러면 결국 시스템이 흔들리고 약화된다. 너무 많이 호흡을 한 것 때문에 사람들이 병들었던 것일까? 회복되지도 않고?

부테이코는 산책을 나갔다. 천식 병동에서 한 남자가 질식하지 않으려고 격하게 숨을 헐떡이고 있는 것을 발견했다. 부테이코는 그에게 다가가, 스스로 해 왔던 호흡법을 일러 주었다. 몇 분 후 환자는 진정되었다. 환자는 조심스럽게 코로 맑은 숨을 들이쉬고 침착하게 내쉬었다. 갑자기 그의 안색이 밝아졌다. 천식 발작이 끝났다.

골든게이트공원으로 돌아와, 올슨과 나는 오솔길을 따라 조깅을 하며 숲속 깊이 들어가고 있다. 영화 아바타의 나무 같은 거목들과 햇살이 어우러진 목가적인 풍경이 난데없이 바퀴 빠진 쇼핑 카트들과 미심적은 화장지 더미가 쌓인 너절한 도시 공터로 변한다. 발자취가 적었던 데는 그만한 이유가 있었다. 재빨리 좌회전을 해서 해안 도로로 돌아가는 길에 접어든다.

나무 그루터기에 히피 노인이 앉아 한 손으로 퀴즈 쇼 〈제퍼디!〉의 주제곡을 트럼펫으로 연주하고, 다른 손으로는 귀퉁이가 너덜거리는 문고본을 들고 읽고 있다. 노인 앞에는 흠잡을 데 없이 말쑥한 옷을 입은 남자가 낡은 메르세데스 300SD 안으로 늙은 개를 몰아넣고 있다. 허리까지 내려오는 레게머리에 알록달록한 멜빵을 한 여자가 전기 스쿠터를 타고 휙 지나간다. 전형적인 샌프란시스코 광경이다. 올손과 내 모습 역시 그렇다.

우리는 부테이코가 자기 자신과 천식 환자에게 적용한 호흡법의 극한 버전을 연습해 왔다. 편안하지 않고 심지어 안전하지도 않을 정도로 날숨을 아주 길게 늘이며 들숨은 짧게 제한하는 연습이었다. 우리는 빨개진 얼굴로 땀을 흘리고 있다. 내 목에 정맥이 도드라진 것을 느낄 수 있다. 딱히 숨이 찬 것은 아니지만, 그렇다고 기분이 좋은 것도 아니다. 공기를 조금만 더 들이쉬어도 살짝 목이 졸리는 느낌이 든다.

이 운동의 요점은 불필요한 고통을 가하는 것이 아니다. 더 높은 농도의 이산화탄소로 몸을 편안하게 해서, 휴식할 때와 다음에 운동할 때 무의식적으로 호흡을 줄이기 위해서다. 그러면 더 많은 산소를 방출하고, 지구력을 늘리고, 몸의 모든 기능을 더 잘 뒷받침하게 될 것이다.

올손은 코로 공기를 조금만 들이쉬면서 "날숨을 더 많이 내쉬려고 노력하라"고 말한다. "매번 들이쉴 때마다 두 배로, 세 배로 길게 내쉬라고요." 그가 나를 꾸짖는다. 한순간 토할 것만 같다.

"그거예요!" 그가 말한다. "더 느리게, 더 적게!"

1950년대 후반 무렵 부테이코는 모스크바의 병원을 떠나 시베리아 중부에 위치한 아카뎀고로도크[(과학)아카데미 도시][10]로 향했다. 35개의 콘크리트 블록으로 이루어진 이곳은 시내에서 20킬로미터 떨어진 곳에 지어졌다. 지난 몇 년 동안 소련 정부는 최고의 우주 기술자와 화학자, 물리학자 수만 명을 이곳으로 보내 실험실들 사이의 주거 시설에서 은밀히 지내도록 했다. 그들의 임무는 최첨단 기술을 개발해 소련이 우위를 점하도록 하는 것이었다. 여러모로 이곳은 소련판 실리콘밸리였지만, 양털 조끼와 콤부차, 햇볕, 테슬라는 물론이고, 시민의 자유도 없었다.

부테이코는 미국 질병통제예방센터에 해당하는 소련 의과학원의 요청에 따라 그곳으로 이사했다. 그는 천식 병동에서 깨달음을 얻은 후, 연구 논문들을 섭렵하고 수백 명의 환자를 분석했다. 그는 너무 많이 호흡하는 것이 몇몇 만성질환의 원인이라고 확신하게 되었다. 보어나 헨더슨처럼 부테이코도 이산화탄소에 매료되었고, 그 역시 호흡을 적게 함으로써 이 기체를 증가시키는 것이 우리를 더욱 건강하게 해 줄 수 있을 뿐만이 아니라, 병을 치유할 수도 있다고 믿었다.

그는 아카뎀고로도크에서 일찍이 과학계에서 시도한 적이 없을 만큼 극단적으로 날숨을 내쉬는 실험을 하기 시작했다. 그는 200명이 넘는 연구원과 조수들을 '기능진단연구소'[11]에 모았다. 연구 대상자들이 들어오면 기계 더미 사이에 끼어 있는 바퀴 달린 들것 위에 누웠다. 결핵 환자들이 정맥에 이끌관(도관)catheter을 연결하는 동안 다른 연구원들은 그들 목에 호스를 꽂고 심장과 머리 주변의 전극을 붙였다. 연구 대상자들이 숨을 들이쉬고 내쉬면 구형 컴퓨터가 시간당 10만 비트의 속도로 데이터를 기록했다.

아프거나 건강한 젊은이와 노인 1,000명 이상이 부테이코의 연구실로 왔다. 천식과 고혈압 등의 환자들은 다들 동일한 패턴으로 너무 많이 호흡을 했다.

그들은 종종 입으로 호흡하며 분당 15리터 이상의 공기를 들이쉬었다. 더러는 큰 소리로 숨을 쉬어서 몇 미터 떨어진 곳에서도 들릴 정도였다. 판독 결과 혈중 산소는 풍부하지만, 이산화탄소는 훨씬 더 적었다(정상 정맥혈은 산소 분압이 40mmHg, 이산화탄소 분압이 47mmHg로, 이산화탄소 농도가 더 높다-옮긴이). 휴식 상태의 심박수가 분당 90회에 이르렀다.

가장 건강한 연구 대상자들의 경우 서로 비슷하게, 즉 더 적게 숨을 쉬었다. 그들은 분당 10회 정도 호흡을 하면서 총 5~6리터의 공기를 들이쉬었다. 휴식 상태의 심박수는 48에서 55까지 다양했고, 날숨의 이산화탄소 농도는 50퍼센트가량 더 높았다.[12]

부테이코는 가장 건강한 연구 대상자들의 호흡 습관을 토대로 한 연구 계획서를 만들었는데,[13] 나중에 이 호흡법을 자발적 심호흡 배제Voluntary Elimination of Deep Breathing 방법이라고 일컬었다. 호흡법은 많고 다양했지만, 각각의 목적은 환자들이 신진대사에 필요한 양에 최대한 가깝게 호흡하도록 훈련하는 것이었다. 이는 거의 항상 공기를 적게 들이쉬는 것을 뜻했다. 들숨이 1분에 6리터를 넘지 않는 한 몇 번 숨을 쉬었는지는 부테이코에게 그리 중요하지 않았다.

이러한 호흡법을 연습한 지 며칠 만에 환자들은 손과 발가락에 열이 나고 저릿저릿하다고 보고했다. 심박수는 줄어들고 안정되었다. 환자들 중 너무나 많은 이들을 쇠약하게 했던 고혈압과 편두통이 사라지기 시작했다. 이미 건강했던 사람들은 더욱 기분이 좋아졌다. 운동선수들은 경기력이 크게 향상되었다고 주장했다.

이 무렵, 서쪽으로 수천 킬로미터 떨어진 체코슬로바키아의 공업 도시 즐린에서 키 173센티미터의 에밀 자토페크Emil Zátopek라는 달리기 선수가 나름의 호흡 제한 방법을 실험하고 있었다.

자토페크는 결코 달리기 선수가 되고 싶지 않았다. 그가 일하고 있던 신발 공장의 경영진이 그를 지역 달리기 선수로 뽑았을 때, 그는 거절하려고 했다. 자토페크는 자기가 자격이 없고 관심도 없어서 대회에 나가지 않겠다고 말했다. 하지만 우여곡절 끝에 경주에 나가 100명의 참가자 중 2위를 했다. 자토페크는 차라리 달리기를 하는 것이 더 미래가 밝다는 것을 깨닫고, 이 스포츠를 더 진지하게 받아들이기 시작했다. 4년 후 그는 2,000미터와 3,000미터, 5,000미터 달리기에서 체코 기록을 깼다.

자토페크는 최고가 되기 위해 자신만의 훈련법을 개발했다.[14] 최대한 숨을 참으면서 빠르게 달린 다음 크게 숨을 들이쉬는 것이 그 방법이었다. 부테이코 방법의 극한 버전이었지만, 자토페크는 이것을 자발적 심호흡 배제 방법이라고 일컫지 않았고, 아무도 그렇게 부르지 않았다. 이것은 나중에 호흡저하hypoventilation 훈련이라고 알려지게 된다. 고대 그리스어에서 hypo는 "아래"를 뜻하는 말로, 과호흡hyperventilation의 hyper(과다)와 반대되는 말이다. 호흡저하 훈련은 곧 호흡을 적게 한다는 것이다.

세월이 지나 자토페크의 방법은 조롱거리가 되었지만,[15] 그는 비판을 무시했다. 그리고 1952년 올림픽에서 5,000미터와 10,000미터에서 금메달을 거머쥐었다. 이런 성공에 힘입어 평생 훈련 한 번 하지 않고 뛰어 본 적도 없는 마라톤 대회에 출전하기로 결심했다. 역시 금메달을 땄다. 자토페크는 모두 18개의 세계신기록을 세웠고, 올림픽 금메달 4개와 은메달 1개를 땄다. 나중에 그는《러너스 월드》의 "역대 최고의 달리기 선수"로 선정되었다.[16] 당시 오하이오주의 육상 코치 래리 스나이더는 이렇게 말했다. "그는 잘못하는 것투성인데도 승리한다."

자토페크 이후 호흡저하 훈련은 딱히 이어지지 않았다. 그가 종종 1위로 결승선을 통과할 때 짓는, 마티아스 그뤼네발트(독일 르네상스기의 대표적인 화가-옮긴이)의 그림 속 예수처럼 고통스러워하는 표정은 그의 트레이드마크가 되었다. 그것은 너무 비참해 보였고, 실제로도 비참했기 때문에 대부분의 운동선수들은 그의 방법을 기피했다.

그 후 수십 년이 지난 1970년대에 미국의 수영 코치 제임스 카운설먼James Counsilman이 그것을 재발견했다. "속상하고, 고통스럽고, 괴로운"[17] 훈련으로 악명이 높았던 카운설먼에게 호흡저하법은 안성맞춤이었다.

수영 선수들은 보통 머리를 옆으로 돌리고 숨을 들이쉬기 전에 두어 번 스트로크를 한다. 카운설먼은 자신의 선수들이 무려 9회 스트로크를 하는 동안 계속 숨을 참도록 훈련시켰다. 시간이 지나면 선수들이 산소를 더 효율적으로 이용하고 더 빨라질 거라고 그는 믿었다.[18] 그것은 부테이코의 자발적인 심호흡 배제 방법이나 자토페크의 호흡저하법과 일맥상통하는 것이었다. 카운설먼은 몬트리올 올림픽에 참가하는 미국 남자 수영 팀을 훈련시키면서 이 방법을 사용했다.[19] 이 팀은 금메달 13개과 은메달 14개, 동메달 7개를 따내며 11개 종목에서 세계신기록을 세웠다. 그것은 미국 올림픽 수영 팀이 거둔 사상 최고의 업적이었다.[20]

1980년대와 1990년대의 여러 연구 논문에서 호흡저하 훈련이 경기력이나 지구력에 거의 영향을 주지 않는다고 주장하자, 이 훈련은 다시 유명무실해졌다. 올림픽 선수들이 거둔 성과는 강력한 플라세보효과에 바탕을 둔 것이 틀림없다고 연구자들이 보고한 것이다.

2000년대 초 프랑스 파리 제13대학의 생리학자 자비에 우론Xavier Woorons 박사는 이러한 연구들의 결함을 발견했다. 그 호흡법에 비판적인 과학자들은 모두 잘못 측정을 한 것이다. 그들은 깊이 숨을 들이쉰 다음 숨을 참고 있는 운동선수들을 관찰했는데, 폐 안의 여분의 공기로 인해 선수들은 깊이 호흡저하 상태로 들어가기가 어려웠다.

우론은 테스트를 반복하면서 이번에는 연구 대상자들이 폐를 반만 채우도록 했다. 이것은 부테이코가 환자를 훈련시킨 방법, 그리고 카운설 먼이 수영 선수들을 훈련시킨 방법과 비슷했다. 숨을 적게 들이쉬는 것은 성과가 컸다. 선수들이 몇 주 동안 이 호흡을 유지하면 근육이 더 많은 젖산염 축적에도 견딜 수 있도록 적응했고, 덕분에 그들의 몸은 심한 무산소 스트레스 상태에서 더 많은 에너지를 끌어낼 수 있었으며, 그 결과 더 열심히 그리고 더 오래 훈련할 수 있었다. 다른 보고에 따르면, 호흡저하 훈련은 적혈구를 증가시켜 선수들이 숨을 쉴 때마다 더 많은 산소를 운반하고 더 많은 에너지를 생산할 수 있다는 것이 입증되었다.[21] **훨씬 더 적게 숨쉬기**[22]는 2,000미터 고도에서 훈련을 하는 것과 같은 효과가 있었는데, 이것은 해수면과 같은 저고도를 비롯한 그 어디에서도 활용할 수 있었다.

이러한 호흡 제한 방법에는 여러 가지 이름이 붙었다. 호흡저하법, 저산소 훈련법, 부테이코 호흡법, 그리고 쓸데없이 기술적인 "해수면 기압의 저산소 훈련법" 따위가 그것이다. 결과는 동일했고, 그 성과가 지대했다.* 엘리트 선수들만이 아니라 모든 사람에게 그랬다.

단 몇 주의 훈련만으로 지구력이 크게 향상했고, "몸통 지방trunk fat"이 더 많이 감소했으며, 심혈관 기능이 향상했고, 정상 호흡 운동보다 근육양이 증가했다. 이 밖에도 많은 효과가 있다.[23]

요는 호흡저하법이 효과가 있다는 점이다. 더 적은 것으로 더 많은 것을 할 수 있도록 몸을 훈련시키는 데 도움이 된다. 다만 그 훈련은 즐겁지 않다.

올손과 나는 골든게이트공원의 그늘진 고요함에서 빠져나와, 달리기를 멈추고 바람에 출렁이는 태평양을 마주한다. 우리는 몇 킬로미터를

---

* 좀 더 최근 자메이카계 미국인 단거리선수 산야 리처즈-로스Sanya Richards-Ross가 부테이코 호흡법을 이용해 2004년과 2008년, 2012년 올림픽 4×400미터 이어달리기에서 모두 금메달을 땄고, 2012년 400미터 달리기에서 금메달을 땄다. 그녀는 400미터 달리기에서 10년 동안 세계 랭킹 1위를 지켰다. 경쟁 상대가 입을 벌리고 가쁜 숨을 몰아쉬는 데 반해, 리처즈-로스가 입을 다물고 차분한 표정을 짓는 사진들은 전설의 밑거름이 되었다. 다음 링크에서 산야 리차드-로스가 경기 중 달리고 있는 사진을 볼 수 있다. https://tinyurl.com/yyf8tj7m.

조깅하면서 폐를 반 정도만 채우도록[24] 숨을 빠르게 들이쉬고, 7 이상 수를 세며 더 길게 날숨을 내쉬었다. 이런 훈련이 자토페크는 물론이고, 카운셀먼의 수영 선수, 우론의 달리기 선수, 그리고 다른 모든 사람들에게 도움이 되었기 때문에 나에게도 도움이 될 수 있다고는 믿지만, 지난 몇 분 동안 정말 고역이었다. 인생을 건 선택이 원망스러워질 정도다. 프리다이빙 연구에 이어, 하루 몇 시간씩 숨을 참으며 폐를 고문해야 하는 호흡저하 요법과 자발적 심호흡 배제 같은 연구 주제를 또다시 추구하게 된 것이 불운인지 근시안적 선택인지 알 수가 없다.

"자기한테 맞는 리듬을 찾는 것이 관건"이라고 올손이 또다시 말한다. 그 리듬을 나는 찾지 못한 게 분명하다. 좀 더 쉬운 연습으로 돌아가 두 걸음을 내디디며 숨을 들이쉬고, 다섯 걸음을 내디디며 숨을 내쉰다. 이것은 사이클 선수들이 사용하는 패턴인데, 그렇게 편안하지는 않지만 그래도 견딜 만하다.

우리는 바닷가 주차장의 갈라진 아스팔트 길을 가로질러 달리고, 녹슨 캠핑카 몇 대를 지나, 즐비한 콘돔 포장지와 찌그러진 맥주 캔 위를 훌쩍훌쩍 건너뛰고는 다시 돌아가기 위해 도로를 가로지른다. 몇 분 후 다시 조용한 공원으로 돌아와 꽥꽥거리는 오리로 가득한 검은 연못을 따라 응달의 나무들 아래 흙길을 달린다.

그때 문득 뭔가 엄습해 온다. 목덜미의 강렬한 열기와 흐릿해진 시야. 나는 아직도 길게 숨을 내쉬며 조깅을 하고 있지만, 달리면서 동시에 따뜻하고 걸쭉한 액체 속으로 머리부터 곤두박질하는 느낌이 든다. 좀 더 열심히 달리고 좀 더 적게 숨을 쉬면서, 따끈한 시럽처럼 무지근한 열감이 손끝과 발가락, 팔, 다리 속으로 스며드는 것을 느낀다. 기분이 그만이다. 따뜻함이 얼굴을 지나 더 높이 올라가 내 두개골 마루뼈를 감싼다.

이게 바로 올손이 말한 **좋은 두통**일 것이다. 이산화탄소가 증가하면서 헤모글로빈 속 산소가 굶주린 세포로 방출되고, 뇌와 몸의 혈관이 팽창해 신선한 혈액으로 채워지면서, 신경계에 둔한 통증 신호가 전달되는 것이다.

내가 막 모종의 실존적 클라이맥스에 다다를 것 같은 느낌이 드는 순간, 작은 오솔길이 넓어진다. 철망 울타리 뒤에서 바스락거리며 권태로운 눈길을 던지는 물소가 나타난다. 10여 미터 떨어진 곳에 골든게이트 앵글링&캐스팅 클럽이 있다. 내 차가 그 옆에 있고, 조깅은 마침내 끝났다.

집에 돌아가는 동안 인생의 큰 깨달음 따위는 없다. 행복감을 느낀다고도 말할 수 없지만, 그래도 괜찮다. 별것 아닌 조깅을 하며 **더 적게 숨쉬는** 호흡법으로 얻을 게 많다는 것이 증명되었다. 그런데 이런 극한 훈련은 얼굴이 달아오르면서 땀을 쏟는 고통을 기꺼이 견뎌 내려는 이들에게만 유용할 것이다.

건강한 호흡 운동이 그렇게 심한 운동이어서는 곤란하다. 부테이코는 이것을 잘 알고 있어서 그런 혹독한 방법을 환자들에게 처방한 경우가 거의 없었다. 어차피 그는 엘리트 선수들이 금메달을 따도록 지도하는 데 관심이 없었다. 다만 생명을 구하고 싶었다. 그는 건강 상태와 나이, 체력 수준과 상관없이 모든 사람이 실행할 수 있는, **더 적게 숨 쉬는**

호흡법을 가르치고 싶었을 뿐이다.

그걸 가르치는 동안 부테이코는 의학계의 맹렬한 비난을 받았다. 그는 물리적 공격까지 당해 실험실이 파괴되기도 했다. 그러나 그는 계속 밀어붙였다. 1980년대까지 50편 이상의 과학 논문을 발표했고,[25] 소련 보건부는 결국 그의 호흡법이 효과가 있다고 인정했다. 러시아에서만 약 20만 명이 그의 호흡법을 배웠다. 여러 소식통에 따르면, 부테이코는 알레르기로 인해 호흡곤란을 겪고 있는 찰스 왕세자를 만나기 위해 영국으로 초청되었다. 부테이코는 왕자를 도왔고, 고혈압과 관절염을 비롯한 여러 질병으로 고통받고 있는 환자의 80퍼센트 이상을 치료하는 데 도움을 주었다.

자발적 심호흡 배제는 특히 호흡기 질환 치료에 효과적이었다. 천식에는 기적 같은 치료 효과가 있는 모양이다.

부테이코가 호흡을 적게 하도록 처음으로 환자들을 훈련시키기 시작한 이후 수십 년 동안, 천식은 세계적으로 확산되었다. 오늘날 거의 2,500만 명의 미국인이 이 문제로 고통받고 있다.[26] 이는 인구의 약 8퍼센트에 해당하는데, 1980년 이후 4배나 증가했다.[27] 천식은 아이들의 응급실 방문과 입원, 학교 결석 등의 주된 이유로, 통제할 수는 있지만 치료할 수 없는 질병으로 여겨지고 있다.

천식은 면역 체계가 민감해서 기도의 수축과 경련을 유발하는 질병이다. 오염 물질과 먼지, 바이러스 감염, 차가운 공기를 비롯한 수많은 원인으로 유발된다.[28] 천식이 과호흡으로 유발될 수도 있는데, 신체 운동을 하는 동안 흔히 천식이 발생하는 것도 그 때문이다.[29] 이것은 운동 유발 천식[30]이라고 불리는데, 미국 인구의 약 15퍼센트와 운동선수들의 최대 40퍼센트가 천식에 영향을 받는 것으로 보고되었다. 이들은 휴식을 취하거나 운동을 하는 동안 천식이 없는 사람들보다 전반적으로 더 많이, 때로는 훨씬 더 많이 호흡하는 경향이 있다. 일단 천식 발작이 시작되면 상황은 더욱 악화된다. 공기는 폐에 갇히고 통로는 수축하기 때문에, 공기를 밀어내고 다시 받아들이기가 더 어려워진다. 호흡은 더 많이 하지만 숨은 더 막히고, 통로는 더 수축하고, 공황 상태와 스트레스가 더 심해진다.

전 세계 천식 치료제의 연간 시장 규모는 200억 달러에 달하고,[31] 해당 약품도 실제 치료제처럼 느껴질 정도로 효과가 좋은 경우가 많다. 그러나 이들 약품, 특히 경구용 스테로이드제는 몇 년 후 끔찍한 부작용을 일으킬 수 있다. 예컨대 폐 기능 저하와 천식 증상 악화,[32] 실명, 사망 위험 증가 등이다. 수백만 명의 천식 환자가 이미 이것을 알고 있고, 실제로 이러한 문제를 겪고 있다. 그들 중 많은 사람이 호흡을 적게 하는 훈련을 해서 극적인 개선 효과를 보았다고 보고했다.

스탠퍼드 실험 전 몇 달 동안, 나는 부테이코 호흡법을 실천한 이들을 인터뷰하고 그들의 이야기를 수집했다.

그중 한 명이 58세의 데이비드 위브[33]인데, 그는 뉴욕 우드스톡 출신의 첼로와 바이올린 제작자로,《뉴욕 타임스》기사에서 내가 읽은 적이 있는 사람이다. 위브는 10세 때부터 심한 천식을 앓았다. 그는 증상을 억제하기 위해 스테로이드와 함께 많게는 하루 20번까지 기관지 확장제를 흡입했다. 그의 몸은 약물에 내성이 생겼고, 이는 복용량을 늘려야 한다는 것을 뜻했다. 수십 년 동안 꾸준히 사용한 스테로이드제는 시력을 약화시켰는데, 이것은 황반변성이라고 불리는 증상이다. 약물을 계속 복용하면 눈이 멀게 된다. 그런데 복용을 중단하면 숨을 쉴 수가 없어서 천식 발작으로 죽을 수도 있다.

위브는 숨을 적게 쉬는 호흡법을 배운 지 3개월도 되지 않아 흡입기를 하루 한 번도 사용하지 않았고, 스테로이드제를 완전히 끊었다. 그는 천식 증상이 거의 없다고 밝혔다. 그는 50년 만에 처음으로 편안히 숨을 쉴 수 있었다. 위브의 천식과 전반적인 건강 상태[34]가 현저히 개선되었음을 확인한 담당 의사조차 놀랄 정도였다.

그 밖에도 여러 사람이 있다. 일리노이대학 어바나-샴페인 캠퍼스의 최고정보책임자는 성년이 된 이후 내내 천식에 시달렸다. 그런데 위브와 마찬가지로 숨을 적게 쉬는 호흡법을 실천한 지 몇 주 만에 천식 증상이 거의 사라졌다고 보고했다. "나는 새로 태어났다"고 그는 썼다. 내가 홀 푸드 카페에서 1시간을 만난 70대 여성이 있는데, 그녀는 지난 60년 동안 심한 천식을 앓았다. 발작 없이는 몇 블록 걷기도 힘들 정도였다. 몇 달 동안 숨을 적게 쉬고 난 뒤로는 하루 몇 시간씩 하이킹을 하며 멕시코 여행을 했다. "이건 기적이나 다름없어요." 그녀가 내게 말했다. 마찬가지로 끔찍한 호흡 문제에 시달려 자살하고만 싶었던 켄터키 출신의 아이 엄마가 있었다. 또 올림픽 출전 선수인 라몬 앤더슨, 매슈 던, 산야 리처즈-로스[35] 같은 선수들과도 인터뷰를 했는데, 그들 모두 호흡을 적게 하는 방법을 실천했다. 그들 모두가 단순히 폐의 공기량을 줄이고 체내 이산화탄소를 증가시키는 것만으로 경기력이 향상되고, 호흡기 질환 증상을 완화시켰다고 증언했다.

천식 치료 방법으로 적게 호흡하는 것에 대한 가장 설득력 있는 과학적 검증은 얼리셔 뮤레트Alicia Meuret 박사를 통해 이루어졌다. 댈러스 소재 서던메소디스트대학의 불안과우울증 연구센터장인 뮤레트는 2014년 연구진과 함께 천식 환자 120명을 무작위로 선정했다. 그리고 폐 기능과 크기, 혈액가스를 측정한 뒤, 휴대용 호기말(숨을 내쉰 직후를 말한다-옮긴이) 이산화탄소 분압 측정기를 주어서 날숨의 이산화탄소 농도를 추적했다.

천식 환자들은 4주 동안 이 장치를 가지고 다니면서 이산화탄소 농도가 건강한 수준인 5.5퍼센트를 유지하도록 숨을 적게 쉬는 연습을 했다. 농도가 낮아지면 다시 숨을 적게 쉬어 농도를 높였다. 한 달 후 천식 환자의 80퍼센트가 휴식 중 이산화탄소 농도를 끌어올렸고, 천식 발작이 현저하게 줄어들면서 폐 기능이 개선되고 기도가 확장되었다. 모두가 더 잘 호흡하게 된 것이다.[36] 그들의 천식 증상은 사라지거나 유의미하게 줄어들었다.

뮤레트는 이렇게 썼다. "사람들이 과호흡을 할 때 아주 이상한 일이 일어난다.[37] 본질적으로 사람들은 너무 많은 공기를 들이쉰다. 그러면서도 숨이 가쁘고, 숨이 막히거나 공기가 부족하다는 느낌을 받는다. 이것은 생물학적 시스템 오류나 마찬가지다." 몸이 자발적으로 숨을 적게 들이쉬려고 하는 것은 이 시스템 오류를 바로잡으려는 것처럼 보였다.

부테이코는 치료 경력의 끝 무렵이자 생애 끝 무렵인 2003년, 80세의 나이에 이르러서는 얼마간 신비주의자가 되었다. 그는 거의 잠을 자지 않았다. 자신의 호흡법이 병을 치료할 뿐만 아니라 직관을 비롯한 여러 형태의 초감각 지각ESP을 촉진시킬 수 있다고 그는 주장했다. 심장병과 치질, 통풍, 암, 기타 100가지가 넘는 다른 질병이 모두 과호흡으로 인한 이산화탄소 결핍 때문이라고 그는 확신했다. 심지어 천식 발작이란 오히려 문제를 줄이고 "시스템 오작동"을 줄이며 보상 조치를 늘리기 위한 것이라고까지 생각했다. 기도 수축과 쌕쌕거림, 그리고 숨이 가빠지는 것은, 호흡을 줄이고 더 느리게 호흡하려는 신체의 자연스러운 반사작용이라고 본 것이다.

이러한 이유 등으로 인해 부테이코와 그의 호흡법은 오늘날 의학계에서 대체로 유사 과학으로 치부되었다. 그런데도 지난 수십 년 동안 수십 명의 연구자들이 숨을 적게 쉬는 것의 회복 효과에 대한 진정한 과학적 검증 결과를 얻으려고 노력해 왔다. 호주 브리즈번 소재 메이터병원의 연구 결과, 부테이코 호흡법대로 공기 섭취량을 3분의 1 정도 줄였을 때 성인 천식 환자의 호흡곤란 증상이 70퍼센트 감소하고, 증상 완화제 투약 필요성이 90퍼센트 정도 감소하는 것으로 나타났다. 다른 여섯 가지의 임상 시험에서도 비슷한 결과가 나왔다.[38] 한편 1960년대 영국의 한 병원에서 개발한 적은 호흡 기법인 "팹워스Papworth 방법"도 천식 증상을 3분의 1로 줄인 것으로 나타났다.*

그런데도 왜 적게 호흡하는 것이 천식과 기타 호흡기 질환을 치료하는 데 그렇게 효과적이었는지를 아무도 정확히 알지 못하는 것 같다. 그것이 어떻게 기능하는지 정확히 아는 사람이 아무도 없는데, 여러 가지 이론은 있다.

아이라 팩맨Ira Packman 박사는 이렇게 말했다. "증상을 일으키는 것은 신체의 결핍이다." 숨을 적게 쉼으로써 자신의 천식을 극복한 펜실베이니아보험국 내과 전문의 겸 의료 전문가인 그는 내게 이렇게 말했다. "부족한 요소를 대치하면 환자는 나아진다(호르몬이나 영양소 등 결여되거나 상실된 요소를 보충해 주는 것을 대치 요법replacement therapy이라고 한다-옮긴이)."

팩맨은 과호흡이 폐 기능 저하와 기도 수축 이상으로 온몸에 다른 더 깊은 영향을 미칠 수 있다고 설명했다. 너무 많이 숨을 쉬면, 우리는 이산화탄소를 너무 많이 몸 밖으로 배출하고 혈액은 pH가 상승해 더욱 알칼리성이 된다. 더 느리게 숨을 쉬고 체내에 더 많은 이산화탄소를 지니게 되면, pH는 낮아지고 혈액 알칼리성도 낮아진다. 우리 몸의 거의 모든 세포 기능은 혈액 pH가 7.4일 때 최적이 된다.[39]

이 최적 수치에서 벗어나면, 인체는 다시 그 수치를 되찾기 위해 가능

---

* 주된 문제는 부테이코 호흡법에 대한 연구가 적고 규모도 작았다는 것이다. 그나마도 일부 비평가들에 따르면 엄격한 과학적 프로토콜(실험 계획안)을 벗어난 연구였다. 그렇지만 2014년 세계보건기구와 미 국립심폐혈연구소, 미 국립보건원 합동의 세계천식기구에서는 부테이코의 호흡법에 과학적 확증 A등급(나중에 수정되어 B등급을 주었다(A등급은 "뚜렷한 과학적 일치"가 있는 것, B등급은 바람직한 과학적 증거는 있으나 증거가 확증된 것은 아닌 경우다-옮긴이).

한 모든 수단을 동원한다. 예컨대 신장은 "완충작용·buffering"*으로 과호흡에 반응한다. 여기서 완충작용이란, 중탄산염이라고 불리는 알칼리성 화합물이 소변으로 배출되는 것이다. 혈중 중탄산염이 적은 상태에서는 우리가 아무리 계속 헉헉거리며 많은 호흡을 해서 pH를 올려도 pH는 다시 정상 수준으로 떨어진다. 마치 아무 일도 없던 것처럼.

완충작용이 지닌 문제는, 이것이 영구적이 아닌 일시적 해결책이라는 데 있다. 몇 주, 몇 달, 또는 몇 년 동안 과호흡을 함으로써 신장이 끊임없이 완충작용을 하면 인체의 필수 미네랄이 고갈된다. 중탄산염이 몸 밖으로 배출되면서 마그네슘과 인, 칼륨 등이 중탄산염과 함께 배출되기 때문이다.[40] 이러한 미네랄들을 정상적으로 함유하고 있지 않을 경우 어떤 세포도 제대로 기능하지 못한다. 신경 기능 부전, 민무늬근(평활근) 경련이 유발되고, 세포는 에너지를 효율적으로 만들지 못한다. 따라서 호흡은 훨씬 어려워진다.[41] 천식을 비롯한 만성 호흡기 질환이 있는 사람들에게 더 이상의 발작을 막기 위해 마그네슘과 같은 보충제를 처방하는 것도 그 때문이다.[42]

지속적인 완충작용은 또 뼈를 약하게 하는데, 이는 모자란 미네랄을

* 세포도 "완충작용"을 한다. 혈액순환이 감소할 때, 곧 산소가 감소할 때마다 세포는 무산소 에너지ATP를 생산하게 된다. 이 과정은 산소가 헤모글로빈과 더 쉽게 분리될 수 있도록 더 산성화된 "미세환경microenvironment"을 조성한다. 그럴 경우, 만성적인 과호흡 상태에서도 조직에서 "저산소혈증hypoxia"이 일어나지 않게 된다. 이것은 많은 부테이코 지지자들이 항상 잘못 알았던 사실이다. 과호흡으로 인한 진짜 손상은, 더 많은 세포가 무산소로 기능하면서 이산화탄소 결핍을 지속적으로 완충하기 위해 인체가 끊임없이 에너지를 소모함으로써 야기된다(과호흡을 하면 혈중 칼슘 농도가 떨어져 저림과 따끔거림, 근육 경련, 위경련, 근육 당김 등을 일으킬 수 있다는 사실도 주목할 필요가 있다).

보충하기 위해 뼛속 미네랄 저장분을 용해시켜 혈류로 내보내기 때문이다. (그래서 과호흡을 하면 골다공증에 걸려 골절 위험이 높아질 수도 있다.) 불균형과 보충, 결핍과 신체 부담이라는 이 끝없는 삐걱거림은 결국 몸을 망가뜨린다.

그런데 팩맨은 재빨리 지적했다. 호흡기 질환을 앓고 있는 환자나 다른 모든 환자들이 이산화탄소 결핍 문제를 지닌 것은 아니라고. 예를 들어 폐기종 환자들은 내부에 묵은 공기가 너무 많이 갇혀 있기 때문에 이산화탄소 농도가 위험할 정도로 높을 수 있다. 더러는 혈액가스와 pH 수준이 완전히 정상일 수도 있다. 그러나 그런 트집 잡기는 더 큰 요점을 놓치게 된다고 그는 지적했다.

호흡 문제를 안고 있는 사람들은 너나없이 스트레스를 받고, 염증이 생기고, 코가 충혈된다. 그들은 공기를 들이쉬고 내쉬는 것을 힘들어한다. 그러한 호흡 문제를 치료하는 데 가장 효과적인 것이 바로 느리게, 일정한 속도로, 더 적게 호흡하는 것이다.

스탠퍼드 실험을 하기 전 몇 달 동안, 나는 부테이코 호흡법 강사를 비롯한 여러 호흡저하 요법 지지자들을 찾아가 만났다. 그들은 그 어떤 약물이나 수술, 의학 요법으로도 고칠 수 없는 만성 호흡기 질환에 어떻게 시달려 왔는지 등에 대한 이야기를 들려주었다. 모두가 호흡법 외에는 그 어떤 도움도 받지 않고 스스로 "치료"를 했다. 그들의 호흡법은 다양했지만, 똑같은 대전제를 깔고 있었다. 곧 매 호흡의 시간을 길게 끈다는 것이다. 호흡이 적을수록 효율적인 호흡의 따뜻한 기운을 더욱 많이 흡수하고, 몸은 더 좋아진다.

이것은 그리 놀랄 일이 아니다. 자연은 수의 크기 정도에 따라 달리 기능한다. 심박수가 가장 적은 포유류가 수명이 가장 길다. 그리고 이들은 곧 가장 느리게 숨을 쉬는 포유류이기도 하다는 것은 우연의 일치가 아니다. 휴식을 할 때 적은 심박수를 유지하는 유일한 방법은 느리게 숨을 쉬는 것이다. 우리와 흰긴수염고래가 그렇듯, 개코원숭이와 들소의 경우도 마찬가지다.

인도의 요가 선생인 B. K. S. 이옌가르Iyengar는 이렇게 썼다. "요기의 수명은 날수가 아니라 호흡수로 측정된다."[43] 어려서부터 병들어, 요가를 배우고 건강을 되찾을 때까지 오랫동안 침대에 갇혀 지낸 이 요가 선생은 2014년 95세에 숨졌다.

느리게, 더 적게 호흡하라.

올손은 우리의 초기 스카이프 채팅과 스탠퍼드 실험 기간에 줄곧 내게 그런 말을 했다. 스토의 글에도 같은 말이 나온다. 부테이코는 물론이고, 가톨릭과 불교, 힌두교 등의 교인들과 9·11 생존자들도 그것을 알고 있었다. 여러 수단과 방법으로, 다양한 시대에 걸친 그 모든 펄모노트들이 또한 그런 사실을 알아냈다. 그들은 우리가 휴식할 때 1분 동안 들이쉬어야 하는 최적의 공기량이 5.5리터라는 것을 알아냈다. 최적의 호흡수는 분당 약 5.5회다. 5.5초 동안 숨을 들이쉬고 5.5초 동안 숨을 내쉬는 것, 이것이 완벽한 호흡이다.

천식 환자와 폐기종 환자, 올림픽 선수, 그리고 거의 모든 사람이 어디서든 하루 몇 분이라도 그런 식으로 호흡함으로써 그 혜택을 받을 수 있다. 가능한 한 더 길게 호흡함으로써 말이다. 그저 적절한 시간에, 우리 몸에 적절한 양의 공기를 공급하는 방법으로 숨을 들이쉬고 내쉬기만 하면 된다. 그러면 인체는 최대의 능력을 발휘하게 된다.

그저 꾸준히 **더 적게** 숨을 쉬기만 하면.

7

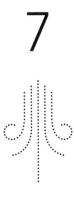

씹기

스탠퍼드 실험 열아흐렛날, 올손과 나는 또다시 우리 집 실험실 중앙의 식탁에 나란히 앉아 있다. 식탁이 난장판이다. 우리는 그저 그러려니 한다. 이제 몇 시간만 지나면 모든 것이 끝나기 때문이다.

나는 전과 똑같은 온도계와 산화질소 센서를 입에 물고 앉아, 전과 똑같은 혈압 측정 띠를 이두박근에 감는다. 올손도 똑같은 마스크를 쓰고, 귀에 똑같은 센서를 꽂고 있다. 슬리퍼도 똑같은 것을 신고 있다.

지난 3주 동안 이런 검사를 60번이나 했다. 그러나 입 호흡을 그만둔 순간 느낀 행복감과 치솟는 에너지, 정신의 명료함, 그리고 다방면의 갑작스러운 신체 개선, 그런 것들을 경험하지 못했다면 이 모든 것을 끝까지 견뎌 내지 못했을 것이다.

그는 간밤에 세 번 코를 곯았다. 나는 여섯 번. 열흘 전보다 4,000퍼센트 줄었다. 수면무호흡은 코 호흡 첫날밤에 사라졌다. 오늘 아침 내 혈압은 실험 첫날의 최고점보다 20이나 낮았다. 평균 10이 떨어졌다. 이산화탄소 농도는 꾸준히 상승해서, 마침내 부테이코의 가장 건강한 연구 대상자들이 공유한 "초지구력"을 향해 조금씩 나아가고 있었다. 올손 역시 나와 비슷하게 좋아졌다. 우리는 날숨을 완전히 내쉬고, 느리고 더 적게 코로 숨을 들이쉼으로써 이 모든 것을 이루었다.

"이상 끝!" 올손이 전과 똑같은 미소를 지으며 말한다. 그는 마지막으로 우리 집 복도를 지나 다시 길을 건넌다. 그리고 나 역시 마지막으로 난장판 속에 홀로 남아, 열흘 전과 똑같은 식사를 한다.

마지막 점심. 파스타 한 그릇과 남은 시금치, 눅눅한 빵 조각 몇 개. 식탁에 앉아 전과 마찬가지로, 일요판《뉴욕 타임스》를 앞에 두고 올리브 오일과 소금을 그릇에 조금 따른다. 한 입 물고 몇 번 씹어 삼킨다.

별일 아닌 것 같은 이 평범한 행동, 곧 부드러운 음식을 씹는 몇 초가 바로 이 책을 쓰는 촉매제가 되었다. 10년 전 빅토리아풍의 집에서 내게 일어난 일을 심심풀이로 탐구하던 취미 생활이, 잃어버린 호흡의 기술과 과학을 발견하기 위한 전업 탐구로 바뀐 계기가 바로 이 음식이다.

나는 이 책 앞머리에서 인간이 왜 그렇게 호흡하는 데 어려움을 겪는지, 그 모든 음식의 부드러움이 결국 어떻게 기도 폐쇄로 이어지게 되었는지, 그 사연부터 늘어놓기 시작했다. 하지만 아주 오래전에 우리의 머리와 기도에 일어난 변화는 우리가 겪은 변화의 작은 부분에 지나지 않는다. 우리의 기원으로 거슬러 올라가면 내가 처음 탐구하기 시작했을 때 기대했던 그 어떤 것보다도 훨씬 더 기이하고 거칠고 더욱 심오한 역사가 드러난다.

그래서 이제, 스탠퍼드 실험이 끝나 가는 지금, 다시 그 이야기를 시작하는 것이 적절해 보인다. 이야기를 끊었던 그 시점, 인류 문명의 여명기부터.

1만 2,000년 전,[1] 남아시아와 지중해 동부의 비옥한 초승달 지역 사람들은 수십만 년 동안 이어 온 야생의 식물 채집과 사냥을 중단했다. 먹거리를 기르기 시작한 것이다. 이것은 인류 최초의 농경문화였다. 이 원시 공동체에서 처음으로 몇 가지 사례가 널리 확산되면서 인간은 고통을 겪기 시작했다. 바로 들쭉날쭉한 치아와 기형적인 입이다.[2]

처음에는 그리 끔찍하지 않았다. 어떤 농경문화에서는 안면과 입의 기형으로 시달린 반면, 수백 킬로미터 떨어진 또 다른 농경문화에서는 전혀 고통받지 않은 것 같다. 들쭉날쭉한 치아와 그에 따른 온갖 호흡 문제는 그저 무작위로 발생한 것처럼 보였다.

그러다 약 300년 전, 이 만성병은 바이러스처럼 퍼졌다. 느닷없이 일시에 세계 인구의 대다수가 고통을 받기 시작한 것이다. 입은 움츠러들고, 얼굴은 전에 비해 점점 더 판판해지고, 코곁굴이 막혔다.

그에 앞서 일어난 머리의 형태학적 변화, 곧 후두가 더 낮아지면서 목을 막고, 뇌가 커지면서 얼굴이 길어진 이런 점진적인 변화는 이번의 느닷없는 변화에 비하면 무시해도 좋을 정도였다. 우리 조상들은 점진적인 변화에는 아주 잘 적응했다.

그러나 약 300년 전 자연산 먹거리의 급속한 산업화로 촉발된 변화는 심각한 피해를 끼쳤다. 그런 먹거리를 먹은 지 불과 몇 세대 만에 현대 인간은 호모Homo 역사상 최악의 호흡자, 곧 동물의 왕국에서 최악의 호흡을 하는 존재가 되었다.

몇 년 전 이러한 사실과 처음으로 마주쳤을 때 나는 좀처럼 이해할 수가 없었다. 왜 학교에서 그런 이야기를 전혀 들어 보지 못했을까? 내가 인터뷰한 그 많은 수면 전문의나 치과 의사, 또는 호흡기 학자들은 왜 그런 사실을 알지 못했을까?

그 이유는 바로 이 연구가 의학의 전당에서 일어나지 않았기 때문이라는 것을 알게 되었다. 이 연구가 이루어지고 있는 곳은 고대 매장지였다. 현장에서 일하는 인류학자들은 내게 말했다. 어떻게 그처럼 느닷없고 극적인 변화가 우리에게 일어날 수 있는지, 그리고 왜 그런지를 정말로 이해하고자 한다면 연구실을 떠나 현장으로 가야 한다고. 그래서 나는 코가 막힌 현대의 "제로 환자Patient Zero"(감염병의 최초 발병자로 확인된 사람-옮긴이)들을 만나 볼 필요가 있었다. 이 제로 환자는 우리의 얼굴 형태가 대량으로 붕괴한 전환점이 된 존재다. 나는 그 두개골을 손에 넣어야 했다. 오래된 표본 다수를.

이때 나는 아직 마리아나 에번스를 소개받지 못했기 때문에 모턴 컬렉션의 존재를 알지 못했다. 그래서 몇몇 친구들에게 전화를 걸었다. 그들 중 한 명이 내게 말했다. 몇 세기 전의 표본을 가장 많이 볼 수 있는 최고의 기회를 잡으려면, 파리로 날아가 보나파르트 거리의 쓰레기통 무더기 옆에서 기다리라고. 화요일 밤 7시에 거기서 가이드를 만나기로 했다.

"이쪽입니다." 가이드가 말했다. 우리 뒤에서는 녹슨 철문이 신음을 하며 끼익끽거렸고, 가로등의 은빛이 점점 엷어지다가 마침내 꺼지고 잔광만 남았다. 앞장서 가던 가이드 중 한 명이 고출력 헤드램프를 켰다. 다른 두 사람은 배낭끈을 단단히 붙들고, 칠흑 같은 어둠 속으로 이어진 나선형 계단의 첫 번째 돌계단을 딛고 내려갔다.

죽은 이들이 계단 아래 있었다.[3] 그들 중 600만 명은 지난날 미로 같은 홀과 노점, 성당, 납골당, 검은 강, 억만장자 놀이방들에 흩어져 있었다. 그중에는 『잠자는 숲속의 미녀』와 『신데렐라』의 저자인 샤를 페로의 두개골도 있었다. 조금 더 깊은 곳에는 현대 화학의 아버지 앙투안 라부아지에의 대퇴골과, 암살당한 프랑스혁명 지도자이자 자크 루이 다비드의 가장 침울한 그림 속 모델인 장 폴 마라의 갈비뼈도 있었다. 이 모든 두개골과 뼈들 수백만 점과 일부 1,000년 전의 해골들이 파리 센강 좌안의 중심부에 있는 뤽상부르공원 땅 밑에 묵묵히 누워 있었다.

이 탐험대의 리더는 빛바랜 위장 재킷 위로 말갈기 같은 자홍색 머리

칼을 늘어뜨린 30대 초반의 여성이었다. 빨간 바지를 입은 여성과 푸른 형광 외투를 걸친 또 다른 여성이 그 뒤를 따랐다. 무릎까지 올라오는 장화를 신고, 미어터질 듯한 가죽 배낭을 짊어진 모습이 마치 전원 여성 버전의 영화 〈고스트버스터즈Ghostbusters〉(2016) 주연들 같아 보였다. 그들의 실명을 알지 못했는데, 묻지도 말라는 소리를 들었다. 이 가이드들은 익명을 선호한다.

계단 아래, 거친 석회암 벽으로 만든 터널이 있었다. 더 깊이 들어가자 좀 좁아졌고, 끝내는 바닥이 좁고 벽이 양쪽으로 벌어지다가 꼭대기가 다시 좁아지는 육각형 터널이 되었다. 과거 석회암 광부들이 가능한 한 적은 공간에서 효율적으로 한 줄로 걸을 수 있게끔 이런 방식으로 건설한 것이다. 그런데 묘한 것은 이 통로가 관 모양이라는 것이다. 지구 최대의 공동묘지[4] 가운데 하나라는 것을 생각하면, 어쩌면 잘 어울리는 것인지도 모른다.

천년 동안 파리 사람들은 죽은 이들을 도시 중심에 묻었는데, 대부분은 생 이노상 공동묘지('죄 없는 자들의 신성한 무덤'-옮긴이)라고 알려진 구역에 묻었다. 수백 년을 사용한 후 죄 없는 신성한 자들이 과밀해지자, 망자는 창고에 쌓이게 되었다. 창고들 역시 초만원이 되었고, 마침내 벽이 무너져 부패한 시신이 도시 거리로 쏟아져 나왔다. 망자들을 모실 곳이 없던 파리 당국은 석회암 광부들에게 망자를 화차에 담아 파리의 채석장으로 싣고 가도록 했다. 새로운 석회암 채석장을 굴착해 개선문과 루브르박물관을 비롯한 여러 훌륭한 건물을 지으면서 더 많은 망자들이 지하로 들어갔다. 21세기로 접어들 무렵에는 길이 270킬로미터 이상의 채석장 터널에 수백만 구의 해골이 가득 들어차기에 이르렀다.

파리시는 파리 카타콤(지하 납골당)catacomb이라고 부르는 이 채석장 관광을 허가했지만, 그 구역은 전체의 극히 일부에 불과했다. 나는 다른 99퍼센트의 내부를 조사하러 이곳에 왔는데 여기에는 관광객도, 망자의 신원을 밝힌 명판도, 밧줄과 불빛도, 수칙도 없었다. 출입 금지 구역에는 그 어떤 것도 없었다.

채석장 출입이 불법이 된 1955년 이후에는 "카타필cataphile"(카타콤 애호가라는 뜻의 조어-옮긴이)이라는 이름의 무리가 이 지하 납골당을 답사하고 있다. 그들은 보나파르트 거리의 빗물 배수구와 맨홀, 비밀 출입구 등을 통해 지하로 내려가는 길을 발견했다. 카타필들 가운데 더러는 이 석회암 벽 안에 은밀한 클럽을 만들었고, 또 어떤 이들은 매주 지하 댄스 클럽을 열었다. 프랑스의 한 억만장자가 자신의 호화로운 아파트 아래를 파서, 누가 누군지 알 바 없는 손님들을 모아 은밀한 파티를 연다는 소문도 있었다. 카타필들은 항상 새로운 발견을 했다.

내 가이드인 자홍색 머리의 여자(이후 자홍이라고 부르겠다)는 15년에 걸쳐 이 터널의 지도를 그렸다. 자홍은 이곳의 이야기와 역사에 매료되었다. 그녀는 앞서 내게 말했다. 한 시간을 기어들어가서 새로운 납골당을 발견한 적이 있다고. 그곳에는 1832년 파리를 유린한 콜레라 희생자 수천 명이 가득 차 있었다고 한다. 그 무렵은 서구 역사상 작은 입과 들쭉날쭉한 치아, 그리고 막힌 기도가 표준이 된 시기였다. 산업화된 유럽의 대부분 지역에서 말이다. 그것이야말로 내가 찾던 두개골이다.

우리는 홀을 지나고 고인 물웅덩이를 넘어 일종의 대형 쥐구멍으로 인간 지네처럼 얼굴과 엉덩이를 맞대고 기어가며 와인병과 담뱃갑, 찌그러진 맥주 캔들이 쌓여 있는 곳에 이르렀다. 수십 년 동안 낙서로 범벅이 된 벽에는 두 연인의 이름 머릿글자, 성기, 의무처럼 등장하는 666 따위가 눈에 띄었다. 몇 미터 앞에는 불쏘시개처럼 보이는 것이 쌓여 있었다.

그것은 불쏘시개가 아니고, 막대기도 아니었다. 대퇴골과 위팔뼈, 가슴뼈, 갈비뼈, 종아리뼈 들 더미였다. 모두 인간의 뼈다. 바로 이곳에 비밀의 납골당으로 가는 길이 있었다.

1500년경, 서남아시아와 비옥한 초승달 지대에서 시작된 농사는 전 세계로 퍼졌다. 인류는 5억 명으로 늘어났는데, 이는 막 농업이 시작될 무렵의 100배였다. 그래도 도시 거주자에게는 삶이 비참했다. 인간이 만들어 낸 쓰레기가 도시 거리에 흘러넘쳤고, 공기는 석탄 연기로 오염되었다. 근처의 호수와 강은 피와 지방, 머리카락 들이 공장에서 배출한 산성 물질과 뒤섞여 흘러갔다. 감염과 질병, 전염병은 늘 위협적이었다.

이런 사회에서 역사상 처음으로 인간은 가공식품, 곧 신선하지 않고 날것이 아니고, 자연 그대로가 아닌 식품만을 먹으며 평생을 지낼 수 있었다. 수백만 명이 실제로 그랬다. 다음 몇 세기 동안 음식은 점점 더 정제된다. 제분 기술의 진전으로 쌀은 하얀 탄수화물 알곡만 남기고 겨와 씨눈이 제거되었다. 연자방앗간(나중에는 증기 제분소)에서는 밀의 겨와 씨눈을 제거하고 부드럽고 하얀 밀가루만 남겼다. 고기와 과일, 채소는 깡통과 병에 담겼다. 이 모든 방법으로 인해 음식의 유통기한이 연장되고 일반 대중이 더 쉽게 접할 수 있게 되었다. 하지만 또 한편으로는 이 방법들로 인해 음식이 흐물흐물하고 부드러워졌다. 한때 부자들의 전유물이었던 설탕은 점점 더 보편화되고 값이 싸졌다.

새로이 고도로 가공된 이 식단에는 섬유질과 미네랄, 비타민, 아미노산, 기타 다양한 영양소가 결여되었다. 결과적으로 도시인은 점점 더 병들고 작아지게 된다. 산업화가 시작되기 전인 1730년대에 영국인[5]의 평균 키는 약 170센티미터였다. 한 세기도 지나지 않아서 평균 키가 165센티미터로 5센티미터가 줄어들었다.

얼굴도 급속히 나빠지기 시작했다. 입은 움츠러들고 얼굴뼈는 발육이 부진해졌다. 산업화 시대 들어 치과 질환이 만연해졌고 들쭉날쭉한 치아와 턱의 부조화가 10배나 증가했다. 입은 너무 나빠지고 너무 과밀해져서 아예 모든 치아를 뽑아 버리는 경우가 흔한 일이 되었다.[6]

디킨스 소설에 나오는 거리 부랑아들의 일그러진 미소는 가난하고 처량한 몇몇 고아들만의 특징이 아니었다. 상류층도 마찬가지였다. 빅토리아시대의 한 치과 의사는 "학교가 좋을수록 치아는 더 나쁘다"고 말했다.[7] 호흡 문제가 폭증했다.

채석장으로 돌아온 자홍은 바위와 뼈와 깨진 병들을 가로질러 납골당으로 가는 좁은 틈새로 나를 이끌었다. 그녀는 1800년대 초반의 콜레라 유행으로 파리에서만 2만 명에 가까운 사람들이 죽은 이야기를 내게 들려주었다. 파리 당국은 망자를 둘 곳이 없어 몽파르나스 묘지에 큰 구덩이를 판 뒤 생석회를 같이 묻어서 살을 분해시켰다. 납골당은 그 구덩이 맨 아래에 있었다.

10분쯤 더 기어가자 그곳에 다다랐는데, 내부가 뼈와 두개골 더미로 둘러싸여 있었다. 호러 영화처럼 섬뜩한 곳일 거라고 예상했지만 전혀 그렇지 않았다. 막상 과거 그 모든 삶의 잔해에 둘러싸인 곳으로 들어서니, 마치 바위가 우물에 떨어지고 나서 메아리마저 사라진 뒤처럼 길고 무거운 정적만 감돌 뿐이었다.

자홍과 카타필들은 몇몇 두개골 위에 초를 세워 불을 밝히고 배낭에서 맥주 캔과 식료품을 꺼냈다. 나는 돌아서서 커다란 바윗돌 사이에 몸이 꽉 낄 때까지 바닥을 엉금엉금 기어 틈서리 깊이 더 들어갔다. 어느 순간 문득 불안감이 치밀었다. 우리 중 누구든 갑자기 이곳에 갇힌다면, 또는 다리가 부러지거나 길을 잃는다면 결코 다시는 돌아가지 못할 가능성이 높았다. 그러면 우리 두개골이 이들 벽에 늘어선 수백만 명의 다른 두개골과 합류할 것이고, 미래 세계의 카타필들은 양초를 지닌 해골을 발견하게 될 것이다.

앞으로 안으로 또다시 용을 쓰고 꿈틀거리며 기어가 수북한 해골 더미 위에 이르렀다. 사방에 수백 개의 두개골이 더 쌓여 있었다. 이들은 도시 거주자였고, 다들 고가공 식품을 먹고 살았을 가능성이 매우 높았다. 내가 보기에 그들의 두개골은 모두 좌우 불균형에, 이틀활(치조궁)이 V 자 모양이고, 어떤 식으로든 발육이 부진했다. 나는 한동안 그들에게 둘러싸인 채 살펴보고 만져 보며 비교 검사했다.

솔직히 말하면 해골 검사는 거의 할 줄 모른다. 내가 수습한 두개골 가운데 턱을 비롯한 뼛조각들 일부는 아마 원래와 달랐을 것이다. 그렇다 하더라도 이 표본들의 모양과 대칭은 내가 여기 오기 전 책과 웹사이트에서 본 수십 명의 고대 수렵 채집인을 비롯한 여러 토착민들과 비교하면 명백한 차이가 있었다. 이들은 현대 산업화 시대 인간의 입을 가진 제로 환자였다.

"불레-부 망제 켈커 슈즈?"(Voulez-vous manger quelque chose, 뭐 좀 드시겠어요?) 자홍의 말소리가 메아리를 울렸다. 나는 틈새로 다시 기어 나가 그들과 합류했다. 그들은 깜빡이는 양초 불빛 속에서 플라스크에 입을 대고 독한 아라크주를 마시고, 스낵을 나눠 먹으며 담배를 피우고 있었다. 자홍은 부드러운 흰 빵 한 덩어리와 비닐에 싸인 치즈 한 조각을 꺼내 건네주었다. 저 모든 해묵은 눈구멍들의 눈길 아래서 나는 빵을 한 입 베어 물고 들쭉날쭉한 치아로 두어 번 씹고 꿀떡 삼켰다.

산업화된 식품을 그렇게 오래 먹으면서 우리 입이 위축되고 호흡이 붕괴했을 거라고 근거 없이 추측한 연구자들도 예전에 있긴 했다. 1800년대에 또 몇몇 과학자들은 이러한 문제가 비타민 D 결핍과 관련이 있다고 가정했다.[8] 비타민 D가 결핍되면 얼굴과 기도의 뼈는 물론이고 신체 발달도 부진해진다. 또 다른 과학자들은 비타민 C 부족이 원인이라고 생각했다. 1930년대에 미국치과의사협회 연구소 설립자인 웨스턴 프라이스Weston Price는 특정 비타민 어느 하나가 아니라 그 모든 것의 결핍 탓이라고 결론지었다. 프라이스는 자신의 이론을 증명하기 위한 연구에 착수했다. 그러나 앞서의 과학자들과 달리 우리의 입이 위축되고 얼굴이 변형되는 원인에 대해서는 관심이 없었다. 그는 치료법을 찾는 데만 관심이 있었다.

프라이스 박사의 연구를 지지한 하버드대학 인류학자 어니스트 후턴Earnest Hooton은 이렇게 썼다. "오래전부터 야만인의 치아가 우수하고 문명인의 치아는 부실하다는 것을 이미 알고 있었기 때문에 야만인의 치아가 왜 좋은지는 전혀 신경 쓰지 않고 왜 우리의 치아가 모두 부실한지를 알아내는 데만 관심을 집중시켰는데, 이는 대단히 어리석었던 것 같다."9

프라이스는 1930년대부터 시작해서 10년 동안 전 세계 인구의 치아와 기도, 그리고 전반적인 건강 상태를 비교했다. 그는 구성원들이 여전히 전통 음식을 먹고 있는 토착민 공동체를 조사하면서 공동체 내의 다른 구성원을 비교 대상으로 삼는 한편, 때로는 산업화된 현대 식단을 채택한 같은 가족 내 구성원을 비교 대상으로 삼기도 했다. 그는 내셔널지오그래픽 연구원이자 탐험가인 조카와 함께 종종 10여 개국을 여행했으며 1만 5,000장 이상의 사진, 4,000장의 슬라이드, 수천 장의 치과 기록, 타액과 음식 표본, 필름, 기타 세부 기록 수집물을 모아 책으로 펴냈다.

그가 어디로 가든 똑같은 이야기가 전개되었다. 전통 식단을 현대 가공식품으로 대체한 사회에서는 최대 10배의 충치, 심하게 들쭉날쭉한 치아, 막힌 기도, 전반적으로 나빠진 건강 등으로 인해 고통을 겪고 있었다.

식단은 현대와 똑같았다. 흰 밀가루나 흰 쌀, 잼, 설탕을 넣은 주스, 통조림 채소, 가공육 등이었다. 전통 식단의 경우는 전혀 달랐다.

프라이스는 또 알래스카에서 바다표범 고기와 생선, 식용 이끼 외에는 별다른 것을 먹지 않는 지역사회를 발견했다.[10] 멜라네시아의 오지 섬들에서는 호박과 파파야, 야자집게, 때로는 인육을 먹는 부족들을 발견했다. 또 주로 소의 피와 약간의 우유, 몇 가지 식물, 그리고 스테이크 한 입 정도를 먹고 사는 유목민 마사이족을 연구하기 위해 그는 아프리카로 날아갔다. 다음에는 중부 캐나다로 갔다. 그의 주석에 따르면, 때로 영하 70도에 이르는 겨울 내내 먹거리라고는 야생동물밖에 없는 환경에서 힘겹게 사는 토착 부족들도 연구했다.[11]

고기만 먹는 문화도 있었고, 대부분이 채식주의자인 문화도 있었다. 더러는 주로 집에서 만든 치즈를 먹었고, 더러는 유제품을 전혀 먹지 않았다. 그들의 치아는 거의 항상 완벽했다. 입안은 유난히 넓고 콧구멍은 컸다. 충치는 거의 없고 치과 질환도 거의 없었다. 천식 같은 호흡기 질환은 물론이고, 결핵도 사실상 존재하지 않았다고 프라이스는 보고했다.

이러한 식단의 먹거리는 다양했지만, 모두가 한결같이 비타민과 미네랄을 다량 함유하고 있었다. 현대 식단의 1.5배에서 50배에 이를 정도였다. 모든 먹거리가 그랬다. 프라이스는 우리의 입이 위축되고 기도가 막힌 것이 비타민 D나 C뿐만 아니라 **모든** 필수 비타민의 결핍 탓이라고 확신하게 되었다. 비타민과 미네랄은 협력해서 작용한다는 사실을 그는 발견했다. 어느 한쪽이 효율적으로 작용하려면 다른 것을 필요로 한다. 어떤 보충제는 다른 보충제들과 함께 먹지 않는 한 소용없는 게 바로 그런 까닭이다. 몸 전체의 뼈, 특히 입과 얼굴의 뼈가 잘 성장하기 위해서는 이 모든 영양소가 필요하다.

1939년에 프라이스는 여행 중 수집한 자료를 500쪽에 달하는 두툼한 저서로 펴냈다. 이 『영양과 신체 퇴화Nutrition and Physical Degeneration』는 "위대한 연구 업적"이라고 《캐나다 의학 협회 저널》은 평했다. 어니스트 후턴은 그것을 "획기적 연구"라고 일컬었다. 그러나 다른 이들은 그것을 못마땅하게 여겨서 프라이스의 결론에 격렬하게 반대했다.

그들을 격분시킨 것은 프라이스가 밝힌 사실과 수치가 아니었고, 그의 식이요법 조언도 아니었다. 현대 식단의 문제점에 대해 그가 발견한 사실들 대부분은 이미 여러 해 전에 영양학자들이 검증해 낸 것이었다. 그러나 일부 사람들은 프라이스가 과장을 했거나, 그의 관찰이 너무 일화적이고anecdotal(사실이나 연구보다 특정 사례를 토대로 해서 신뢰성이 떨어지는 것-옮긴이) 표본 크기가 너무 작다고 비난했다.[12]

그런 비난은 중요한 게 아니었다. 생선 눈과 무스의 분비샘, 식물 뿌리, 소 피, 야자껍게, 돼지 콩팥 따위의 식사를 준비하기 위해 하루 몇 시간을 보낸다는 것이 1940년대 사람들에게는 시대에 동떨어지고 진기한 이야기로만 들렸다. 시간 소모가 너무 컸다. 많은 사람들이 도시로 이주한 것은 그러한 음식들과 그에 따른 음울한 생활 방식에서 벗어나기 위해서이기도 했다.

게다가 프라이스의 말은 반만 옳은 것으로 밝혀졌다. 산업화된 음식을 먹은 그 많은 사람들이 병에 걸린 이유를 비타민 결핍으로 설명할 수도 있긴 하다. 예컨대 왜 그렇게 많은 사람들이 충치가 생기는지, 뼈는 왜 가늘고 약한지에 대해서는 말이다. 그러나 현대사회에 널리 퍼진 갑작스럽고 극단적인 입의 위축과 기도 막힘을 비타민 결핍만으로는 충분히 설명할 수 없었다. 산업화 시대의 우리 조상들이 날마다 비타민과 미네랄을 충분히 섭취했다 해도 입은 똑같이 너무 작아지고, 치아는 들쭉날쭉해지고, 기도는 막혔을 것이다. 우리 조상이 그랬듯 우리 또한 그렇다. 문제는 우리가 무엇을 먹는가보다 어떻게 먹는가와 더 관련이 깊다.

씹기. 우리 식단에 결핍된 것은 비타민 A, B, C, D가 아니라 저작 행위에서 비롯하는 꾸준한 스트레스였다. 현대 가공식품으로 이루어진 식단의 95퍼센트는 부드러웠다. 심지어 오늘날 건강에 좋은 음식으로 여겨지는 스무디와 견과류 버터, 오트밀, 아보카도, 통밀 빵, 야채수프, 이 모든 것이 부드럽다.

우리의 고대 조상들은 날마다 하루 몇 시간씩 씹었다. 너무 많이 씹었기 때문에 입과 치아, 목, 얼굴이 넓고 강하고 두드러지게 성장했다. 산업화 시대의 음식은 너무 가공되어 있어서 거의 씹을 필요가 없었다.

내가 파리 납골당에서 조사한 수많은 두개골들의 얼굴이 좁고 치아가 들쭉날쭉한 것도 그 때문이다. 또한 오늘날 많은 사람이 코를 골고, 코와 기도가 막히는 것도 다분히 그 때문이다. 신선한 공기를 들이쉬기 위한 스프레이와 알약, 또는 외과용 드릴이 필요하게 된 것도 마찬가지다.

카타필들은 납골당에서 빈 병과 담배꽁초와 부려 놓은 짐들을 주섬 주섬 챙겼다. 나는 그들 뒤를 따라 엉금엉금 기고 악취의 강을 건너고 돌계단으로 올라, 마침내 비밀의 문을 지나 보나파르트 거리로 나왔다. 경찰서 앞에 이른 그들은 파리 지하철까지 내 걸음을 재촉했다. 빅토르위고역에서 친구의 아파트까지, 인간의 뼛가루 여진이 빵가루처럼 붙어 나를 따라왔다.

나는 꽤 넋이 나간 채 파리를 떠났다. 지하 미로의 뼈 무더기 때문이 아니라 우리 인간의 어리석음의 포괄성 때문이었다. 인간의 진보처럼 보이는 것, 곧 방앗간과 대량 유통, 그리고 먹거리 보존, 이 모든 것은 끔찍한 결과를 불러왔다.

느리고 더 적게 호흡하는 것, 그리고 날숨을 최대한 내쉬는 것, 그 어떤 것도 실은 중요하지 않다는 것을 나는 깨달았다. 우리가 코로 숨을 쉴 수 없는 한 말이다. 그러나 우리의 움츠러든 얼굴과 너무 작은 입은 그 중요한 길을 가로막는 걸림돌이 되었다.

나는 며칠 동안 인간의 어리석음에 연민을 느끼다가 서둘러 대책을 찾아 나섰다. 부드럽고 걸쭉한 산업화된 먹거리로 인한 지난 몇 세기 동안의 피해를 되돌릴 수 있는 시술이나 처치, 또는 운동 방법이 있어야만 했다. 나 자신의 막힌 기도, 자주 겪었던 쌕쌕거림, 호흡기 질환, 그리고 충혈을 해결할 수 있는 뭔가가 있어야 했다.

나는 현대의 병원들을 찾아가 코 전문가를 만나는 것부터 시작했다.

스탠퍼드대학 코 외과 의사인 나약 박사는 나를 처음 만난 자리에서 그가 하는 대부분의 코막힘 치료 작업이 "1차선 도로를 2차선 도로로 바꾸는 것"이 수반된다고 말했다. 싱크대 배수관이 막히면 안전하고 빠르게 뚫는 방법을 찾는다. 살짝 막혔을 경우에는 배수관 청소용품인 드라노Drano를 쓴다. 그것이 효과가 없으면 배관공을 부른다. 코막힘도 그와 비슷하다. 경미한 충혈을 빨리 해소하는 데는 스프레이와 코 세척제, 알레르기 약물도 도움이 되지만 더 심각한 만성 장애물을 제거하기 위해서는 길을 터 주는 외과 의사가 필요하다. 이런 식의 비유를 나는 많이 들었다.

내가, 아니 다른 누구라도 나중에 만성적으로 가볍게 코가 막히면 나약은 우선 식염수 코안 세척이라는 "드라노" 방법을 권했고, 때로는 비용이 별로 들지 않고 자가 관리도 할 수 있는 치료법인 저용량 스테로이드 스프레이 사용을 권했다. 코안 재건 수술을 받은 환자들에게는 고용량 스테로이드를 첨가한 국소 세척제를 처방했는데, 5~10퍼센트의 환자들은 그 이상의 필요성을 느끼지 못한다는 사실을 그는 알게 되었다.

만일 장애물이 더 완고한 코곁굴 감염이라면 나약은 풍선 치료를 하기도 한다. 이때 그는 작은 의료용 풍선을 코곁굴에 삽입하고 조심스럽게 부풀린다. 흔히 풍선 부비동(코곁굴) 확장술[13]이라고 불리는 이 치료를 하면, 점액과 감염원이 빠져나갈 수 있는 공간을 넓혀서 새로운 공기와 점액이 들어갈 수 있게 된다. 발표하지 않은 환자-대조군 연구에서 나약은 시술을 받은 28명의 코곁굴염 환자 중 23명은 다른 치료가 필요하지 않다는 사실을 발견했다.

때로는 코곁굴이 아니라 콧구멍이 문제다. 크기가 너무 작거나 숨을 들이쉬는 도중 너무 쉽게 오므라드는 콧구멍은 공기의 자유로운 흐름을 억제해 호흡 문제를 일으킬 수 있다. 그런 상태는 아주 흔해서 이를 공식적으로 "코문짝(비밸브) 붕괴"라고 부르고, 이를 측정하는 공식 방법으로 "코틀법Cottle's maneuver"(1954년 미국 비과학회를 설립한 모리스 코틀Maurice H. Cottle 박사가 확립한 것으로, 코막힘이 코문짝에서 일어나는지 코안 깊은 곳에서 일어나는지를 판별하는 데 주로 쓰이는 진단 기법-옮긴이)이라는 것이 있다.[14] 이것은 측정하고자 하는 콧구멍 측면에 검지를 살짝 대고 그쪽 볼을 바깥쪽으로 가만히 당겨서 콧구멍이 살며시 벌어지도록 하는 것이다. 이렇게 해서 코로 들이쉬는 것이 더 편해지면 콧구멍이 너무 작거나 코문짝이 너무 얇을 가능성이 있다. 이 증상을 지닌 많은 사람들이 최소침습수술을 받거나, 브리드라이트Breathe Right라는 접착 띠를 콧등에 붙이거나, 원뿔꼴의 콧구멍 확대기를 삽입한다.

이런 단순한 방법으로 실패하면 드릴이 등장한다. 현대인의 약 4분의 3은 육안으로 뚜렷이 보이는 "비뚤어진 사이막(코중격)"[15] 증상을 지녔는데, 이것은 코의 오른쪽과 왼쪽 기도를 구분하는 뼈와 연골이 중심을 벗어나 있다는 것을 뜻한다. 이와 더불어 현대인의 50퍼센트는[16] 코선반에 만성 염증이 있다. 코곁굴 내부를 덮고 있는 발기성 점막 조직이 코로 편안하게 숨을 쉬지 못할 만큼 부풀어 있는 것이다.

두 가지 문제 모두 만성 호흡곤란과 감염 위험의 증가로 이어질 수 있다. 수술은 이 사이막을 바로잡거나 염증을 줄이는 데 매우 효과적이지만, 나약은 신중하게 보수적으로 수술할 필요가 있다고 경고했다. 코는 이들 구조물이 촘촘히 통제된 시스템으로 기능하는 경이롭고 현란한 기관이다.

코 수술은 압도적인 성공률을 보인다고 나약이 말했다. 환자가 깨어나면 부목을 빼내고 붕대를 푼다. 더 이상 충혈은 없다. 더 이상 코곁굴 두통도 없고, 입 호흡도 하지 않게 된다. 수술한 이들은 이전보다 더 잘 호흡하며 새로운 삶을 향해 간다.

하지만 모두가 그런 것은 아니다. 만약 외과의가 너무 많은 조직을 드릴로 뚫거나 제거하면 코는 효과적으로 여과와 가습, 청소 기능을 할 수 없고, 심지어 들이쉰 공기를 감지하지도 못한다. 소수의 불행한 이 환자 집단에게 각각의 들숨은 너무 빠르게 밀려드는데, 이것은 빈 코 증후군 empty nose syndrome이라고 불리는 흉측한 증상이다.

나는 그들의 상태를 파악하기 위해 몇 명의 빈 코 증후군 환자들을 인터뷰했다. 특히 시애틀 항공 업계에서 일한 레이저 기술자 피터와는 여러 달 이야기를 나누었다. 그는 약간 작은 장애물을 제거하기 위해 수술을 계획했는데, 그의 요구와는 달리 두 차례 수술로 코선반의 75퍼센트가 제거됐다.[17] 첫 수술을 한 지 며칠이 지나지 않아 그는 질식할 것 같은 기분을 느꼈다. 그는 잠을 이룰 수 없었다. 외과의들은 코선반이 충분히 제거되지 않았다고 피터를 설득했고, 다시 수술에 들어갔다. 두 번째 수술은 상황을 훨씬 더 악화시켰다. 몇 년 후 피터는 숨을 들이쉴 때마다 뇌에 화살을 맞은 것 같은 통증이 밀려왔다. 마치 펌프로 공기를 쑤셔 넣는 것 같았다. 의사들은 피터에게 아무 이상이 없다고 단언했다. 그러고는 항우울제를 처방하고 규칙적인 운동을 권했다. 어느 순간 그는 자살을 생각했다.[18]

나는 빈코증후군협회의 당시 회장을 만나기 위해 라트비아로 가서 이틀을 지냈다. 그녀의 이름은 알라였고 30대 초반이었다. 8년 전 2개의 석사 학위를 딴 알라는 큰 회사에 다니면서 여가 시간에는 노래하고 춤을 추며 시간을 보냈다. 신체가 건강했고 심각한 병을 앓은 적이 없었다. 건강검진을 받는 동안 코겉굴에서 작은 물혹이 발견되었고, 의사는 늘 하던 대로 그것을 제거하자고 제안했다. 외과의는 그녀의 콧속에 구멍을 내고는 물혹 제거는 잊고 코겉굴과 코선반의 많은 부분을 제거했다. 결과는 극적이었다. 알라는 내게 이렇게 말했다. "끊임없이 공기 속에서 익사하는 기분이에요." 그녀는 회사를 그만두지 않을 수 없었고, 대부분의 신체 활동도 포기해야 했다. 그녀가 말했다. "날마다 몸부림쳐요. 숨을 쉴 때마다."[19]

빈 코 증후군을 지닌 수백 명의 사람들이 내게 들려준 이야기는 한결같았다. 잠을 이루지 못하는 밤들과 공황 발작, 불안, 식욕 상실, 만성 우울증에 관한 불만의 토로였다. 그들은 많이 숨을 쉴수록 더 숨이 막히는 느낌을 받았다. 그들의 의사와 가족, 친구들은 이해하지 못했다. 더 빨리 더 많은 공기를 들이쉬는 건 좋은 것 아니냐면서. 그러나 이제 우리는 알고 있다. 그 반대가 옳을 때가 더 많다는 것을.

지난 6년 동안 나약을 찾아온 환자의 5퍼센트, 즉 미국 25개 주와 7개국에서 온 약 200명의 환자는 빈 코 증후군이 그들에게 어떤 영향을 미치는지, 그리고 그들이 다시 정상적으로 호흡하는 데 도움이 될 만한 시술이 있는지 알아보기 위해 스탠퍼드에 왔다. 이들이 엄격한 선별검사를 통과하면, 나약은 과거에 제거된 연조직과 연골을 **다시 덧붙인다.**

어떤 추정치에 따르면 더 낮은(부실한) 코선반을 제거한 환자의 최대 20퍼센트가[20] 결국에는 어느 정도의 빈 코 증후군이 생길 위험에 처한다고 하는데, 나약은 이 수치가 과장되었다고 생각한다. 좀 더 가벼운 수술 후 호흡곤란을 호소하는 환자의 수는 확실히 훨씬 적긴 하다. 하지만 그 수가 1퍼센트의 1퍼센트밖에 안 된다 하더라도, 호흡곤란을 치료하기 위해 몸에 칼을 대기에 앞서 꼭 다른 선택지를 알아보고 싶을 정도로 이 빈 코 증후군 이야기는 너무 섬뜩하다.

그래서 나는 좀 더 아래, 좀 더 깊은 입속을 탐구했다.

수면무호흡과 코골이, 천식과 ADHD는 모두 입안의 장애물과 관련이 있다.[21] 치과 의사보다 더 많이 입안을 들여다보는 전문가는 없다. 나는 장애물 제거 시술 전문가 여섯 명과 이야기를 나누었다. 그들이 나에게 거울로 들여다보라고 한 것을 한번 보자.

거울을 보며 입을 벌리고 목구멍을 들여다보면 연조직에 박쥐처럼 매달린 살덩이가 보인다. 목젖이다. 기도가 거의 막히지 않는 사람의 입안에는 목젖이 높이 달려 있고, 위에서 아래까지 목젖이 뚜렷이 보일 것이다. 목젖이 목구멍 더 깊숙이 매달려 있는 것처럼 보일수록 기도가 막힐 위험이 커진다.[22] 기도 장애에 가장 민감한 사람의 입안에서는 목젖이 전혀 보이지 않을 수도 있다. 이렇게 관찰한 것을 프리드먼 혀 위치 척도[23]라고 하는데, 호흡 능력을 빠르게 추정하는 데 이용된다.

다음은 혀다. 혀가 어금니와 겹친다면, 그래서 혀 양옆에 치아 자국 (치흔)이 있다면, 그것은 혀가 상대적으로 너무 크다는 뜻으로 잠자리에 드러누웠을 때 목구멍이 더 막히기 쉽다.[24]

더 아래는 목이다. 목이 굵을수록 기도가 조인다. 목둘레가 43센티미 터 이상인 남성과 40센티미터 이상인 여성은 기도 폐쇄 위험이 현저히 증가한다.[25] 그리고 체중이 늘수록 코골이와 수면무호흡에 걸릴 위험이 커진다. 체질량지수는 여러 가지 요인 중 하나일 뿐이지만 그렇다. 역도 선수들에게는 수면무호흡과 만성 호흡 문제가 자주 생기는데, 그들에게 는 지방층이 아니라 기도에 무리를 주는 근육이 있다.

몸이 마른 장거리달리기 선수들 대다수와 심지어 유아들도 그런 문 제가 생긴다. 기도 폐쇄는 목이나 목젖, 또는 혀에서 시작되는 게 아니기 때문이다. 그건 입에서부터 시작되는데, 입 크기가 문제가 된다. 기도 장 애의 90퍼센트는 혀 주변, 연구개, 입 둘레 조직에서 발생하는데,[26] 입이 작을수록 혀와 목젖을 비롯한 기타 조직들이 공기 흐름을 더욱 방해하게 된다.

기도 장애 문제를 개선하는 방법은 다양하다. 마이클 겔브Michael Gelb 박사는 코골이와 수면무호흡, 불안, 기타 호흡과 관련된 여러 문제를 전 문으로 치료하는 뉴욕의 유명한 치과 의사다. 내가 뉴욕에 있는 그의 매 디슨애비뉴클리닉을 찾았을 때 그가 말했다. "날마다 증상이 똑같은 환 자를 봐요." 자신의 환자들 대다수는 전통 치아 본에 맞지 않는다고 그는 말했다. 30대 중반에, 건장하고 성공적인 경력을 지닌 이들이 그를 찾아 온다. 성장기에는 건강 문제가 없었지만 지난 몇 년 동안 그들은 피로와

장 문제, 두통 등을 겪었다. 음식물을 씹을 때는 귀가 아프다. 1차 진료 의사들은 진단을 잘못 내리고 항우울제를 처방하기 쉬운데, 그런 약은 효과가 없다. 그래서 그들은 막힌 기도를 지나 폐로 공기를 강제로 밀어 넣어 주는 지속적 기도 양압, 즉 CPAP 마스크를 사용한다.

CPAP는 중등도부터 최중증 단계까지의 수면무호흡을 앓고 있는 사람들을 위한 구명줄이다. 이 장치 덕분에 수백만 명의 사람이 마침내 하룻밤을 푹 쉴 수 있게 되었다. 그러나 겔브는 자신의 환자들이 이 호흡기를 사용하는 데 어려움을 겪고 있다고 말했다. 게다가 많은 사람이 의학적으로 마땅히 받아야 할 수면무호흡 진단을 받지 못했다. 수면 연구 데이터만 보아서는 그들이 수면 중에 호흡을 잘하는 것으로 나온다. 하지만 이들은 점점 더 피곤해지고, 건망증이 심해지고, 병들어 간다. 이들이 수면무호흡 환자로 등록되지 않았더라도 실은 모두가 심각한 호흡 장애를 가지고 있다고 겔브는 말했다. "그들이 나를 찾아올 무렵에는 이미 걸어 다니는 송장이나 다름없어요."

겔브와 그의 동료들은 때로 편도와 인두편도를 제거한다. 이것이 어린이들에게는 특히 효과적일 수 있다.[27] ADHD를 앓는 어린이들의 50퍼센트는 편도와 인두편도를 제거한 후 더 이상 증상이 없는 것으로 나타났다.[28] 그러나 이러한 효과는 덧없는 것일 수도 있다. 어린이들의 경우 편도를 제거한 후 몇 년 지나면 기도 장애가 생길 가능성이 있고, 그에 따라 온갖 문제가 발생할 수 있다.[29] 이런 편도/인두편도 제거, CPAP 또는 다른 시술들 모두가 만족스러운 장기적 해결책이 되지 못한다. 모두가 핵심 쟁점을 다루지 않기 때문이다. 얼굴에 비해 너무 작은 입이라는 문제를.

겔브는 또 머리와 목 자세를 교정하는 치료도 병행한다. 간단하지만 다양한 장치를 이용해 턱을 기도에서 밀어내는 것 따위의 치료다. 대부분 효과가 있다. 치료 후 사실상 새로 태어난 듯한 환자들의 사진을 그는 보여 주었다. 하지만 나는 걸어 다니는 송장이 아니었다. 적어도 아직은 말이다. 내 기도 장애는 훨씬 미약했다.

나를 비롯한 대다수 사람들을 위한 최고의 약은 예방이라고 그는 말했다. 나이 들면서 발생하는 수면무호흡과 불안, 기타 모든 만성 호흡기 질환을 피할 수 있도록 기도의 기능 저하를 역전시키는 것이 거기에 포함된다. 또한 너무 작은 입을 확대하는 것도 포함된다.

초기의 치과교정 장치는 치아를 바로잡기 위한 것이 아니라 입을 넓히고 기도를 열기 위한 것이었다. 1800년대 중반 많은 어린이들이 입술 갈림증(언챙이)과 좁은 V 자 모양의 이틀활(치조궁)을 타고났다. 입은 너무 작아서 먹고 말하고 숨쉬기가 어려울 정도였다. 치과 의사 겸 조각가인 노먼 킹슬리Norman Kingsley는 그들을 돕고 싶어 1859년에 강제로 턱을 앞으로 밀어내는 장치를 만들어 입 뒤쪽 공간을 확보해 목구멍이 열리게 했다.[30] 충분히 효과가 있었다. 1900년대 무렵 피에르 로빈Pierre Robin이라는 이름의 프랑스 외과 의사는 나름의 기구를 설계했다.[31]

로빈은 그것을 "모노블록monoblock"이라고 불렀는데, 입천장을 바깥쪽으로 확장하는 플라스틱 고정기와 나사못으로 구성되어 있다. 불과 몇 주 만에 환자의 입이 커졌고 호흡도 상당히 좋아졌다.

모노블록은 들쭉날쭉한 치아를 바로잡는 또 다른 이점이 있어서, 이를 목적으로 사용되던 다른 입 확장 장치들의 유행을 잠재웠다. 충분한 공간이 있으면 치아가 자연스럽게 곧게 자라기 때문이다. 확대 장치는 입을 원래 예정된 대로의 넓이로 되돌려 치아는 더 큰 "놀이터"가 생겼다. 이런 확대는 이후 20년 동안 표준 관행이 되었고, 그 후로도 수십 년 동안 유럽 전역에서 계속 사용되었다.

그러나 입을 확대하는 과정은 전문 지식과 유지 관리가 필요했다. 치과 의사의 기술에 따라 그 결과는 다양했다. 이런 장치들은 착용하기 거북하고 어색해 보인다는 단점이 있었다. 입안에서 가장 흔히 일어나는 수직 겹침 문제overbite(윗니가 아랫니보다 돌출해서 수직으로 겹치는 문제-옮긴이)를 지닌 환자들의 경우, 아래턱을 앞으로 이동시킬 수 있는 방법을 아는 치과 의사가 거의 없었기 때문에 그 대신 입의 윗부분을 뒤로 이동시키는 방법을 연구하기 시작했다.

1940년대 무렵에는 치과 의사들이 치아를 뽑은 다음 헤드기어와 치아 교정기, 기타 치아교정 장치를 이용해 남은 윗니를 뒤로 당기는 것이 일반적인 관행으로 자리 잡았다. 치아가 더 적은 게 다루기 쉬웠고 더 일관된 결과를 얻을 수 있었다. 1950년대 무렵 미국에서는 발치(한 번에 2개, 4개, 심지어 6개 발치)와 수축 교정술[32]이 일상화되었다. 이 방법에는 뚜렷한 문제가 있었다. 치아를 제거하고 남은 치아를 뒤로 당김으로써 입이 더욱 작아진 것이다. 입이 작으면 치과 의사들이 관리하기 쉬울지는 모르지만,

숨 쉴 수 있는 공간이 더 줄어든다.

치아 교정기와 헤드기어로 입을 압박한 지 몇 달, 또는 몇 년이 지난 후 어떤 환자들은 전에 없던 코골이와 수면무호흡, 고초열(꽃가루 알레르기), 천식 같은 호흡곤란을 하소연했다. 음식을 깨물 때면 턱관절에서 딸깍거리는 소리가 났다. 어떤 이들은 얼굴이 더 길고 납작해지고, 목과 얼굴의 경계가 분명치 않는 등 용모가 달라지기 시작했다.

대다수가 그랬던 것은 아닐지도 모른다. 그러나 충분히 많은 환자가 동일한 호흡 문제와 씹기 문제, 그리고 아래쪽으로의 얼굴 성장을 나타냈다. 1950년대 후반에 준프로 F1 드라이버 겸 영국 안면외과 의사 존 뮤 John Mew[33]가 주목할 정도로 말이다.

뮤는 발치를 한 젊은 환자들의 얼굴과 입을 측정하고, 확장 치료를 받은 환자들과 비교하기 시작했다.[34] 형제자매가 있으면 그들을 비교 측정하고, 일란성쌍둥이도 비교 측정했다.[35] 치아를 제거하고 수축 교정술을 받은 어린이들은 입의 성장 부진과 아래로의 얼굴 성장 문제로 계속 고통을 받았다. 그들이 다 자라서는 나머지 몸과 머리가 더 커졌지만, 입만큼은 같은 크기를 유지할 수밖에 없었다. 이 불일치는 얼굴 중심에 문제를 일으켰다. 눈이 처지고 볼이 부풀어 오르고 턱이 위축된 것이다. 이 환자들은 치아를 많이 뽑을수록, 그리고 치아 교정기와 기타 장치를 오래 착용할수록 기도 장애가 더 생기는 것으로 보였다. 뮤는 이런 패턴을 "고정 장치를 이용한 치과교정 치료 시 흔히 펼쳐지는 안타까운 속편"이라고 일컬었다. 너무 작은 입 때문에 생긴 들쭉날쭉한 치아를 바로잡기 위해 발명된 장치들이, 어이없게도 오히려 입을 더 작게 만들고 호흡을 악화시킨다는 사실을 그는 발견했다.

그것은 뮤만이 아니었다. 다른 여러 치과 의사들도 이 주제에 관한 과학 논문에서 같은 결론을 내렸다.[36] 뮤는 수백 번 측정을 하고, 환자들의 전후 사진을 찍으며 연구를 계속했다. 심지어 입술 세포 구조에 대한 생화학 분석까지 했다. 발치와 수축 교정술의 병행이 앞쪽으로의 얼굴 성장과 호흡을 어떻게 방해하는지, 그 모든 것이 명백히 입증되었다고 그는 주장했다. 그는 영국치과협회 남부 카운티 지부 회장을 역임하면서 자신의 영향력을 행사해 충분한 조사를 실시하도록 당국에 청원했다.

그러나 아무도 아무것도 하지 않았다. 아랑곳하지도 않았다. 오히려 뮤는 영국 치의학계에서 가장 분란을 일으키는 사람으로 손꼽혀 "돌팔이, 사기꾼, 허풍선이" 따위로 불리며 손가락질을 당하곤 했다.[37] 입 확장 치료를 중단하라는 고소를 끊임없이 당했고, 끝내는 의사 면허를 박탈당했다. 치과 치료를 한 지 10년이 되어 갈 무렵, 그는 스토와 프라이스, 그 밖의 다른 많은 펄모노트와 같은 궤적을 밟아 가는 듯했다. 무명으로 죽어 자신의 연구와 함께 묻히는 그 길 말이다.

그러나 지난 몇 년 동안 이상한 일이 일어났다. 유능한 치과 의사 수백 명이 뮤의 입장을 지지하고 나선 것이다. 그들은 전통적인 치과교정술 때문에 그들 환자의 절반은 호흡이 더 악화되었다고 말했다. 가장 강력한 지지를 보낸 것은 유명한 진화생물학자 폴 에를리히Paul R. Ehrlich, 그리고 뮤의 연구를 뒷받침하는 수백 편의 과학적 참고문헌을 상세히 기술한 치과교정 의사 샌드라 칸Sandra Kahn 박사였다.[38] 그들은 스탠퍼드대학 출판사를 통해 2018년 4월 뮤에 대한 216쪽짜리 전기 연구서를 펴냈다.

뮤의 비주류 이론은 단숨에 주류로 진입하기 시작했다.

겔브는 내게 이렇게 말했다. "전통적인 치과교정 방법을 쓰는 의사는 10년 안에 모두 사라질 겁니다. 우리가 저지른 일을 돌이켜 보면 소름이 끼쳐요." 이것은 이미 지난 반세기 동안 뮤가 말해 왔던 것이다. 치과교정 학계 내부의 반란은 결국 "구강안면 근기능요법 아카데미"[39]라는 전문기구 결성으로 이어졌다.

내가 알게 된 이 기구의 전문가들은 문제를 일으킨 사람들을 비난하기보다 입이 작아지는 문제를 바로잡는 데 훨씬 더 관심이 많다. 이 문제는 변수가 너무 많은 데다, 문제를 일으킨 이들이 너무 많았기 때문이다. 뮤를 비롯한 여러 사람들은 기도 장애를 제거하고 너무 작은 입안의 기능을 회복하는 데 필요한 도구들이 이미 오래전에 만들어졌다는 것을 알았지만, 그것들은 이런저런 이유로 잊혔다. 내가 우연히 알게 된 여러 치료법과 마찬가지로.

파리 채석장을 탐사하고 돌아온 지 2주 만에 나는 존 뮤를 찾아갔다. 이스트서식스 기차역에 도착해서 한 시간을 기다린 뒤 르노 미니밴 조수석에 올라탔다. 런던에서 동쪽으로 약 90분 거리에 있는 우아한 브로드오크 교외의 숲속 나무 그늘 아래로 뻗은 시골길을 그는 제한속도의 두 배로 달렸다.

왕복 1차선 도로를 달리며 무성하게 자란 덤불이 조수석 창문을 긁어

댈 때 그가 말했다. "나는 줄곧 믿기지 않을 만큼 저항을 받아 왔습니다. 그러나 과학은 명백하고, 사실 또한 명백하고, 증거는 어디에나 널려 있죠. 정말이지 그들도 이제 더는 막을 수 없어요."

때는 일요일 오후였다. 나를 만나고, 자녀들을 불러 차를 마시는 것밖에는 달리 계획이 없었으면서도 그는 흰 셔츠에 조끼까지 걸친 말쑥한 정장 차림을 하고 있었다. 넥타이는 그가 75년 전에 다녔던 사립 초등학교 시절의 빗금 무늬 타이였다. 우리는 자갈길 진입로와 작은 다리 위를 지나 성채의 돌탑 그늘에 주차했다.

나는 뮤가 "성castle"에 살고 있다는 이야기를 듣고, 내심 페인트칠을 한 콘크리트에 비닐 사이딩을 두르고 작은 성 분위기를 풍기는 집을 예상했다. 그러나 이끼로 덮인 지붕부터 검은 물이 고인 해자에 이르기까지, 어디 하나 옛 성채답지 않은 구석이 없었다. 뮤는 시동을 끄고, 지팡이를 짚은 채 어두운 복도를 지나 검은 소나무 찬장과 구리 냄비들이 놓인 부엌으로 나를 안내했다.

우리는 이글거리는 난롯가에 앉아 몇 시간 동안 이야기를 나누었다. 그는 70대 후반의 10년 동안 얼마나 많은 일을 했는지, 그러는 동안 이 성은 또 어떻게 지었는지에 대한 이야기를 들려주었다.[40] 물론 그가 입을 확대하기 위해 고안한 다양한 장치에 대한 이야기도 빠지지 않았다.

그의 가장 유명한 발명품은 바이오블록Biobloc으로, 이것은 피에르 로빈의 모노블록의 수정판이었다. 뮤는 이것을 수백 명의 환자에게 사용했다. 이것은 오늘날에도 수많은 치과교정 의사들이 여전히 사용하고 있다. 2006년 50명의 어린이들을 대상으로 한 동료 검토 연구[41]에 따르면, 바이오블록은 6개월 동안 기도를 최대 30퍼센트까지 확대했다.

내가 여기 온 것은 너무 작은 내 입을 확대하고, 너무 작은 기도를 여는 것에 관심이 있기 때문이다. 그러나 뼈와 얼굴이 여전히 성장 중이고, 쉽게 틀을 형성할 수 있는 5~9세 어린이들에게 자신의 장치가 가장 효과가 있다고 뮤는 말했다. 나에게는 이미 때늦은 이야기였다.

역시 치과 의사인 뮤의 아들 마이크가 이야기에 동참했다. 패션 청바지와 몸에 꼭 맞는 스웨터 차림의 그는 햇볕에 그을리고, 꿰뚫어 보는 듯한 갈색 눈에 키가 크고 야윈 편이었다. 기도 장애 개선을 위한 첫 번째 단계는 치과교정이 아니라 먼저 올바른 "입의 자세oral posture"를 유지하는 것이라고 그는 설명했다. 누구나 그럴 수 있었고, 돈이 들지도 않는다.

단지 입술을 맞대고, 치아는 가볍게 맞물고, 혀를 입천장에 대면 된다. 머리는 몸과 수직이 되게 하고, 목은 구부리지 않는다. 앉거나 서 있을 때는 척추가 J 자 모양이 되어야 한다. 결코 S 자 모양이 아니라, 허리까지 곧게 내려가다가 엉덩이 부분에서만 밖으로 살짝 굽어지도록, 가슴을 펴고 등을 곧게 세워야 한다. 이 자세를 유지하면서 항상 코를 통해 배로 느리게 숨을 쉬어야 한다.

우리의 몸과 기도는 이 자세에서 가장 잘 기능하도록 설계되어 있다는 데 두 부자는 동의했다. 그리스 조각상이나 레오나르도의 그림, 또는 고대 초상화를 보라. 척추가 모두 J 자 모양이다. 그러나 오늘날 공공장소를 둘러보면 대부분의 사람들이 어깨를 앞으로 구부리고 목도 구부정해서, 척추가 S 자 모양을 이루고 있다.[42] "죄다 바보들이에요. 우린 모두 이런 꼬락서니가 되고 말았어요."[43] 하며 마이크는 바보 자세를 취하며 입을 헤 벌리더니 몇 차례 짧게 헥헥 숨을 들이쉬고는 멍청하게 주위를 두리번거렸다. "이런 게 우릴 죽이고 있다고요!"

우리 중 많은 사람의 척추가 S 모양인 것은 게으른 탓이 아니라, 입은 너무 작고 혀가 크기 때문이다. 달리 자리를 잡을 데가 없는 혀가 목구멍으로 내려가 가벼운 질식을 일으킨다. 밤중에는 막힌 기도로 숨을 들이쉬고 내쉬려고 하면서 숨이 막혀 기침을 한다. 물론 이것이 바로 수면무호흡인데, 미국인의 4분의 1이 이것을 앓고 있다.

낮에는 무의식적으로 어깨를 움츠린 채 목을 앞으로 내밀고 고개만 들고서 막힌 기도를 열려고 한다. "의식을 잃고 심폐 소생술을 받기 직전인 사람을 생각해 보세요." 마이크가 말했다. 이때 의료진이 가장 먼저 하는 일은 머리를 뒤로 젖혀 목구멍을 여는 것이다. 우리는 평소에 항상 이렇게 심폐 소생술 받는 자세를 취하고 있는 셈이다.

우리 몸은 이런 자세를 싫어한다. 앞으로 치우친 머리의 무게는 등 근육에 스트레스를 주어 요통을 불러오고, 구부린 목 때문에 뇌간 압박이 가중되어 두통을 비롯한 여러 신경학적 문제가 유발된다. 기울어진 얼굴의 각도로 인해 눈꺼풀이 처지고, 윗입술이 얇아지고, 코뼈를 덮은 살이 아래로 당겨진다. "바보 꼬락서니"라고 해서는 과학적인 소리로 들리지 않기 때문에 마이크는 이 자세를 "머리 위축증"[44]이라고 부른다. 그는 이 자세가 페이스북 설립자인 마크 저커버그를 비롯해서 50퍼센트의 현대인에게 영향을 미치고 있다고 주장한다.

마이크는 저커버그가 머리 위축증 자세를 바로잡지 않으면 10년은 일찍 죽을 거라고 경고하는 유튜브 영상을 2018년 1월에 올렸다. 이 영상은 삭제되기 전까지 조회 수가 9,000이 넘었다.

올바른 입의 자세를 유지하는 것과 더불어, 마이크는 일련의 "혀 뻗치기 운동"을 권했다. 이 운동을 하면 "죽음의 자세"에서 벗어나 숨쉬기를 쉽게 할 수 있다고 그는 말한다. 혀는 강력한 근육이다. 혀의 힘이 치아로 향할 경우, 치아가 잘못된 정렬에서 벗어날 수 있다. 그 힘이 입천장으로 향하면, 입천장을 확대해서 기도를 여는 데 도움이 될 거라고 그는 믿었다.

마이크 뮤의 소셜 미디어 팬들이 "뮤잉mewing"이라고 부르는 이 운동은 "새로운 건강 열풍"[45]으로 인기를 끌었다. 뮤잉하는 사람들은 몇 달 만에 입이 확대되고, 턱선이 더 뚜렷해지고, 수면무호흡이 줄어들면서 호흡이 더 편해졌다고 주장했다. 마이크의 뮤잉 교육 영상은 조회 수가 백만이 넘는다.[46]

뮤잉을 직접 보여 주지 않고 설명하긴 어렵지만, 요지는 이렇다. 혀뿌리 쪽을 연구개로 뻗쳐 올리면서 나머지 혀를 앞으로 파도처럼 뻗쳐 혀끝이 앞니 바로 뒤에 부딪히게 한다. 몇 번 해 보니 토하는 것을 참는 것 같은 뜨악한 기분이 들었다. 마이크가 시범을 보여 주었다. 역시 토하는 것을 참는 것 같은 모습이었다.

아직도 내 신발 끈 구멍에는 인간의 뼈 먼지가 말라붙어 있는데, 손수 지었다는 성에서 주인 부자와 함께 혀를 맞춰 가며 혀 뻗치기 운동을 하고 있자니, 잃어버린 호흡의 기술을 발견하려는 탐구가 어째 갈팡질팡하고 있는 게 아닌가 하는 생각도 들었다.

하지만 나는 계속 밀어붙였다. 아직은 갈팡질팡하더라도 그것이 왜 효과가 있는가를 이해한다면 그런 연습을 훨씬 더 즐거이 할 수 있을 거라고 생각하며, 아치형 복도를 지나 달도 없는 밤중의 시골길을 되짚어 집으로 돌아가는 동안 내내 뮤잉을 했다.

결국 나는 그랜드센트럴 터미널에서 남쪽으로 몇 블록 떨어진 치과 클리닉의 진료 의자에 몸을 부려 놓기에 이르렀다. 시어도어 벨포Theodore Belfor 박사는 반팔 셔츠와 회색 평상복 바지 차림에 윙팁 구두를 신고 있었다. 삭발한 머리가 진찰 등 아래서 반들거렸다. 그는 싱크대에서 치아 본을 씻으며 인간의 진화가 더 이상 적자생존[47]에 바탕을 두고 있지 않다는 것을 설명하고 있었는데, 그것은 마리아나 에번스에게 들은 대로였다. 그 때문에 내 입이 어떻게 완전히 엉망이 되고 말았는지를 그는 이어 설명했다.

벨포는 인간이 어쩌다 제대로 숨 쉬는 능력을 잃어버렸는가에 대한 큰 생각을 지닌 또 다른 치과 의사였다. 그리고 뮤와 겔브처럼, 그것을 어떻게 고칠 것인가에 대한 큰 생각도 지니고 있었다.

"가만히 있어요." 커다란 두 손을 내 입속으로 들이대면서 굵직한 브롱크스 억양으로 그가 말했다. "좁은 이틀활에 어긋난 치열, 위축된 아래턱뼈(하악골). 있을 게 다 있군요. 아주 전형적이에요."

1960년대 뉴욕대학 치과대학을 졸업한 벨포는 베트남으로 파견되어 196 경보병여단의 군인 4,000명을 위한 유일한 치과의 겸 구강외과의로 일했다. 그는 임무에 태만하지 않았으며, 종종 재앙으로 이어질 수 있는 문제를 맞닥뜨렸을 때 새로운 해결책을 생각해 내고, 발명하고, 불가피하면 임시변통으로 대처했다. "실제로 얼굴을 다시 합치는 방법까지 배웠습니다." 히죽 웃으며 그가 말했다.

그는 뉴욕으로 돌아와 공연 예술가들을 치료하는 일을 맡았다. 가수와 배우, 모델들은 곧은 치아가 필요해도 치아교정기를 달고 있을 수 없었다. 한 동료가 그에게 모노블록 같은 옛 장치를 소개해 주었다. 몇 달동안 그것을 사용한 오페라 가수들은 더 높은 음을 내기 시작했고, 만성적으로 코를 골던 이들은 몇 년 만에 처음으로 편히 잠을 잤다. 모든 이들이 치아가 더 가지런해지고 호흡이 더 좋아졌다고 보고했다. 50~60대 예술가들 가운데 일부는 장치를 오래 착용할수록 입과 얼굴의 뼈가 더 넓어지고 윤곽이 더 선명해졌다.

벨포는 이런 결과에 놀랐다. 다른 모든 사람들과 마찬가지로 그 역시 30세 이후 뼈의 질량이 (폐 크기와 마찬가지로) 줄어든다고 배웠다. 여성은 특히 폐경기 이후 남성보다 훨씬 더 많이 뼈 질량이 줄어든다.[48] 60세가 될 때쯤이면 뼈의 3분의 1 이상을 잃는다. 그래서 80세까지 산다면, 15세 무렵의 뼈를 갖게 된다. 잘 먹고 운동하는 것이 악화를 막는 데 도움은 되지만 어떤 것도 뼈 손실을 막을 수는 없다.

그것은 얼굴에서 가장 명백하게 나타난다.[49] 처진 피부, 퀭하니 들어간 눈, 누렇게 뜬 볼 등, 이런 모습은 모두 뼈가 줄어들어 살이 처질 수밖에 없게 된 탓이다. 두개골 깊숙한 곳까지 뼈가 퇴화하면서 목구멍 뒤쪽의 부드러운 조직이 매달릴 데가 줄어들면 아래로 처지면서 기도 장애로 이어질 수 있다.[50] 이러한 뼈 손실로 인해 나이 들수록 코골이와 수면무호흡이 더 심해지기도 한다.

수십 년간의 실험과 사례 연구 끝에 환자의 입과 얼굴이 나이 들수록 오히려 젊어지는 것을 본 벨포는 뼈 손실에 대한 전통 과학 이론이 "완전 헛소리"라고 단정했다.

"치아를 꼭 다물어요." 그가 말했다.

이를 꼭 다물자 턱에 압박감이 느껴졌고, 이 느낌이 두개골까지 퍼졌다. 내가 느낀 것은, 귀밑에 위치한 씹는 근육인 깨물근(교근咬筋)의 힘이었다.[51] 깨물근은 체내 근육 중 무게에 비해 가장 강한 근육으로, 어금니에 최대 90킬로그램의 압력을 가한다.

그 후 벨포는 두개골 봉합선이라고 불리는 균열부와 융기부의 연결망을 느낄 때까지, 직접 두 손으로 두개골을 쓰다듬어 보라고 했다. 봉합선은 우리가 살아 있는 동안 내내 확산된다. 이 확산 덕분에 두개골 뼈가 유연하게 확대되어 유아기에서 성인기까지 2배로 커진다. 봉합선 안쪽에서는 우리 몸이 필요로 하는 대로 형태가 바뀌고 조직과 뼈를 형성하는 무정형의 줄기세포가 만들어진다. 몸 전체에 쓰이는 줄기세포는 입과 얼굴에서 새로운 뼈로 자라고, 봉합선을 결속하는 모르타르 구실도 한다.

체내의 다른 뼈와 달리 얼굴 중심을 이루는 위턱뼈(상악골)는 가소성이 높은 막뼈(막상골)로 이루어져 있다. 위턱뼈는 70대까지 모습을 바꾸며 더 촘촘하게 자랄 수도 있고, 어쩌면 더 길어질 수도 있다.[52] "당신을 비롯해서 그 누구든 간에, 우리는 어떤 나이에도 뼈가 자랄 수 있어요." 벨포가 내게 말했다. 우리에게 필요한 것은 줄기세포뿐이다. 그리고 우리가 줄기세포를 만들고 그것으로 얼굴에 더 많은 위턱뼈를 만들라는 신호를 보내는 방법은 깨물근을 조이는 것이다(즉 어금니를 계속 꼭꼭 다물어 조여 대는 것이다).

씹기. 우리가 더 많이 씹을수록 줄기세포가 더 많이 방출되어 골밀도와 성장이 더 촉발되고, 더 젊어 보이고, 호흡도 더 좋아지게 된다.[53]

이는 유아기에 시작된다. 모유를 먹으면서 씹고 빠는 스트레스로 인해 깨물근을 비롯한 여러 얼굴 근육이 운동을 하게 된다. 이에 따라 더 많은 줄기세포가 방출되어 뼈가 더 강하게 성장하고, 기도가 더 뚜렷이 형성된다. 몇백 년 전까지만 해도 어머니들은 두 살에서 네 살까지, 때로는 청소년기까지 젖을 먹였다.[54] 유아들이 깨물고 빨면서 많은 시간을 보낼수록 얼굴과 기도가 더 발달하고, 장차 숨을 더 잘 쉬게 된다. 지난 20년 동안 수십 건의 연구가 이 주장을 뒷받침해 왔다. 이 연구 결과 분유를 먹은 아기들보다 모유를 먹은 아기들이 들쭉날쭉한 치아와 코골이, 수면무호흡 등의 발생률이 더 낮았다.[55]

"이제 좀 당겨 앉아 머리를 뒤로 젖히세요." 벨포가 치아 본 장치로 벌어진 내 입을 가리키며 말했다. 그가 꺼내 가져가려는 치아 본은 1990년대에 벨포가 발명한 확장 장치인 호미오블록Homeoblock을 내게 맞춰 주는 데 쓰일 것이다. 호미오블록은 반짝이는 금속 와이어를 덧댄 분홍색 아크릴 장치로, 여느 보정 장치와 다를 게 없어 보였다. 호미오블록이 치아를 바로 세우려고 설계된 게 아니라는 점만 빼면 그렇다. 노먼 킹슬리와 피에르 로빈이 만든 최초의 기능성 치과교정 장치와 마찬가지로 입을 넓히고 호흡을 편하게 하는 것이 목적이다. 이것을 착용하면 어금니를 다물 때마다 씹는 스트레스를 더욱 북돋아서, 우리의 고대 친척들처럼 뼈와 나무껍질을 갉아 먹으며 서너 시간을 보낼 필요가 없게 된다.[56]

벨포의 환자들(리차드 기어 대역 배우와 피닉스 출신의 중년 주부, 79세의 뉴욕 사교계 인사 등 수백 명의 환자들)은 모두 큰 효과를 보았다. 내가 처음 그의 클리닉에 갔을 때 벨포는 그들의 치료 전후 컴퓨터 단층촬영 사진을 보여 주었다. 그들의 이전 사진을 보면 목구멍이 막혀 있었는데, 6개월 후에는 기도가 더 열리고 새 뼈가 많이 생겼다. 그들의 용모 중에서 치아만큼은 이제 젊은 도리안 그레이의 초상을 빰친다.

"이제 입을 더 크게 벌리고 **아아아아** 하세요." 벨포가 말했다.

호흡과 관련된 다른 많은 것들처럼, 씹기와 기도의 관련성은 이제 해묵은 뉴스가 되었다. 몇 달 동안 이 주제에 관한 1세기 동안의 과학 논문에 파묻혀 호흡기 연구를 하다 보니 같은 곳을 맴도는 것만 같은 기분이 들었다. 또 다른 과학자의 또 다른 수십 년간의 문헌을 파헤쳐도, 동일한 결론에 동일한 집단 기억상실에 이를 뿐이었다.

스코틀랜드의 저명한 의학박사 겸 치과 의사인 제임스 심 월리스James Sim Wallace는 부드러운 음식이 우리의 입과 호흡에 미치는 해로운 영향에 관한 책을 여러 권 펴냈다. 그는 100년도 더 전에 이렇게 썼다. "어린 시절의 부드러운 식단은 혀의 근섬유 발달을 방해한다. 그래서 혀가 더 약해지면, 일차 치열이 이미 발달한 이틀활(치조궁)에서 치아가 적절히 거리를 두고 자리 잡도록 유도할 수 없어서, 결과적으로는 치아가 더욱 뭉쳐서 삐뚤삐뚤 난다."[57]

월리스의 동시대인들은 환자의 입을 측정해 산업혁명 이전의 두개골과 비교하기 시작했다. 고대 두개골의 입천장 길이는 평균 6센티미터로 측정되었다.[58] 19세기 후반 무렵에는 이것이 5.5센티미터로 줄어들었다. 아무도 이러한 관찰을 의심치 않았다. "인간의 턱이 점점 작아지고 있다는 것은 보편적으로 인정되고 있는 사실"이라고 월리스는 썼다.[59] 이런 보편적인 사실에도 불구하고 이후 100년 동안 이 연구는 무시되었다.

그러나 1974년 무렵 스미스소니언 국립자연사박물관의 26세 더벅머리 인류학자 로버트 코루치니Robert Corruccini가 바통을 이어받았다. 그는 이 주제에 관한 12권의 책과 250편의 연구 논문을 펴냈다. 코루치니는 세계를 여행하며 북미의 피마족부터 도시 거주 중국 이민자와 시골 켄터키인, 호주 원주민에 이르기까지 수천 명의 입과 식단을 조사했다. 심지어 돼지들 한 무리에 딱딱한 음식을 먹이고, 다른 무리에는 부드럽게 가공한 것을 먹이는 동물실험까지 했다.[60] 같은 먹거리와 같은 비타민을 먹였지만, 질감을 달리한 것이다.

사람과 돼지, 그 무엇이든 실험했다. 딱딱한 음식에서 부드러운 음식으로 바뀔 때마다 얼굴이 좁아지고, 치아가 뭉쳐서 삐뚤삐뚤 나고, 턱은 어긋났다. 아울러 호흡 문제가 종종 뒤따랐다.

현대인의 50퍼센트는 부드럽고 가공된 식품으로 전환한 후 1세대 이

내에 그러한 "맞물림 장애"(부정교합) 상태를 보였다. 2세대는 70퍼센트, 3세대는 85퍼센트가 그랬다.[61]

4세대에 대해서는 주위를 둘러보라. 바로 지금의 우리 말이다. 우리 중 90퍼센트는 어떤 형태로든 맞물림 장애를 지니고 있다.

코루치니는 들쭉날쭉한 치아를 "문명의 병"이라고 지적하고, 미국 전역의 치과 학회에 획기적인 자료를 제시했다. 처음에는 많은 관심을 받았다. 그는 이렇게 말했다. "정말 정중한 접대를 받았습니다. 그러나 정말로 변한 것은 아무것도 없었어요."

오늘날 미 국립보건원의 공식 웹사이트에서는 치아가 들쭉날쭉한 것을 비롯한 기도 변형의 가장 큰 원인으로 "유전"을 꼽고 있다. 기타 원인으로는 엄지 빨기, 부상, 또는 "입과 턱의 종양"을 꼽는다.

씹기에 대한 언급이 없고, 음식에 대한 언급도 전혀 없다.

벨포는 20년에 걸쳐 자료를 모았다. 그는 자신의 환자들이 어떻게 뼈를 재생시키고 기도를 열었는가를 보여 주는 사례 연구와 도표와 그래프를 가지고 있었다. 그러나 벨포 역시 무시당했고, 종종 손가락질을 당하기도 했다. 모교에서 한 차례 강연을 한 후, 몇몇 동료들은 그가 자료를 위조했고 엑스레이 사진을 포토샵으로 가공했다고 주장했다. "30세가 넘으면 뼈가 자랄 수 없다"면서 그들은 거듭 힐난했다.

벨포와 코루치니는 아직도 뮤와 같은 반전의 순간을 기다리고 있다.

제도권 주류 집단이 돌아서기 시작하는 순간을. 그새 나는 돌아섰다.

벨포의 보정 장치를 착용하기 시작한 지 정확히 1년 일주일이 지난 후, 나는 샌프란시스코 시내에 있는 개인 방사선 클리닉을 방문해 기도와 코곁굴과 입을 다시 정밀 촬영했다. 벨포는 그 결과를 메이요클리닉의 애널라이즈디렉트AnalyzeDirect(의료 이미지 분석 소프트웨어. 메이요클리닉은 미국의 대표적인 종합병원으로,《US 뉴스&월드 리포트》에서 여러 해 최고의 병원으로 선정됐다-옮긴이)에 보내서 내 얼굴과 기도에 무슨 일이 일어났는가를 분석했다.

결과는 충격적이었다. 내 볼과 오른쪽 눈구멍에 1,658세제곱밀리미터의 새 뼈가 생겼는데, 이것은 1센트짜리 동전 5개에 해당하는 부피다. 코에는 118세제곱밀리미터의 뼈가, 위턱에는 178세제곱밀리미터의 뼈가 새로 생겼다. 턱의 위치가 잘 정렬되고 균형이 잡혔다. 기도는 넓어지고 더욱 안정되었다. 가벼운 만성 폐쇄의 결과일 가능성이 있는 위턱굴 고름과 육아肉芽 조직이 완전히 사라졌다.

물론 밤에 플라스틱 덩어리를 입안에 넣고 있는 것에 익숙해지는 데는 몇 주가 걸렸다. 침이 고이고, 목이 수축되고, 이가 아팠다. 하지만 대부분의 불편함이 그렇듯이 살다 보면 뭐든 오래 계속하면 익숙해지고 짜증도 덜 나는 법이다.

이 책을 쓰면서 나는 예전보다 더 편하고 자유롭게 숨을 쉬고 있다. 씹기 운동을 하고 입천장을 조금 더 넓혔을 뿐인데. 스탠퍼드 실험에서 일부러 코를 막았던 일주일 반의 기간을 빼고는, 올해 딱 한 번 감기에 걸렸을 때만 코가 막혔다. 중년의 입과 얼굴이 엉망이었는데도, 나는 그

럭저럭 진짜 진보를 했다.[*]

벨포와는 처음 만난 이후 수십 번 전화로 대화를 나누었는데, 한번은 그가 이렇게 말했다. "자연은 항상성과 균형을 추구합니다. 작가 선생은 균형이 맞지 않았어요. 사진들을 좀 보세요. 자연은 선생의 얼굴에 엄청난 양의 뼈를 추가함으로써 그걸 교정했습니다. 만 번을 듣고 백 번을 봐도 한번 해 보는 것보다 못한 법이죠."

기도 폐쇄의 원인과 치료 과정을 거치며 이 길고 기묘한 여행의 막바지에 이르러 내가 배운 것은 다음과 같다. 태어났을 때와 어린 시절, 심지어 성인 시절의 코와 입도 사전에 정해진 게 아니라는 것. 바른 자세 취하기, 딱딱한 것 씹기, 그리고 아마 약간의 뮤잉 운동을 하는 의지력만으로 우리는 시간을 되돌려 지난 수백 년 동안 이루어진 숱한 피해를 복구할 수 있다.

이렇게 장애물을 치움으로써, 우리는 마침내 다시 호흡 이야기로 돌아갈 수 있게 되었다.

---

[*] 뼈 생성과 기도 확대라는 씹기의 효과를 거두기 위해 호미오블록, 곧 보정 장치를 꼭 써야 할 필요는 없다. 딱딱한 천연 식재료와 껌을 씹는 것만으로도 아마 똑같은 효과를 거둘 수 있을 것이다. 마리아나 에번스는 환자들에게 하루 두어 시간 껌을 씹으라고 권한다. 나 역시 이 충고를 따랐고, 어떤 날은 탄산과 민트를 가미한 팔림이라는 아주 딱딱한 터키 껌을 씹곤 했다. 맛은 형편없었지만 충분히 운동 효과가 있었다.

Part 3

숨쉬기
플러스

8

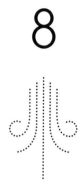

때로 더 많이

축하를 겸해 "최후의" 저녁 식사를 한 다음 날 아침, 올손과 나는 다시 내 차에 올라타 나약 박사와 마지막 검사를 하기 위해 스탠퍼드로 간다. 우리는 다시 스캔을 하고, 다시 바늘로 찔리고, 다시 들쑤셔지고, 다시 질문 공세를 받는다. 열흘 전, 그리고 또 그 열흘 전에 했던 것과 똑같은 여러 검사를 받는다.

두 단계의 실험 결과는 이달 말에나 나올 것이라고 한다. 우리에게는 이제 숨 쉴 자유가 있고, 마음대로 떠날 자유가 있다. 올손은 이제 스웨덴으로 돌아갈 수 있다는 뜻이다. 나로서는 이제 호흡의 극한까지 더 멀리 탐구할 수 있게 되었다.

지금부터 내가 추구할 호흡법은 느리고 안정된 스타일을 고수하지 않을 것이다. 이건 모든 사람이 어디서나 접근할 수 있는 호흡법이 아니다. 이 책을 읽고 시도하기엔 힘든 감이 있다. 어떤 사람에게는 숙달하는 데 오랜 시간이 걸리고, 혼신의 노력이 필요하며, 꽤나 불편할 수도 있다.

극한의 이 호흡법이 심신에 끼치는 영향에 대해 폐의학계는 여러 섬뜩한 이름을 붙여 놓았다. 호흡성 산성혈증, 알칼리증, 저탄산혈증, 교감신경계 과부하, 극도의 무호흡 등이다. 보통 이런 문제는 해롭다고 여겨지며 의학적 치료가 필요할 수도 있다.

그러나 우리가 이 호흡법을 **기꺼이** 연습하면, 그리고 의식적으로 하루 몇 분 또는 몇 시간씩 우리 몸을 이 상태로 밀어붙인다면, 뭔가 또 다른 일이 일어난다. 경우에 따라서는 삶을 근본적으로 바꿀 수도 있다.

나는 강력한 이 호흡법들을 모두 아울러 "숨쉬기 플러스Breathing+"라고 부른다. 이것들 모두 내가 앞서 설명한 기본적인 호흡법을 토대로 삼고 있으며, 그중 여러 호흡법이 추가 집중을 필요로 하고 추가 보상을 제공하기 때문이다. 어떤 호흡법은 아주 오랜 시간 동안 정말 빠르게 호흡하는 것을 포함한다. 또 어떤 것은 훨씬 더 오랫동안 아주 느리게 호흡하는 것을 필요로 한다. 더러는 몇 분 동안 전혀 숨을 쉬지 않기도 한다. 이러한 방법들 역시 수천 년 전에 사라졌다가 다른 문화권에서 다른 시기에 재발견되어 이름이 바뀌어 다시 활용되었다.

잘하면 숨쉬기 플러스로 우리의 가장 기본적인 생물학적 기능의 비밀을 더욱 깊이 들여다볼 수 있다. 최악의 경우에는 심한 땀과 메스꺼움, 탈진을 유발할 수도 있다. 그러나 그 모든 게 스쳐 지나가는 과정의 일부라는 걸 알게 될 것이다. 저 너머에 도달하는 데 필요한 호흡의 고비인 것이다.

뚱딴지같은 소리로 들리지 모르지만 내가 탐구할 첫 번째 숨쉬기 플러스 기법은 서구 세계에서, 그것도 남북전쟁의 격전지에서 등장했다.

때는 1862년. 제이콥 멘데즈 다 코스타Jacob Mendez Da Costa가 필라델피아 소재 터너스레인병원에 막 도착했을 때였다. 북군은 버지니아주 프레더릭스버그 전투에서 굴욕적인 패배를 당해 1,200명이 사망하고 9,000명 이상이 부상당했다.[1] 복도까지 가득 메운 부상병들이 귀와 손가락, 팔다리를 잃은 채 야전침대에 누워 피를 흘리고 있었다.

전투를 겪지 않은 사람들조차 시름시름 앓고 있었다. 병사들은 불안과 편집증, 두통, 설사, 어지럼증, 가슴 통증 등을 호소하며 줄지어 병원을 찾았다. 그들은 유난히 한숨을 많이 쉬었다. 숨을 쉬려고 애를 쓰면서 헉헉거릴수록 숨은 더욱 턱턱 막히는 것만 같았다. 육체적인 손상 징후를 전혀 보이지 않는데도 그랬다. 그들은 몇 주나 몇 달 전투 준비를 했을 뿐, 전투 구경은 한 적도 없었다. 그들에게는 사실상 **아무런 일도** 일어나지 않았다. 하지만 모두가 무기력했다. 그들은 어떻게든 다 코스타의 보살핌을 받겠다는 일념으로, 비명을 지르며 고통스러워하는 사지 절단 환자들을 지나 하얗게 칠해진 병원 천장 아래서 절뚝거리며 다 코스타를 찾아갔다.

다 코스타는 대머리에 무뚝뚝한 표정의 남자였다. 다른 수염은 없이 구레나룻만 멋들어지게 길게 기른 이 포르투갈계 사람의 눈은 피로에 절어 있었다. 세인트토머스섬 출신인 그는 몇 년 동안 유럽에서 뛰어난 외과의들에게 의술을 배웠다. 그는 심장병 전문의로 유명해졌고, 수많은 사람들의 수많은 병을 치료했다. 그러나 터너스레인의 병사들 같은 환자는 전에 본 적이 없었다.

그는 병사들의 셔츠를 들어 올리고 가슴에 청진기를 대는 것부터 시작했다. 병사들의 심박수는 가만히 앉아 있어도 분당 200회까지 미친 듯이 뛰었다. 일부는 정상의 2배인 분당 30회 이상 숨을 쉬었다.[2]

전형적인 환자 가운데 한 명으로, 21세의 농부 윌리엄 C.가 있었다. 그는 자대 배치 후 심한 설사를 하고, 두 손이 푸르스름하게 변했다. 그는 숨이 가쁘다고 하소연했다. 또 다른 환자 헨리 H.도 같은 증상을 보였는데, 가슴이 좁고 척추가 굽은 윌리엄 C.와 마찬가지로 마른 체형이었다. 그러나 둘 다 입대할 때는 건강했다. 입대 후 까닭 없이 몸이 굳어 움직이기가 어려웠다. 다 코스타는 이렇게 썼다. "그 병사들은 아파 보이지 않았다." 그러나 심장박동은 "리듬이 불규칙했고, 때로는 박동이 빠르게 연이어졌다".

이후 몇 년 동안 수백 명의 병사들이 다 코스타를 찾았다. 그들은 똑같은 배경 이야기와 똑같은 하소연을 늘어놓았다. 다 코스타는 이 질병을 과민성 심장 증후군이라고 불렀다.

이 증후군은 여러 면에서 어리둥절했다. 이를테면 증세가 나타났다 사라지길 반복했다. 며칠이나 몇 주, 또는 몇 달 동안 쉬면서 긴장을 풀면 심장박동이 부드러워지고, 소화기 문제가 줄어들곤 했다. 그러면 다시 정상으로 돌아왔고, 숨도 정상적으로 쉬었다.

이들 대부분은 다시 전쟁터로 보내졌다. 병세가 여전한 소수의 병사는 북군 특유의 "상병傷兵 군단"에 배치되어, 증후군을 치료하며 여생을 보내도록 귀가 조치되었다. 다 코스타는 이들 병사에 대한 수많은 데이터를 남겼고, 심혈관 질환사의 기념비가 될 임상 연구 논문을 1871년에 발표했다.

그러나 과민성 심장 증후군은 남북전쟁에만 국한된 게 아니었다. 반세기 후 제1차 세계대전에 참전한 군인의 20퍼센트,[3] 제2차 세계대전에 참전한 100만 명의 군인, 그리고 베트남과 이라크와 아프가니스탄 전쟁 참전 군인 수십만 명이 같은 증후군을 보였다.[4] 의사들은 신종 질환을 발견했다고 믿고는 이러한 증상에 붙일 새로운 이름을 궁리했다. 포탄 충격증(전쟁 신경증)shell shock, 군인 심장증, 베트남 후 증후군, 외상 후 스트레스 장애 따위의 이름이었다.

의사들은 이 질병을 심리적인 것으로 치부하고 전투로 인해 뇌에 모종의 교란이 일어난 것으로 보았다. 군인들 자신은 종종 어떤 화학물질이나 백신에 노출된 탓으로 여기기도 했지만, 확실히 아는 사람은 아무도 없었다.

다 코스타는 자신만의 이론을 가지고 있었다. 터너스레인병원에서 그는 자신이 명명한 대로 "교감신경계 장애"를 치료하고 있다고 믿었다.

그것은 바로 지금 내가 느끼고 있는 것과 같은 장애다.

늦은 아침, 나는 시에라네바다산맥 기슭에 있는 도로변 공원의 메마른 잔디밭에 깐 요가 매트에 누워 있다. 내 오른쪽에는 응급 구조사들이 점심을 먹으며 북적이고 있는 피크닉 테이블 하나가 있고, 왼쪽에는 갈색 가방에서 톨보이 맥주 캔 하나를 꺼내고 있는 노인 한 명이 있다. 머리 위로는 가을 하늘이 너무 맑고 밝아서 눈을 게슴츠레 뜨고 쳐다보아도 눈이 부시다. 나는 홀쭉해진 배 속으로 깊이 숨을 들이쉬고 다시 내뱉는다. 지난 몇 분 동안 이렇게 했더니 이마와 얼굴에서 송골송골 땀방울이 맺힌 것을 느낄 수 있다. 30분은 더 해야 한다.

"스무 번 더!" 나를 굽어보고 있는 남자가 외친다. 우리 뒤편 고속도로에서 속도를 높이는 대형 트럭의 요란한 소음에 그의 목소리가 묻혀 잘 들리지 않는다. 척 맥기Chuck McGee라는 이름의 덩치 큰 이 친구는 모래빛 바가지머리에 무지개 렌즈의 스마트 안경을 쓰고, 하얀 양말과 더러워진 운동화, 그 위로 축 늘어진 카고 반바지 차림이다. 나는 과호흡으로 교감신경계를 허용 한계치까지 자극하기 위해서 하루 동안 그를 고용했다.

지금까지는 효과가 있다. 내 심장은 거칠게 뛰고 있다. 마치 가슴속에 생쥐를 한 마리 풀어 놓은 느낌이다. 불안하고 피해망상이 들끓는다. 진땀이 나고 밀실 공포가 밀려든다. 교감신경계가 과부하 된 것이 분명하다. 과민성 심장 증후군이 틀림없다.

숨쉬기는 단순한 생화학적 또는 육체적 행위 이상이다. 곧 단순히 횡격막을 아래로 내려 공기를 흡입해, 배고픈 세포를 먹이고, 노폐물을 제거하는 것 이상이라는 뜻이다. 매번 숨을 쉴 때마다 우리 몸에 들어오는 수많은 분자는 한결 더 미묘하면서도 중요한 구실을 한다. 이 분자들은 체내의 거의 모든 기관에 영향을 미치며, 각 기관이 언제 기능하고 언제 쉬어야 할지를 알려 준다. 심박수와 소화, 기분, 태도에 영향을 미치며 흥분이나 메스꺼움을 일으키기도 한다. 숨쉬기는 자율신경계라고 불리는 방대한 네트워크의 전원 스위치다.

자율신경계는 교감신경계와 부교감신경계로 분류되는데, 이것들은 서로 반대되는 기능을 한다. 각각은 우리의 건강에 필수적이다.

부교감신경계는 이완과 회복을 자극한다. 오래 마사지를 받을 때도 그렇지만, 배불리 먹은 후 졸음이 쏟아지는 것은 부교감신경계가 소화하라는 신호를 위와 뇌로 보내고, 세로토닌과 옥시토신 같은 기분 좋은 호르몬을 혈류로 방출하기 때문이다. 부교감 자극은 우리의 눈물샘을 열어 결혼식장에서 눈물을 흐르게 하기도 한다. 식사 전에 침 분비를 촉진하고, 배설물을 제거하기 위해 장을 느슨하게 하며, 성행위 전에 성기를 자극한다. 이러한 이유로 때로는 "부양과 번식" 시스템이라고도 불린다.

폐는 두 자율신경계로 이어지는 신경으로 덮여 있으며, 그중 부교감신경과 연결되는 상당수의 신경이 하부 폐엽에 위치하는데, 이는 길고 느린 호흡이 이완 효과가 있는 이유 가운데 하나다.[5] 들이쉰 공기 분자가 깊이 내려가면서 부교감신경의 스위치가 켜지는데, 그러면 체내 기관에 쉬거나 소화하라는 신호를 더 많이 보내게 된다. 날숨을 쉴 때는 공기가 폐 상부로 상승함에 따라 공기 분자는 훨씬 더 강하게 부교감 반응을 자극한다. 더 깊고 부드럽게 숨을 들이쉴수록, 그리고 더 길게 숨을 내쉴수록 심장은 더 천천히 뛰고 우리는 더 차분해진다. 이러한 회복과 휴식 상태에서 깨어 있는 시간 대부분과 수면 시간 전부를 보내도록 인간은 진화해 왔다. 우리가 인간이 되는 데 한몫한 것이 바로 완전한 이완 상태인 것이다.

자율신경계의 나머지 반인 교감신경계는 정반대 구실을 한다.[6] 이것은 장기에 자극 신호를 보내 기능할 준비를 하게 한다. 폐의 상부에는 이 교감신경계의 신경이 다량 퍼져 있다. 우리가 짧고 급하게 숨을 쉴 때 공기 분자는 교감신경을 자극한다. 이것은 911 전화처럼 기능한다. 교감신경계가 신호를 더 많이 받을수록 비상사태가 더 커진다.

운전을 할 때 누군가 갑자기 끼어들거나 직장에서 상사가 못되게 굴 때 울컥하는 것은 교감신경이 흥분했기 때문이다. 그러한 상태에서 몸은 상대적으로 중요성이 떨어지는 중요한 부위, 곧 위와 방광 같은 곳으로 갈 혈액을 근육과 뇌로 보낸다. 심박수가 증가하고,[7] 아드레날린이 솟구치며 혈관이 수축하고, 동공이 팽창하고,[8] 손바닥에서 땀이 나면서 신경이 날카로워진다. 교감신경 활성화 상태는 우리가 다쳤을 때 통증을 완화하고 피가 계속 빠져나가는 것을 막는 데 도움이 된다. 또 이 상태는 우리를 외곬으로 목표에 집중하게 해서, 위험에 맞닥뜨렸을 때 더 격하게 싸우거나 더 빨리 달아나도록 한다.

그러나 우리의 몸은 오직 단시간에만, 그리고 아주 가끔만 교감신경의 강력한 경보 상태에 머물 수 있다.[9] 교감신경 긴장이 활성화되는 것은 순식간이지만, 이 신호를 끄고 이완과 회복 상태로 돌아가는 데는 1시간 이상 걸릴 수 있다.[10] 사고를 당한 후 음식을 소화하기 어려운 것도 이 때문이며, 불안하거나 화가 났을 때 남자는 발기가 잘 되지 않고 여자는 오르가슴을 경험하기 어려운 것 역시 이 때문이다.*

이러한 모든 이유들로 인해 극도로 확대된 교감신경 긴장 상태로 자신을 다그치는 행위를 기꺼이 날마다 한다는 것은 괴팍하고 직관에 반하는 짓거리로 보인다. 왜 자신을 경솔하고, 불안하고, 발기도 안 되게 만든단 말인가? 하지만 수 세기 동안 고대인들은 바로 그러한 호흡법을 발전시키고 실천했다.

나를 도로변 공원으로 이끈 이 스트레스 유발 호흡법을 "내면의 불 명상Inner Fire Meditation"(속불 명상)이라고 하는데, 티베트 불교도들이 지난 1,000년 동안 실천해 온 것이다. 그 역사는 28세의 인도인 나로파[11]라는 남자가 가정생활에 염증을 느낀 10세기경에 시작된다. 그는 아내와 이혼

---

* 성적 흥분은 부교감신경계에 의해 조절되는데, 일반적으로 부드럽고 편안한 호흡을 할 때 흥분이 동반되거나 유도된다. 반면에 오르가슴은 교감 반응이어서 대개 빠르고 짧고 격한 호흡이 선행된다. 눈동자가 큰 이성의 눈이 매력적으로 보이는 것도, 오르가슴 도중 교감 반응으로 눈동자가 확대되기 때문이다.

을 하고 가방을 꾸려 돌탑과 정자, 사찰, 푸른 로터스 숲에 둘러싸일 때까지 북동쪽으로 걸어갔다. 눈부신 이 장소는 최초의 불교 대학인 날란다 승원이 있는 곳으로, 동양 전역에서 수천 명의 학자들이 모여들어 천문학과 점성술, 전인의학(심신과 영혼, 감정 등 인간 전체를 고려하는 치료의 한 형태-옮긴이)을 연구했다. 물론 깨달음을 추구하는 사람도 소수 있었다.

나로파는 탁월한 성취를 보여 1,000년 이상 전수되어 온 경전의 교훈과 탄트라 비법에 정통하게 되었다. 그는 히말라야로 떠나, 오늘날의 네팔 카트만두에 속하는 바그마티 강둑의 동굴에서 살면서 그동안 배운 모든 것을 치열하게 수행하기 시작했다. 동굴은 추웠다. 나로파는 얼어 죽지 않으려고 호흡의 힘을 이용했다. 이 방법은 티베트어로 "내면의 불"을 뜻하는 투모Tummo로 알려지게 되었다.

투모는 위험했다. 잘못 사용하면 강력한 에너지를 분출해서 심각한 정신적 피해를 입을 수도 있었다. 그 때문에 이 호흡법은 원로 승려만을 위해 남겨졌고, 이후 1,000년 동안 티베트 수도원에서만 비밀스럽게 전해 내려올 뿐 히말라야 밖으로 새어 나가지 않았다.

1900년대 초로 빠르게 시간을 돌려 보자. 이때 벨기에-프랑스 무정부주의자 겸 전직 오페라 가수인 알렉산드라 다비드 넬Alexandra David-Néel이 얼굴에 검댕을 잔뜩 바르고 야크 털을 머리에 감은 채 이마에는 붉은 띠를 두르고 티베트와 인도를 홀로 순례했는데, 당시 서양 여성으로서는 전례가 없는 일이었다. 더구나 이때 나이가 40대 중반이었다.

다비드 넬은 여러 철학과 종교를 탐구하는 일에 평생을 바쳤다. 10대였을 때는 신비주의자들과 어울리면서 금식을 했고, 자기 학대를 하며 금욕적인 성인들의 식단을 따랐다. 그녀는 프리메이슨과 페미니즘, 그리고 자유로운 사랑에 심취했다. 그러나 진정으로 그녀를 매료시킨 것은 불교였다. 산스크리트어를 독학한 후에는 인도와 티베트를 거쳐 14년간 영적 순례의 길에 올랐다. 도중에 나로파가 그랬던 것처럼 히말라야 고지의 동굴에 우연히 들어가게 되었다. 티베트 성자들이 투모의 위력을 전수하던 곳이 바로 그곳이었다.

다비드 넬은 이렇게 썼다.[12] "투모는 티베트의 은둔자들이 고원에서 건강을 잃지 않고 살 수 있도록 고안한 호흡법이었다. 종교와는 아무런 관련이 없어서 숭배 의식 없이 평범한 용도로도 쓸 수 있다." 다비드 넬은 끊임없는 수행에 의지해 행복과 건강과 체온을 유지하며, 밥이나 물도 없이 해발 5,500미터가 넘는 혹한의 고도에서 하루 19시간 동안 등산을 하곤 했다.

"두 번 더! 잘 좀 해 봐!" 맥기가 외친다. 나는 그를 볼 수 없다. 나는 여전히 게슴츠레 눈을 뜨고 있다. 그래도 나를 따라 거칠게 숨을 몰아쉬며 응원하는 그의 목소리만큼은 잘 들린다. 나는 또다시 한껏 숨을 들이쉰 다음, 공기를 가슴 위로 굴려 올리며 파도치듯 날숨을 내쉰다. 한 차례 호흡을 하는 것이 5분은 걸리는 기분이 든다. 두 손이 저릿저릿하고 꼬인 장기가 서서히 풀리는 것 같기도 하다. 나는 주체할 수 없는 신음을 내뱉는다.

"그래!" 맥기가 응원한다. "자기표현은 우울의 반대야! 잘하고 있어!"

나는 좀 더 크게 신음하며 몸을 흔들고, 좀 더 격하게 숨을 쉰다. 불콰한 얼굴의 술꾼과 응급 구조사들의 시선이 잠깐 느껴진다. 그들은 기묘한 이 광경을 지켜보고 있는 게 분명하다. 중년의 도시 남자 두 명이 보라색의 비스페놀 A 무함유 요가 매트에 앉아 둘 다 과호흡을 하면서 변태처럼 소리를 질러 대고 있는 모습은 볼 만했을 것이다.

그런 자기표현이 투모의 핵심 가운데 하나라고, 맥기가 시작 전에 말한 적 있다. 내가 만들어 내고 있는 스트레스는, 이를테면 중요한 회의에 늦어 뜀박질을 할 때의 스트레스와는 다르다는 것을 곱씹어 본다. 이것은 의식적인 스트레스다. "이건 자발적인 거야. 타발적인 스트레스가 아니라고!" 맥기가 버럭버럭 소리를 질러 댄다.

다 코스타의 병사들이 겪은 스트레스는 무의식적이었다. 병사들은 시끄럽고 혼잡한 도시가 아닌 시골 환경에서 자랐다. 그들이 무자비한 학살을 목격하면 할수록, 무의식적인 교감 반응이 해소될 길 없이 쌓여만 갔다. 결국 그들의 신경계는 회로가 합선이 되어 망가지고 만 것이다.

나는 합선되고 싶지 않다. 현대 생활의 끊임없는 압박에도 유연하게 대처할 수 있도록 나 자신을 조절하고 싶다.

"계속해, 싹 다 뱉어 내 버려!" 맥기가 말한다.

직업 서퍼들과 이종격투기 선수들, 네이비실 대원들은 경기에 나가거나 비밀 작전에 투입되기 직전에 투모 비슷한 호흡을 이용한다.[13] 이 호흡은 특히 경미한 스트레스, 가벼운 아픔이나 통증, 신진대사 둔화 따위에 시달리는 중장년층에게도 유용하다. 그들에게, 또한 나에게도, 투모는 예방 요법이 될 수 있다. 투모는 너덜너덜한 신경계를 다시 정상 궤도에 올려놓고 그대로 유지할 수 있는 방법이다.

날숨을 한껏 내쉬면서 코로 느리고 더 적게 숨쉬기, 곧 단순하고 온건한 숨쉬기로도 스트레스를 해소하고 균형을 회복할 수 있다. 이 호흡법들로 진정 삶을 바꿀 수 있다. 이들 호흡법만으로 삶이 달라진 수십 명의 사람들을 나는 직접 만나 보았다. 하지만 시간이 걸릴 수도 있는데, 오랜 만성질환을 가진 사람들이 특히 그렇다.

인체를 교정하려면 때로 가벼운 자극 이상이 필요하다. 때로는 격하게 박차를 가할 필요가 있다. 투모가 바로 그것이다.

격한 이 박차는 그러한 현상에 면밀한 주의를 기울이고 있는 소수 과학자들을 아직도 당혹스럽게 하고 있다. 그들은 이렇게 묻는다. 의식적인 극단의 숨쉬기로 정확히 어떻게 자율신경계를 해킹하는가?

노스캐롤라이나대학의 정신의학과 교수인 스티븐 포지스Stephen Porges 박사는 지난 30년간 신경계통과 스트레스 반응에 대해 연구해 왔다. 그의 1차적인 초점은 미주신경이다.[14] 이것은 모든 주요 내부 장기와 연결되는 신경망으로, 신경계 내에 많은 가지를 치고 있다. 미주신경은 동력 레버[15]다. 이것이 스트레스에 반응하여 인체 장기의 기능을 조절한다.

인지된 스트레스 수준이 매우 높을 경우, 미주신경은 심장박동과 혈액순환, 그리고 장기 기능을 느리게 한다. 이것이 바로 우리의 파충류와 포유류 조상들이 수억 년 전에 에너지를 절약하기 위해, 그리고 포식자의 공격을 받았을 때 이를 회피하기 위해 "죽은 척"하는 능력을 진화시킨 방법이다. 파충류는 다수의 포유동물처럼 지금도 이 능력을 발휘한다. (고양이에게 물린 쥐의 축 늘어진 몸을 상상해 보라.)

우리 역시 뇌간의 원시적인 부분에 그와 같은 메커니즘이 남아 있기 때문에, 사람도 "죽은 척"할 수 있다. 우리는 그것을 기절이라고 부른다.[16] 우리가 기절하는 것은 미주신경계에 의해 제어되는데, 특히 인지된 위험에 얼마나 민감하게 반응하는가에 따라 제어된다. 어떤 사람은 너무 불안정하고 과민해서 거미를 보거나, 나쁜 소식을 듣거나, 피를 보는 것 같은 사소한 일에도 기절한다.

우리는 대부분 그렇게 민감하지 않다. 특히 현대사회에서는 생명을 위협할 정도의 스트레스를 경험할 일도 없지만, 그렇다고 완전히 긴장을 풀지도 않는 것이 일반적이다. 우리는 낮에도 반은 잠들고, 밤에도 반은 깨어 있는 상태로 지낸다. 반쯤 불안한 회색 지대에서 시간을 보내는 것이다. 그럴 때 미주신경은 반쯤 자극된 상태를 유지한다.

그동안 몸 전체의 장기는 "가동 중지" 상태가 아니라, 활성화가 멈춘 상태로 반만 기능한다. 즉 혈류가 감소하고, 잡음이 너무 많은 전화선으로 통화를 하는 것처럼 장기와 뇌 사이의 통신이 툭툭 끊기게 된다. 우리 몸은 한동안 이렇게 지속될 수 있다. 그대로 계속 살아 있을 수도 있지만, 계속 건강을 유지할 수는 없다.

포지스는 손가락 저림과 만성 설사, 빠른 심장박동, 당뇨, 발기부전 등 다코스타류의 질병을 앓는 환자들이 이들 각 증후군을 해당 신체 부위에 초점을 맞추어 치료받는 경우가 많다는 사실을 알게 되었다. 그러나 그들의 위와 심장, 성기에 이상이 있었던 게 아니다. 그들에게 문제가 있다면 미주신경망과 자율신경망의 소통에 장애가 생긴 것인데, 이는 만성 스트레스에서 비롯된다. 가장 흔한 암 10종 중 8종은 스트레스 상태가 지속되는 동안 정상적인 혈류가 차단된 장기에 발생하는데, 일부 연구자들은 이것이 우연의 일치가 아니라는 사실을 알고 있었다.[17]

자율신경계를 고치면 이러한 증상들을 효과적으로 치료하거나 완화시킬 수 있다.[18] 지난 10년 동안 외과의들은 장기들 간의 혈액 흐름과 소통을 재개시키기 위해, 인공 미주신경 기능을 하는 전기 결절nodes을 환자에게 이식했다. 이 시술을 미주신경 자극이라고 하며, 불안장애와 우울증, 자가면역질환을 앓고 있는 환자에게 효과가 크다.

그러나 미주신경을 자극하는 또 다른 비침습적 방법을 포지스가 발견했는데, 그것이 바로 호흡이다.[19]

호흡은 자율 기능이지만 우리가 의식적으로 조절할 수 있다. 심장이나 소화 기능의 속도를 언제 올리고 언제 늦출지, 또는 한 기관에서 다른 기관으로 혈류를 언제 바꿀지, 그 시점을 우리가 결정할 수는 없지만,[20] 언제 어떻게 호흡할지는 선택할 수 있다.[21] 일부러 느리게 호흡하면 미주신경망을 따라 소통이 시작되고 부교감 상태로 이완이 될 것이다.[22] 일부러 정말 빠르고 격하게 호흡을 하면, 미주신경 반응을 반대로 뒤집어 우리를 스트레스 상태로 몰아갈 수 있다. 이런 호흡으로 자율신경계에 의식적으로 접근해 자율신경을 조절하고, 특히 심한 스트레스를 고의로 유발할 수가 있다.[23] 그럼으로써 나머지 낮과 밤 시간에는 스트레스를 잠재우고 편히 쉬면서 회복을 하고, 부양과 번식을 할 수 있다.[24]

맥기가 계속 외친다. "넌 승객이 **아니야**. 조종사라고."

이것은 생물학적으로 불가능한 것으로 여겨졌다.[25] 그 정의 그대로 자율신경계란 우리의 통제를 넘어선 것, 자동적이고 자율적으로 기능하는 것으로만 여겨졌다. 그리고 지난 백여 년 동안 이 믿음은 굳게 유지되어 왔다. 많은 의학 분야에서 이 믿음은 오늘날에도 여전히 유지되고 있다.

알렉산드라 다비드 넬이 마침내 파리로 돌아와 1927년에 펴낸 저서 『나의 라사 여행My Journey to Lhasa』에서 투모를 비롯한 여러 불교 호흡법과 명상에 대해 이야기했지만, 그것을 믿는 의사와 의학 연구자는 거의 없었다. 몸이 얼어붙는 추위 속에서 숨쉬기만으로 몸을 따뜻하게 유지할 수 있다는 것을 받아들일 수 있는 사람은 거의 없었다. 하물며 면역 기능을 조절하고 질병을 치료할 수 있다고 믿을 사람은 더욱 없었다.

20세기를 거치며 투모에 대한 관심이 높아져, 인류학자와 연구자, 탐험가들이 히말라야를 여행하고 돌아와 다비드 넬이 이야기한 것과 동일한 효과를 보고했다. 겨우내 단 한 겹의 옷만 입고 살면서, 낮에는 냉랭한 석조 수도원에서 몸을 따뜻하게 하고 밤에는 눈밭에서 맨몸 주위의 눈을 둥그렇게 녹이는 승려들의 이야기를 그들은 들려주었다. 마침내 허버트 벤슨Herbert Benson이라는 하버드 의과대학 연구원은 투모를 시험대에 올려놓을 때가 되었다고 생각했다.

벤슨은 1981년 히말라야로 날아가 승려 3명을 모집해, 손가락과 발가락에 온도 측정 센서를 연결한 뒤 투모 호흡을 하도록 했다. 호흡을 하는 동안 승려들의 체온은 섭씨 4도(화씨 17도) 가까이 상승한 채 그 상태를 유지했다.[26] 이 결과는 이듬해에 과학 전문지 《네이처》에 발표되었다.[27]

하버드대학 실험 도중 찍은 동영상과 사진을 보면, 상의를 벗은 키 작은 남자들이 허리에 작은 가방을 두르고 피부에는 굵은 땀방울이 맺힌 채, 지그시 눈을 감고 아득한 곳을 응시하고 있다. 이 실험은 다비드 넬과 나로파 등의 말에 신빙성을 더했다. 하지만 벤슨의 승려들은 무정부주의 오페라 가수나 고대 신비주의자보다 더 낯설어 보였다. 이 모든 것이 서양인들에게는 전혀 접근할 수 없는 것처럼만 보였다.

이 상황은 2000년대 초에 극적으로 바뀌게 된다. 당시 빔 호프Wim Hof라는 이름의 네덜란드 남자가 반바지만 입고 맨발로 북극권의 설원에서 하프 마라톤을 완주했다.[28] 치렁치렁한 납빛 머리에 납빛 수염을 기른 빔 호프는 16세기 네덜란드 화가 피터르 브뤼헐의 그림을 찢고 나온 듯한 얼굴의 서양인이다. 한마디로 그는 전형적인 중년의 북유럽 남성이다. 호프는 인도의 동굴에서 자란 게 아니라, 오히려 마을 병원에서 결핵 치료를 받은 사람이었다. 그는 우체국 집배원으로 일했고, 네 아이의 아버지였다.

하프 마라톤에 나서기 몇 년 전, 아내가 여러 해 우울증을 앓다가 스스로 목숨을 끊었다. 호프는 요가와 명상, 호흡법 등을 심도 깊게 수행하며 괴로움을 떨치고자 했다.[29] 투모라는 고대 호흡법을 발견한 그는 이것을 연마하면서 단순화하는 한편, 대량 소비용으로 재포장을 해서 그 힘을 널리 알리기 시작했다. 그리고 미디어를 통해 검증하지 않았더라면 금방 폄하되고 말았을 대담한 묘기들을 연거푸 과시했다.

이를테면 1시간 52분 동안 얼음을 가득 채운 욕조에 몸을 담그고도 저체온증이나 동상에 걸리지 않았다. 그 후 온도가 섭씨 40도에 달하는 나미브 사막에서 물 한 방울 마시지 않고 마라톤을 완주했다.

호프는 10년 동안 26개의 세계기록을 깼는데, 매번 지난 기록보다 훨씬 더 놀라운 기록을 세웠다. 각종 묘기와 업적으로 세계적인 명성을 얻은 그의 얼굴, 말하자면 미소를 머금은 채 서리를 덮어 쓴 듯한 그 얼굴은 곧 수십 종의 잡지 표지와 화려한 다큐멘터리 특집, 그리고 여러 권의 책에 등장했다. 스탠퍼드대학 신경생물학 교수 앤드루 후버먼Andrew Huberman은 이렇게 말했다.[30] "빔 호프가 의학 교과서에 나와 있는 규칙들을 너무나 획기적으로 깨뜨려 과학자들은 주목하지 않을 수 없었다."

2011년 네덜란드 라드바우드대학 의료원의 연구원들은 호프를 실험실로 데려와서 어떻게 그런 일을 해냈는지 알아내려고, 호프를 찌르고 자극하기 시작했다. 한번은 그의 팔에 대장균 내독소內毒素를 주사했다. 박테리아에 노출되면 대개 구토와 두통, 발열, 기타 독감 같은 증상을 유발한다. 호프는 대장균을 정맥 속으로 받아들인 다음, 이를 물리치기 위해 몇십 차례 투모 호흡을 했다. 그는 열도 메스꺼움 증상도 보이지 않았다. 몇 분 후 거뜬히 떨치고 일어난 그는 커피 한 잔을 마셨다.

호프는 자신이 특별하지 않다고 주장했다. 다비드 넬이나 티베트 승려처럼 평생 종교에 심취한 것도 아니었다. 그는 거의 누구나 할 수 있는 일을 했을 뿐이라고 말했다. "인마, 숨을 쉬어!" 이렇게 호프가 말한 대로, 우리는 그저 숨을 쉬기만 하면 된다.

3년 후 라드바우드대학 연구진이 건강한 남성 자원봉사자 24명을 모아 무작위로 두 집단으로 나누어 실험을 했을 때, 호프는 자신의 주장을 증명했다.[31] 연구 대상자들 중 절반은 열흘 동안 추위에 노출된 채 호프의 투모를 배우면서, 눈밭에서 윗도리를 벗고 축구를 하는 것과 같은 일들을 했다. 대조군은 아무런 훈련도 받지 않았다. 연구진은 두 집단을 다시 연구실로 보내, 각각 모니터에 연결한 다음 대장균 내독소를 주사했다.

호프가 훈련시킨 집단은 심박수와 체온, 면역 반응을 조절할 수 있었고, 교감신경계를 자극할 수 있었다. 정기적인 추위 노출과 더불어 격한 호흡을 하는 이러한 수행은 스트레스 호르몬인 아드레날린과 코르티솔, 노르에피네프린 분비를 촉진하는 것으로 밝혀졌다. 아드레날린의 분출은 투모 호흡자들에게 활력을 줄 뿐만 아니라, 상처를 치료하고, 병원균과 감염을 퇴치하도록 프로그램 된 다수의 면역 세포를 방출했다.[32] 역시 스트레스 호르몬인 코르티솔의 급증은 단기 염증성 면역 반응이 지나치게 일어나지 않도록 조절했다. 또 노르에피네프린은 피부와 위와 생식기관으로 가는 혈류를 바꾸어 스트레스 상황 대처에 필수적인 근육과 뇌를 비롯한 기타 부위로 혈류를 유도했다.

투모는 몸을 따뜻하게 하고, 뇌 내 약국을 열어 자가 생산한 오피오이드(아편 비슷한 작용을 하는 합성 진통 마취제-옮긴이)[33]와 도파민, 세로토닌을 혈류로 쏟아부었다. 그 모든 것이 단지 수백 번의 빠르고 격한 호흡만으로 이루어졌다.

"한 번 더." 맥기가 말한다. "싹 뱉어 내고 참아."

나는 지시대로 한다. 폐로 쏟아지던 돌풍이 갑자기 멈추고, 낙하산이 펼쳐지는 순간 스카이다이버가 느끼는 돌연한 정적 같은 순수한 침묵으로 바뀔 때, 나는 귀를 기울인다. 그러나 이 고요함은 내부에서 비롯한 것이다. 숨을 더 오래 참으면서, 몸과 얼굴에 편안한 열기가 퍼지는 것을 느낀다. 나는 심장에 집중하면서 그 박동에 맞추어 흔들거린다. 쿵쿵 울리는 소리가 하드록 밴드 블랙사바스 〈아이언 맨Iron Man〉 서주의 킥 드럼 소리처럼 쿵쿵거린다.

"심장박동 사이의 침묵을 영원히 유지해." 맥기가 달래는 듯한 음성으로 말한다.

1분 정도 지난 후, 맥기는 한껏 숨을 들이쉰 다음 내쉬지 말라고 지시한다. 그리고 15초 동안 숨을 참으면서 공기를 가슴 주위로 부드럽게 움직이라고 지시한다. 다시 그의 지시대로 숨을 내쉬고, 이런 사이클이 계속 되풀이된다. "세 번 더!" 맥기가 목청을 높여 말한다. "초능력을 발휘하라고!"

나는 다시 헉헉거리며 내 치어리더 맥기에게 초점을 맞춘다. 그는 6년 전 33세에 갑자기 제1형 당뇨병 진단을 받은 사연을 전에 내게 말한 적이 있다. 췌장이 기능을 잃어 더 이상 인슐린을 생산하지 않았다. 게다가 만성 요통을 앓아 불안장애와 심한 우울증을 앓았고, 혈압이 치솟았다.

맥기의 의사는 혈당을 안정시키기 위해 인슐린 주사를, 혈압을 낮추기 위해 에날라프릴을, 요통을 완화하기 위해 발륨을 주사했다. "소염 진통제인 이부프로펜도 날마다 너덧 알 복용했다"고 그는 말했다. 하지만 아무런 도움이 되지 않았다. 더 아프기만 했다.

맥기는 미국 인구의 15퍼센트, 곧 5,000만 명 이상이 앓고 있는 자가면역질환을 지니고 있었다.[34] 한마디로 이러한 질병은 면역 체계가 결함이 생겨 건강한 조직을 공격하기 시작한 결과물이다. 그러면 관절에 염증이 생기고 근육과 신경섬유가 쇠약해지고, 발진이 피부를 뒤덮는다. 이러한 질환은 류머티즘성관절염, 다발경화증, 하시모토병,[35] 제1형 당뇨병 등 여러 가지 이름으로 불린다.

면역억제제 같은 약물 치료는 증상을 완화시키고 환자를 좀 더 편안하게 유지시켜 주는 효과가 있지만, 인체의 핵심 기능 이상을 해소하는 데는 아무런 도움이 되지 않는다. 자가면역질환은 알려진 치료법이 없고, 원인조차 논란이 되고 있다. 연구 기관이 증가하고 있다는 것은 자율신경계의 기능장애와 관련되어 있는 사람이 많다는 것을 방증한다.

맥기가 대체 치료에 대해 처음 알게 된 것은, 친구가 뉴스와 문화 채널인 바이스 TV에서 방영한 〈아이스 맨the Ice Man〉이라는 짤막한 빔 호프 특집을 언급했을 때였다. 그날 밤 맥기는 빔 호프의 격한 호흡법을 시도했다. 덕분에 "오랜만에 처음으로 평온하게 잠을 잤다"고 그는 말했다. 그는 호프의 10주짜리 동영상 과정에 등록했고, 몇 주 만에 인슐린 농도가 정상화되고 통증이 가라앉고 혈압이 급락한 것을 확인했다. 그는 에날라프릴 복용을 중단하고, 인슐린 주사를 80퍼센트 정도 줄였다. 이부프로펜은 계속 복용했지만 일주일에 한두 알 정도였다.

맥기는 푹 빠져들었다. 그는 폴란드로 날아가 호프가 이끈 강사 수련회에 참석했다. 그곳에서 그는 다른 10여 명의 강사 지망생들과 함께 2주 동안 눈 덮인 산을 오르고 얼어붙은 호수에서 수영을 했다. 그들은 숨을 많이 쉬었다. 그것이 경쟁이라거나, 극한의 피트니스 요법 같다는 느낌을 받은 적은 없다고 맥기는 말했다. 그는 이렇게 설명했다. "맞서 싸워라. 고통 없이는 얻는 것도 없다. 이따위 말은 다 헛소리다. 그래서는 괴롭기만 할 뿐이다." 몸을 재조정해서 자연스럽게 적응된 일을 할 수 있게 하는 것이 핵심이었다.

나는 이런 이야기를 수십 번 들었다.[36] 주로 20대 남자들이 갑자기 관절염과 건선, 우울증을 진단받았는데, 격한 호흡법을 실천한 지 몇 주 만에 더 이상 어떤 증상도 겪지 않았다는 식의 이야기였다. 호프의 공동체에 속한 2만 명의 사람들은 온라인으로 혈액검사 데이터를 비롯한 자신의 변화에 대한 계량 분석 지표를 교환한다. 그들의 주장은 투모 전후 결과를 통해 확인되었다. 이들 가운데 일부는 불과 몇 주 만에 염증 표지자,[37] 곧 C-반응 단백질이 40배나 줄었다.

"의사들은 이것이 과학이 아닌 유사 과학이라고들 하는데, 그건 시답잖은 소리다."라고 맥기는 말했다. 그러면서도 맥기와 수만 명의 격한 호흡자들은 계속해서 엄청난 개선 효과를 보여 주었다. 그들은 몇 년 동안 복용해 온 약을 완전히 끊었다. 계속해서 몸을 따뜻하게 하면서 스스로 치유했다.

맥기는 이런 말도 했다. "호흡법에는 저작권이 없다. 있다면, 호흡법을 익힌 자가 저작권자다. 어떤 호흡법이든 누구나 배울 수 있고, 우리는 다만 정보를 제공할 뿐이다."

이제 호흡법을 알아보자.

빔 호프 호흡법을 익히려면 먼저 조용한 곳을 찾아 베개를 베고 똑바로 눕는 것부터 시작한다. 어깨와 가슴, 다리를 이완시킨다. 배와 가슴으로 아주 깊이 빠르게 숨을 들이쉬고 빠르게 내뱉는다. 이렇게 30회 반복한다. 가능하면 코로 숨을 쉬고, 코가 막힌 것 같으면 입술을 오므리고 숨을 쉰다. 호흡하는 동작이 파도처럼 보여야 한다. 즉 숨을 들이쉬면서 배를 부풀린 다음 가슴을 부풀린다. 같은 순서대로 모든 공기를 내쉰다.

마지막 30번째 호흡을 끝낼 때는 자연스럽게 숨을 내쉬며 폐 안의 공기를 4분의 1쯤 남긴다. 그리고 가능한 한 오래 숨을 참는다. 참을 수 없는 상태에 도달하면, 한 번 크게 들이쉬고 15초 동안 숨을 참는다. 숨을 참고 있는 상태에서 아주 부드럽게, 그 신선한 공기를 가슴 주위로, 그리고 어깨로 옮긴다. 그런 다음 숨을 내쉬고 다시 30회의 격한 호흡을 시작한다.

이런 호흡 패턴 전부를 3~4라운드 반복하고, 일주일에 2~3일 몸을 추위에 노출하는 것을 추가한다(찬물 샤워, 얼음 목욕, 벌거벗고 눈밭에 누워 팔다리 벌렸다 오므리기).

이런 느닷없는 반전, 곧 격하게 숨을 몰아쉬다가 완전히 숨을 멈추는 것, 정말 추워졌다가 다시 따뜻해지는 것이 투모 마법의 핵심이다. 이 호홉법은 강제로 1분여 동안 고강도 스트레스 상태로, 그다음 순간 극도의 이완 상태로 인체를 변화시킨다. 혈중 이산화탄소 농도가 뚝 떨어졌다가 다시 높아진다. 조직에 산소가 부족하다가 다시 넘친다. 그러면 인체는 적응성과 유연성이 좋아지고, 이 모든 생리 반응이 우리의 통제 아래 놓일 수 있다는 것을 저절로 학습하게 된다. 맥기의 말에 따르면, 의식적인 격한 호흡을 통해 우리는 부러지지 않고 휘어질 수 있다.

공원 잔디밭으로 돌아가니, 이제 더 이상 헉헉거림도 무력감도 없다. 교감신경계 자해 스트레스의 여정이 끝났다. 바깥세상이 디즈니 만화처럼 깨어나 하품을 하는 것 같다. 다람쥐 발밑에서 솔잎 바스락거리는 소리, 나뭇가지를 스치는 바람 소리, 멀리서 매가 우는 소리, 그 모든 것이 하이파이 스테레오로 울려 퍼진다.

여기까지 오는 데는 노력이 좀 필요했다. 내가 공원 매트 위에 누워 있는 게 아니라면, 이런 식으로 오랫동안 숨을 쉬는 것은 위험할 수 있다. 맥기는 모든 수강생들에게 운전 중이거나 걸어갈 때, 곧 "기절하면 다칠 수 있는 환경에서는 절대 투모를 하지 말라"고 거듭 강조했다. 그리고 심장 질환이 있거나 임신 중이라면 절대 연습하지 말라고.

그러한 극도의 스트레스를 이끌어 내는 것이 장기적으로 면역계와 신경계에 어떤 영향을 미칠지는 아무도 모른다. 안데스 올손을 비롯해서 느리고 더 적은 호흡을 지지하는 일부 펄모노트들은 "우리가 살아가는 세상이 아드레날린 사회라는 걸 고려할 때" 그런 강제 과호흡은 사실상 이득보다 피해가 더 클 수 있다고 주장한다고 올슨이 내게 말했다.

내 생각에 꼭 그렇지만은 않은 것 같다. 알렉산드라 다비드 넬은 1969년 향년 100세에 이르러 세상을 뜰 때까지 투모를 비롯한 여러 고대 호흡법과 명상 수련을 했다.[38] 그녀의 제자 가운데 한 명인 모리스 도바르 Maurice Daubard[39]라는 남자는 2020년 현재 90세로 아직 살아 있다. 도바르는 결핵과 만성 폐렴을 비롯한 여러 질병으로 마을 병원에서 병상에 누워 10대를 보냈다. 20대가 되자 의사들은 포기했다. 도바르는 스스로 치료하기로 결심했다. 그는 책을 읽고, 요가를 배우고, 홀로 투모를 익혔다. 그는 모든 병을 완전히 치료했을 뿐만 아니라 초인적인 힘을 얻었다.

미용사로 일하던 그는 쉬는 시간에 속옷까지 벗고 눈 덮인 숲을 맨발로 뛰어다녔다. 빔 호프보다 수십 년 일찍 목 아래까지 얼음물에 몸을 담그고 55분 동안 꼼짝도 하지 않고 앉아 있었다. 나중에는 사하라사막의 작열하는 태양 아래에서 240킬로미터를 달렸다. 71세의 나이에는 5,000미터 고도의 히말라야산맥에서 자전거를 타고 관광을 했다.

하지만 도바르 자신의 말대로, 그의 가장 위대한 업적은 병을 앓고 있는 수천 명의 사람들이 자기가 그랬듯 스스로 치유할 수 있는 투모의 힘을 배우도록 도운 것이다.

그는 이렇게 썼다. "인간은 유기체일 뿐만 아니라…, 몸이 동요할 때 회복할 수 있도록 그 힘을 지혜롭게 사용하는 정신이기도 하다." 이런 글을 썼을 때의 나이가 89세였다. 그는 지금도 하프를 연주하고 안경 없이 책을 읽는다. 또한 이탈리아 아오스타 북쪽의 알프스에서 투모 수련회를 이끌며, 학생들과 함께 속옷 바람으로 한 시간 동안 눈밭에 앉아 있다가 반나체로 등산을 한 뒤, 얼음으로 뒤덮인 고산 호수에 몸을 담그는 것으로 수련회를 마친다.

도바르는 이렇게 선언했다. "투모는 인간의 면역 체계를 재구성하기 위한 것이다. 이는 인류 건강의 미래를 위한 멋진 방법이다."

최근 서양에서 부활한 격한 호흡법은 투모 말고도 또 있다.

몇 년 전, 내가 막 호흡 연구를 시작했을 때 스타니슬라프 그로프Stanislav Grof[40]라는 체코의 정신과 의사가 만든 홀로트로픽 호흡 요법Holotropic Breathwork이라는 치료법에 대해 들었다. 이 호흡법의 주된 초점은 자율신경계를 재가동시키거나 신체를 치유하는 것이 아니라, 마음을 새롭게 배선하는 것이다. 약 100만 명의 사람들이 이것을 시도했고, 오늘날에는 1,000명 이상의 훈련된 촉진자들이 전 세계에서 워크숍을 이끌고 있다.

나는 그로프를 찾아갔다. 그의 집은 마린 카운티에서 북쪽으로 30분 거리에 있었다. 내 허벅지만 한 떡갈나무 뿌리가 좁은 보행로를 뒤덮고 있는 가로수 길을 따라 차를 몰고 가서, 20세기 중반의 현대식 주택 진입로에 차를 세우고 가방을 움켜쥐고서 현관으로 다가갔다.

그로프는 푸른 옥스퍼드 셔츠와 카키 바지에 굽이 높은 샌들 차림으로 나를 맞이했다. 그는 불상과 힌두 신상, 인도네시아 가면, 그리고 그가 집필한 20권의 책 더미를 지나 거실로 나를 안내했다. 두 개의 미닫이 유리문 밖으로 스페인식 붉은 타일 지붕들이 즐비한 언덕 풍경이 내다보였다. 우리는 삼나무 테라스 테이블에 마주 앉았다. 그리고 그로프는 모든 것이 어떻게 시작되었는지 이야기를 들려주었다.

때는 1956년 11월. 그로프는 프라하의 체코슬로바키아과학원 학생이었다.[41] 당시 이 대학의 심리학과로 스위스의 제약 회사 산도스에서 보낸 신약 샘플이 도착했다. 이 신약은 원래 생리통과 두통 등 통증을 치료하는 약으로 개발됐지만, 환각을 비롯한 부작용이 너무 심해 시장성이 없는 것으로 드러났다. 산도스 측에서는 정신과 의사들이 조현병 환자들과 소통하며 환자를 더 잘 이해하기 위해 이것을 이용할 수도 있을 거라고 생각했다.

그로프는 자진해서 연구 대상자가 되었다. 조수가 그를 의자에 묶고 100마이크로그램을 주사했다. 그로프는 이후 이렇게 회고했다. "과거에 본 적이 없는 빛을 보았는데, 그런 것이 존재한다는 사실을 믿을 수가 없었다. 처음에는 히로시마를 보고 있는 줄 알았다. 다음에는 나 자신이 클리닉 너머, 프라하 너머, 지구 너머에 떠 있는 것을 보았다. 의식에는 경계가 없어서 나는 훌쩍 지구 너머로 도약했고, 고차원의 우주 의식이 깨어났다."

이렇게 그로프는 LSD로 더 잘 알려진 리세르그산 디에틸아미드-25의 첫 실험 대상자 가운데 한 명이 되었다.

이 경험은 체코슬로바키아과학원에서의 연구와 훗날 존스홉킨스대학에서의 연구로 이어졌다.[42] 그는 환자들과 함께 심리 치료법을 연구했다. 1968년 무렵 미국 정부가 LSD 사용을 금지했기 때문에[43] 그로프와 아내 크리스티나는 동일한 환각과 치유 효과를 지녔으면서도 투옥될 일이 없는 치료법을 찾다가, 이윽고 격한 호흡법을 발견했다.

그로프 부부의 호흡법은 본질적으로 투모를 극한까지 끌어올린 것이다. 이 호흡법에 따르면, 우선 어두운 실내 방바닥에 누워 음악을 크게 틀어 놓고 최대 3시간까지 격하고 빠르게 숨을 몰아쉰다. 일부러 탈진할 정도로 숨을 쉬면, 잠재의식과 무의식의 사고로 접근하는 스트레스 상태에 놓일 수 있다는 것을 그로프 부부는 알게 되었다. 본질적으로 이 요법은 환자들의 마음속 울분을 폭발시킴으로써 기분 좋은 평온 상태로 돌아가는 데 도움이 되었다.

그로프 부부는 이것을 "홀로트로픽 호흡 요법"이라고 명명했는데, 이는 "전체"를 뜻하는 고대 그리스어 holos와 "~을 향한 전진"을 뜻하는 trepein을 합성한 말이다. 홀로트로픽 호흡 요법은 기존의 마음의 길을 끊고, 전체를 향해 새로이 나아가는 것이다.

그러자면 해야 할 일이 좀 있었다. 홀로트로픽 호흡 요법에는 환자들이 자기와의 "고통스러운 싸움"을 경험하는 "영혼의 어두운 밤"을 거치는 여정이 보통 포함되었다. 때로 환자가 토하거나 신경쇠약에 시달리는 경우도 있었다. 그 모든 것을 헤쳐 나가면 신비로운 비전과 영적 각성, 심리적 돌파구, 유체 이탈, 그리고 그로프가 "작은 탄생-죽음-부활"이라고 부르는 상태에 이를 수 있다. 이것은 매우 강력해서, 환자들은 전체 생애가 눈앞에 펼쳐지는 것을 보았다고 보고했다. 이 호흡 요법은 정신과 의사들에게 빠르게 인기를 끌었다.

지난 30년 동안 이 요법을 실천에 옮긴 정신과 의사 제임스 아이어맨 James Eyerman 박사는 이렇게 말했다. "정신이상자, 아무도 상대하고 싶어 하지 않는 사람들, 어떤 약도 듣지 않는 사람들을 우리가 담당했다."

1989년부터 2001년까지 아이어맨은 세인트앤서니 메디컬센터에서 1만 1,000명 이상의 환자를 홀로트로픽 호흡 요법으로 이끌었다.[44] 그는 조울증과 조현병을 비롯한 정신과 환자 482명의 경험을 기록하면서, 이 요법이 유의미하고 지속적인 이점이 있다는 사실을 알게 되었다. 자신의 목을 칼로 그으려고 했던 14세 환자는 홀로트로픽 호흡을 두어 번 하고 는 바로 몰입해서 "순수 의식" 상태에 이르렀다. 알코올 외에도 여러 가지 약물에 중독된 31세의 한 여성은 유체 이탈 경험을 했고, 그 후 술과 약을 끊고 호흡법을 비롯한 12단계의 수련 프로그램을 이끌기 시작했다. 아이어맨은 수천 건의 유사한 변화를 목격했고 역반응이나 부작용이 없었다고 보고했다. 그는 내게 이렇게 말했다. "이 환자들은 도중에 꽤 거친 모습을 보이곤 했지만, 요법은 확실히 효과가 있었습니다. 믿을 수 없을 정도로 효과가 좋았어요. 병원 직원들은 그 이유를 알지 못했죠."[45]

몇 가지 작은 연구가 뒤따랐고,[46] 불안과 낮은 자존감, 천식, 그리고 "대인 관계 문제"를 지닌 사람들에게 긍정적인 효과가 있다는 사실이 입증되었다. 그러나 50년 역사 중 대부분의 기간에 홀로트로픽 호흡 요법은 거의 연구되지 않았고, 드물게 이루어진 연구 보고서는 주관적인 경험만을, 즉 환자들이 전과 후에 어떻게 느꼈는지만을 기술하고 있다.

나는 몸소 그것을 느끼고 싶어서 수련 프로그램에 등록했다.

쌀쌀한 가을날, 그로프의 집에서 북쪽으로 몇 시간 차를 몰고 고목 삼나무 숲에 자리 잡은 온천 휴양지로 갔다. 때가 탄 여러 채의 게르, 수염을 치렁치렁 기르고 발가락 신발을 신은 남자들, 청록색 옷을 입고 머리를 땋은 여자들, 수제 그래놀라 시리얼이 담긴 유리병들이 눈에 띠었다. 내가 예상한 그대로였다. 다림질한 폴로셔츠를 입은 건축가와 사내 변호사, 깍두기머리를 한 근육질 남자들도 모여 있었다는 것은 예상 밖이었다.

우리 10여 명은 기숙사 활동실로 들어갔다. 그중 반은 바닥에 드러누워 호흡할 준비를 했고, 나머지 반은 자리에 앉아 그들을 굽어보았다. 나는 앉아 있겠다고 자원해서 케리라는 남자 옆에 자리를 잡았다. 아르마니 안경을 쓴 케리는 수련 도중 자기를 건드리지 말아 달라고 부탁했다. 피부 접촉을 하면 자신이 화상을 입을지도 모른다는 이유에서였다.

예상한 대로 음악이 쿵쾅거리기 시작했다. 공명을 울리는 류트 연주와 아랍풍 음계의 요들이 섞인 테크노 음악이었다. 다음에 일어날 일도 예상할 수 있었다. 드러누운 사업가들은 매트 위에서 숨을 크게 들이쉬고 몸통을 요란하게 꿈틀거렸지만, 대부분은 차분하게 자기 내면에 집중했다. 한편 이 집단의 자연 치유 요법사들은 소리를 질러 대기 시작했다.

불과 몇 분간의 호흡 후, 산에서 수 킬로미터 떨어진 오두막에서 전기도 없이 살던 벤이라는 덩치 큰 사내가 벌떡 일어나 앉더니 마법의 호빗 스톤을 들고 있기라도 한 듯 자기 손바닥을 경이롭게 바라보았다. 몇 번 더 숨을 몰아쉰 벤은 코를 쿵쿵거리더니 자기 가랑이를 벅벅 긁어 대기 시작했다. 그러다 으르렁거리며 늑대처럼 울부짖더니 네 발로 실내를 경중경중 뛰어다녔다. 수련회를 운영하는 요법사들이 벤의 뒤로 몰래 다가가 그를 와락 덮쳤다. 그가 다시 사람으로 변할 때까지 그들은 그를 깔고 앉아 있었다.

벤에 뒤이어, 메리라는 여자가 손으로 두 눈을 감싸고 울부짖으며 어머니를 찾았다. "엄마가 보고 싶어, 엄마, 미워. 엄마가 보고 싶어, 엄마, 미워!" 번갈아 가며 악마와 아기 목소리를 내며 흐느꼈다. 그러고는 구석으로 기어가 학대받은 개처럼 몸을 웅크렸다. 이런 일이 두 시간 동안 이어졌다.

나는 메리나 벤이 다른 이들보다 호흡이 더 빠르지도 깊지도 않다는 것을 주목하지 않을 수 없었다. 그들은 나보다 호흡이 빠르지 않았다. 나는 그저 가만히 앉아 이런 장면이 전개되는 것을 지켜보기만 했다.

오후가 되자 역할을 교대해서, 이번에는 내가 영혼의 어두운 밤길을 걸어갈 차례가 되었다. 솔직히, 이쯤에서 나는 꽤 미심쩍었지만 그래도 최선을 다했다. 최대한 격하게, 최대한 오랫동안 호흡을 했다. 나는 정말 덥고 땀이 나는 것을 느꼈다가, 다음에는 너무 춥고 땀이 났다. 다리가 저리고 손가락이 걷잡을 수 없이 오그라들었다. 이것은 경직tetany이라고 불리는 상태로, 과호흡의 부작용으로 흔히 일어나는 근육 수축 현상이다. 내 정신은 흐트러졌다. 주변의 소리와 음악, 그리고 감각들이 잠재의식의 사고나 심상과 막무가내로 뒤섞였다. 나는 백일몽 상태에 들었다고 확신했다.

얼마 후 일렉트릭 드럼과 심벌즈, 키보드 류트 소리가 다시 내 의식 속으로 들어와 잦아들며 모든 것이 끝났다. 요법사들은 우리 집단을 테이블에 둘러앉히고, 방금 경험한 것을 토대로 크레용으로 만다라를 그리게 했다. 그 후 나는 저녁 공기가 향기로운 야외로 나가, 내 차 조수석에서 홀로 미지근한 맥주를 마셨다.

어떤 면에서 홀로트로픽 호흡 요법은 벤과 메리를 비롯해 그것을 경험한 수십만 명의 사람들에게 변혁의 구실을 했다. 다른 한편으로 거기에는 분명 어떤 심신의학적[47] 영향이 작용하고 있었다. 나는 이 요법의 치료 효과 가운데 어느 정도가 환경의 결과이며 어느 정도가 "마음가짐과 환경"의 복합적 결과인지, 그리고 오랜 시간 격한 호흡을 한 데 따른 신체 반응을 얼마나 측정 가능한지에 대해 의문이 들었다.

그로프는 모종의 시각적이고 자기 성찰적인 경험이 뇌 내 산소 결핍으로 유발된다고 믿었다.[48]

휴식을 취하고 있는 동안에는 분당 약 750밀리리터, 즉 와인 한 병 분량의 피가 뇌로 흐른다.[49] 이 혈류량은 몸의 다른 부위에서와 마찬가지로 운동하는 동안 약간 증가할 수 있지만 대개 일정하게 유지된다.[50]

우리가 격하게 숨을 쉴 때는 혈류량이 변한다. 몸이 필요 이상으로 많은 공기를 들이쉴 때마다 우리는 너무 많은 이산화탄소를 내뿜게 되어 혈관이 좁아지고 특히 뇌의 혈액순환이 감소하게 된다. 단 몇 분, 심지어

몇 초만 과호흡을 해도 뇌 혈류량이 40퍼센트까지 감소할 수 있는데, 이는 정말 믿기 힘들 정도다.[51]

이때 가장 큰 영향을 받는 부위는[52] 뇌의 해마와 전두엽 피질, 후두엽 피질, 두정-후두 피질이며, 이들은 다 함께 시각 처리, 신체 감각 정보, 기억력, 시간 경험, 자아 감각 등의 기능을 관장한다. 이러한 부위의 장애는 강력한 환각을 유도할 수 있는데, 유체 이탈 경험과 백일몽도 여기에 포함된다. 우리가 조금만 더 빠르고 깊게 호흡하면 뇌에서 더 많은 혈액이 빠져나가고, 시각과 청각의 환각이 더욱 심해진다.

게다가 혈액의 지속적인 pH 불균형은 신체 전체에, 특히 감정과 흥분 등의 본능을 통제하는 둘레계통(변연계)에 구조 요청 신호를 보낸다.[53] 의식적으로 이러한 스트레스 신호를 충분히 오래 지속시키면, 원시적인 둘레계통을 속여서 몸이 죽어 가고 있다고 생각하게 할 수 있다. 왜 그렇게 많은 사람들이 홀로트로픽 호흡 요법 도중 죽음과 부활 느낌을 경험하는지도 이것으로 설명할 수 있다. 수련자들은 의식적으로 육신이 죽을 수도 있음을 인지하는 상태로 몰아붙였다가, 의식적인 호흡으로 몸을 다시 달랬다.

그로프는 연구자들이 이 현상 전체를 진정으로 이해하기는 아직 멀었다고 생각했다. 그건 어쩔 수 없었다. 하지만 다른 치료법으로 효과를 보지 못한 너무나 많은 사람들이 홀로트로픽 호흡 요법으로 강력한 효과를 얻을 수 있다는 사실을 그는 알고 있었다. 다른 어떤 치료로도 해내지 못한 것을 격한 호흡만으로 해낼 수 있었다.

9

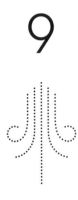

숨 참기

1968년에 아서 클링Arthur Kling 박사는 일리노이 의과대학의 교편을 접고, 푸에르토리코 남동부 해안에 있는 카요 산티아고섬으로 날아갔다. 그는 인구가 적은 야생의 이 섬에서 덫을 놓아 야생 원숭이 여러 마리를 잡은 다음, 기괴하고 잔인한 실험을 했다. 처음에는 원숭이의 두개골을 열어 양쪽의 뇌를 한 덩이씩 제거했다. 그리고 원숭이들을 회복시킨 다음, 다시 밀림 속으로 풀어 주었다.

원숭이들은 머리에 난 흉터만 빼면 평범해 보였지만, 뇌는 뭔가 잘못되어 있었다. 그들은 삶을 헤쳐 나가는 데 어려움을 겪었다. 몇몇은 굶어 죽었고, 더러는 익사했다. 또 몇몇은 일찌감치 다른 동물에게 잡아 먹혔다. 2주 안에 클링의 원숭이는 모두 죽었다.

몇 년 후 클링은 빅토리아폭포 바로 위의 잠비아로 가서 실험을 반복했다.[1] 원숭이들은 야생으로 돌려보낸 지 7시간도 되지 않아 모두 죽었다.

이 원숭이들이 죽은 것은 어떤 동물이 먹잇감이고 어떤 동물이 포식자인지 알아보지 못했기 때문이다. 또한 흐르는 강을 건너거나, 가는 나뭇가지에서 매달리거나, 천적이 접근해 오는 것 등의 위험을 감지하지 못했다. 클링이 이들의 뇌에서 두려움을 제거한 탓에 두려움이라는 감정을 느끼지 못한 것이다.

구체적으로 말하면, 측두엽 중심에 있는 아몬드 크기의 편도체 2개를 제거했다. 편도체는 원숭이와 인간 등 고등 척추동물이 기억을 하고, 결정을 내리고, 감정을 처리하는 등의 기능을 한다. 편도체는 또한 공포 경보 회로[2]로 여겨지고 있다. 위험 신호를 보내고, 싸움 아니면 도주 반응을 일으킨다. 편도체가 없는 모든 원숭이는 "위험한 대립을 예견하고 피할 수 있는 능력이 뒤떨어지는 것으로 보였다"고 클링은 썼다. 두려움 없이는 생존이 불가능하거나, 적어도 생존이 극도로 위태로워졌다.

미국 이야기로 돌아가면, 이 무렵 심리학자들이 SM이라고 부르게 될 한 여자아이가 우르바흐-비테 증후군Urbach-Wiethe disease이라는 희귀 유전 질환을 지니고 태어났다. 이 증상으로 인해 세포 돌연변이가 일어나고, 온몸에 지방질이 축적되어 피부가 응어리져 부풀어 오르는 모습을 보이며 목소리가 쉬었다. SM은 10세였을 때 뇌에 침전물이 확산되었다. 대부분의 부위는 괜찮고 편도체만 파괴되었을 뿐인데, 아무도 그 이유를 알지 못했다.

SM은 여느 사람과 마찬가지로 보고 느끼고 듣고 생각하고 맛볼 수 있었다. 아이큐와 기억력, 인지능력은 정상이었다. 그러나 10대 후반으로 접어들면서 공포감이 줄어들었다. 그녀는 전혀 모르는 사람들에게 다가가서, 몇 센티미터 앞까지 바짝 얼굴을 들이대고 서 있으면서도 상대가 당황하거나 배척하는 것을 두려워하지 않은 채, 자신의 가장 내밀한 성_性적 비밀을 털어놓곤 했다. 이웃과 수다를 떨기 위해 격렬한 천둥 번개가 내리치고 폭풍이 부는데도 아랑곳하지 않고 집을 나서기도 했다. 폭풍에 휩쓸려 날아가는 파편에 맞는 것도 두려워하지 않았다. 주변에 있는 음식을 먹기는 했지만, 먹을 게 없어도 음식을 마련해 두려고 하지 않았다. 굶주림도 두려워하지 않은 것이다.

주위 사람들의 얼굴에 어린 공포를 알아보는 능력도 잃어버렸다. SM은 행복과 혼란, 또는 친구와 가족의 슬픔은 쉽게 인지할 수 있었지만, 누군가 겁을 먹거나 위협을 받는 상황은 전혀 인지하지 못했다. 두려움과 스트레스, 불안이 편도체와 더불어 모두 사라져 버렸다.

SM이 40대이던 어느 날, 픽업트럭을 탄 남자가 차를 세우고 데이트 신청을 했다. 그녀가 트럭에 올라타자, 남자는 그녀를 버려진 헛간으로 끌고 가서 바닥에 내던지고 옷을 잡아 뜯었다. 갑자기 개 한 마리가 헛간으로 뛰어 들어갔고, 남자는 사람들이 개를 뒤쫓아 올지도 모른다는 생각에 초조해졌다. 그는 마지못해 바지 지퍼를 올리고 돌아섰다. SM은 아무 일도 없었다는 듯이 일어나 남자 뒤를 따라 그의 트럭으로 돌아왔다. 그녀는 집까지 태워 달라고 부탁했다.

저스틴 파인스타인Justin Feinstein 박사는 2006년 아이오와대학에서 임상 신경심리학 박사학위 과정을 밟고 있을 때 SM을 만났다. 파인스타인 박사는 불안장애를 전문으로 했는데, 특히 이를 극복하는 방법에 초점을 맞추고 있었다. 그는 두려움이 모든 불안의 핵심이라는 것을 알고 있었다. 체중 증가의 두려움은 거식증으로 이어지고, 군중에 대한 공포는 광장공포증으로 이어지고, 통제력을 잃는 것에 대한 공포는 공황 발작으로 이어진다고 그는 생각했다. 불안은 그 대상이 거미나 이성, 밀폐 공간, 아니면 그 어떤 것이든, 인지된 두려움에 대한 과민 반응이었다. 불안과 공포증은 과잉 반응을 하는 편도체로 인해 발생했다.

연구진은 20년 동안 SM을 연구했다. 그녀의 상태를 이해하려 노력했고, 갖은 방법으로 그녀를 겁주려고 해 봤다. 인간들이 배설물을 먹는 영화도 보여 줘 보고, 테마파크 유령의 집에도 데려가 보고, 꿈틀거리는 뱀을 그녀의 두 팔에 올려놓기도 했다. 그 어떤 것도 효과가 없었다.

마음을 굳게 먹고 더욱 깊이 파고든 파인스타인은 연구 대상자들에게 한 호흡 분량의 이산화탄소를 투여한 연구 결과를 발견했다. 연구 대상자들은 적은 양만으로도 마치 수 분 동안 숨을 쉬지 못해 질식사하는 느낌을 받았다고 보고했다. 그러나 그들의 산소 농도는 변함이 없었고, 대상자들은 결코 위험에 처한 게 아니라는 사실을 잘 알고 있었다. 그런데도 많은 이들이 여전히 수 분 동안 공황 발작을 일으켰다. 이것은 인지된 두려움이나 외부의 위험에 대한 반응이 아니었고, 심리적인 것도 아니었다. 이산화탄소가 그들의 뇌와 신체에 뭔가 다른 메커니즘을 물리적으로 촉발시켰던 것이다.

파인스타인과 신경외과 의사, 심리학자, 연구 보조원들로 이루어진 연구진이 아이오와대학 병원 실험실에서 앞서의 이산화탄소 실험을 했다. 그들은 SM을 실험실로 데려와 책상에 앉히고 흡입기 마스크를 씌운 다음, 이산화탄소 35퍼센트와 휴게실 공기 65퍼센트로 이루어진 몇 모금의 공기 주머니를 흡입기와 연결했다. 그들은 SM에게 이산화탄소가 몸에 해롭지 않으며, 조직과 뇌의 산소는 충분하다고 미리 설명해 주었다. 그녀는 결코 위험에 처하지 않을 것이다. 이 말을 들은 SM은 언제나와 같이 따분한 표정을 지을 뿐이었다.

파인스타인이 내게 말했다. "우리는 어떤 일이 일어날지 전혀 예상하지 못했습니다. 아무도요." 잠시 후, 파인스타인은 공기 주머니의 기체를 마우스피스 안으로 방출했다. SM이 들이마셨다.

곧바로, 축 처진 그녀의 눈이 휘둥그레졌다. 어깨 근육이 긴장했고 호흡이 힘들어졌다. 그녀는 책상을 움켜쥐었다. "살려 줘!" 그녀가 마우스피스를 문 채 소리를 질렀다. SM은 물에 빠진 사람처럼 팔을 들고 흔들어 댔다. 그녀는 괴성을 질렀다. "숨, 숨이 막혀!" 한 연구원이 재빨리 마스크를 벗겼지만 소용이 없었다. SM은 심하게 경련하며 숨을 헐떡였다. 1분 정도 지나자 두 팔을 축 늘어뜨리고, 다시 느리고 차분하게 숨을 쉬었다.

뱀과 공포 영화, 천둥 번개가 SM에게 하지 못한 일을 한 번의 이산화탄소 호흡이 해냈다. 그녀는 30년 만에 처음으로 공포를 느꼈고, 제대로 공황 발작을 일으켰다. 그녀의 편도체는 다시 자라지 않았고, 뇌는 예전과 똑같았다. 그런데 이산화탄소가 돌연 휴면 중인 뭔가의 스위치를 켰다.

SM은 다시 이산화탄소 들이마시기를 거부했다. 몇 년이 지난 후에도 그녀는 그 생각만 해도 스트레스를 받았다. 그래서 파인스타인과 연구원들은 우르바흐-비테 증후군을 앓고 있는 두 명의 독일인 쌍둥이에게도 똑같은 실험을 해서 같은 결과를 확인했다. 쌍둥이는 편도체를 잃었고, 10년 동안 둘 다 두려움을 느끼지 못했다. 그런데 한 번의 이산화탄소 흡입만으로 그것이 바로 바뀌었다. 둘 다 SM과 마찬가지로 불안과 공황, 그리고 괴멸적 공포를 느꼈다.

교과서가 틀렸다. 편도체는 유일한 "공포 경보 회로"가 아니었다. 우리 몸에는 편도체만으로 불러일으킬 수 있는 그 어떤 것보다 더 강력한 위험 의식을 촉발시키는 또 다른, 더 깊은 회로가 있었다. SM이나 독일인 쌍둥이, 우르바흐-비테 증후군에 걸린 다른 수십 명의 환자만이 아니라, 모든 사람과 동물, 심지어 곤충과 박테리아 등 거의 모든 생명체가 그 회로를 지니고 있었다.

다시는 숨을 쉴 수 없다는 느낌에서 오는 뿌리 깊은 공포와 괴멸적 불안감, 그것을 촉발시키는 수십억 년 전의 유산이 있었다.

코나 입으로 공기를 한 숨 들이쉰다. 이번 호흡법을 익히는 데는 들이쉬는 것이 중요하지 않다. 이번에는 숨을 참는 것이 중요하다. 잠시 후, 더 숨을 쉬고 싶은 욕구를 느낄 것이다. 이 욕구가 치솟으면, 마음이 허둥거리고 폐가 아프게 된다. 신경이 예민해지고, 편집증이 유발되고, 짜증이 인다. 그리고 두려워지기 시작한다. 비참하고 숨이 막히는 그 느낌에 모든 감각이 집중하게 되고, 한사코 다시 숨을 들이쉬는 것만을 바라게 된다.

누그러지지 않는 호흡 욕구는 뇌간 밑에 위치한 중추 화학수용체라고 불리는 신경세포 다발[3]에서 활성화된다. 우리가 너무 느리게 호흡해서 이산화탄소 농도가 상승할 때, 중추 화학수용체는 이러한 변화를 감지하고 뇌에 경보 신호를 보내 폐가 더 빨리 더 깊이 호흡하게 한다. 우리가 너무 빨리 호흡할 때는, 이 중추 화학수용체가 이산화탄소 농도를 증가시키기 위해 더 느리게 호흡하라는 지시를 내린다. 이런 식으로 우리 몸은 어떤 횟수, 어떤 빠르기로 호흡할 것인가를 결정한다. 산소가 아니라 이산화탄소의 농도가 그것을 결정하는 것이다.

생명체의 가장 기본적인 기능 가운데 하나가 바로 화학수용chemoreception(유기체가 화학적 자극에 반응하는 생리적 과정-옮긴이)이다. 25억 년 전 최초의 유산소 생명체가 진화했을 때, 이산화탄소를 피하기 위해서는 그것을 감지해야만 했다. 발달한 화학수용 능력은 박테리아를 거쳐 더욱 복잡한 생명체로 전달되었다. 우리가 숨을 참고만 있어도 질식할 듯한 느낌이 엄습해 오는 것이 바로 이 때문이다.

인간이 진화함에 따라 우리의 화학수용은 더욱 형성적plastic이 되었다. 변화하는 환경에 따라 유연하게 변화할 수 있게 되었다는 뜻이다.[4] 인간이 해발 250미터 이하와 5,000미터 이상의 고도에서도 모여 살 수 있었던 것은, 다름 아닌 이산화탄소와 산소의 다양한 농도 차이에 적응하는 이 능력 덕분이다.[5]

오늘날 화학수용체의 유연성은 괜찮은 운동선수와 위대한 운동선수를 가름하는 한 가지 요소다. 엘리트 산악인들이 보조 산소 없이 에베레스트 정상까지 오를 수 있는 이유, 그리고 일부 프리다이버들이 물속에서 10여 분 숨을 참을 수 있는 이유도 바로 거기에 있다.[6] 그들은 모두 화학수용체를 단련시켜 이산화탄소의 극심한 변동에도 공황에 빠지지 않고 견뎌 낸다.

물리적 한계만 좌우되는 것이 아니다. 우리의 정신 건강 역시 화학수용체의 유연성에 달려 있다. SM과 독일 쌍둥이는 정신 질환 때문에 공황 발작과 불안장애에 시달린 것이 아니었다. 그들은 화학수용체와 나머지 뇌 사이의 통신 단절로 인해 문제가 생긴 것이었다.

이것이 아주 기초적인 소리로 들릴지도 모르겠다. 물론 우리는 호흡을 하지 못하게 되거나, 곧 그렇게 될 거라고 생각할 때 공황 상태에 이르게 된다. 그러나 그 공황 상태, 그러니까 편도체로 처리되는 외적이고 심리적인 위협에 의해서가 아니라 화학수용체와 **호흡**에 의해 발생하는 공황 상태의 과학적 이유는 자못 심오하다.

그 모든 것은 지난 100년 동안 심리학자들이 만성적인 공포와 그에 따른 모든 불안장애를 잘못된 방법으로 치료해 왔을 수도 있음을 시사한다. 두려움은 단지 정신적인 문제가 아니었다. 단순히 환자들로 하여금 다르게 생각하도록 하는 것만으로는 치료될 수 없었다. 두려움과 불안도 정신만이 아닌 육체의 징후가 있었다. 그것은 편도체 바깥쪽, 파충류 뇌 reptilian brain(뇌간을 일컬으며, 생존 본능의 뇌이다-옮긴이)의 더 오래된 부분에서 생성된다.

미국인 가운데 18퍼센트는 어떤 형태로든 불안장애나 공황에 시달리며, 이 수치는 매년 증가하고 있다.[7] 그들과 전 세계 수억 명의 사람들을 치료하는 최선의 조치는 이산화탄소 농도에 더 유연해지도록 중추 화학수용체와 나머지 뇌를 먼저 조건화하는 것이 아닌가 싶다. 불안해하는 사람들에게 숨을 참는 기술을 가르침으로써 말이다.

오늘날의 인도 지역 거주자들은 기원전 1세기 무렵 의식적인 무호흡이 건강을 회복하고 장수를 보장한다고 주장했다. 약 2,000년 전에 쓰인 힌두교의 영적 문헌 『바가바드 기타』에서는 프라나야마 수련을 이렇게 풀이했다. "모든 호흡을 멈춤으로써 유도되는 몰입경"이라고. 그리고 몇 세기 후, 중국의 학자들은 호흡법을 상세히 기술한 몇 권의 책을 썼다. 『숭산태무선생기경嵩山太無先生氣經』이라는 도교 경전[8]에서는 다음과 같이 조언한다.

날마다 누워서 마음을 평온케 하고, 생각을 끊고, 숨을 멈추어라. 두 주먹을 쥐고, 코로 숨을 들이쉬고, 입으로 내쉬어라. 숨소리가 들리지 않도록 하라. 더없이 여리고 가늘게 숨을 쉬어라. 다시 숨이 가득 차면 참아라. 호흡이 끊기면 발바닥에 땀이 난다. 하나부터 백까지 세어라. 한껏 숨을 참은 후 여리게 내쉬어라. 조금 더 많이 들이쉬고 다시 참아라. 열기를 느끼면 "호" 하고 내쉬어라. 냉기를 느끼면 "취" 하고 내쉬어라. 이렇게 숨을 쉬고 (참을 때) 하나부터 천까지 셀 수 있다면, 약도 곡기도 필요 없을 것이다.

오늘날 숨 참기는 거의 전적으로 질병과 관련이 있다. "Don't hold your breath."(기대하지 마.)라는 관용어도 있다. 산소가 부족하면 안 좋다고들 말한다. 대부분의 경우 그것은 건전한 조언이다.

수면무호흡증은 만성적이고 무의식적인 숨 참기의 한 형태로, 이제 우리가 잘 알고 있듯이 고혈압과 신경계 질환, 자가면역질환 등을 일으킴으로써 몸에 심각한 손상을 초래한다. 깨어 있는 시간에 숨을 멈추어도 역시 해로운데, 이는 더욱 확산되고 있다.

어떤 추측에 따르면, 최대 80퍼센트의 직장인이 지속적인 주의력 분산continuous partial attention[9] 상태라고 불리는 것에 시달리고 있다. 이메일을 확인하고, 뭔가를 기록하고, 트위터나 카톡을 확인하고, 그 모든 것을 또다시 반복한다. 결코 특정한 일에 집중하지 않는다. 끊임없이 주의가 산만한 상태에서는 호흡이 얕고 불규칙해진다. 때로 우리는 30초 이상 전혀 숨을 쉬지 않기도 한다. 이것을 연구하기 위해 미 국립보건원에서 데이비드 앤더슨David Anderson 박사와 마거릿 체스니Margaret Chesney 박사를 비롯한 여러 명의 연구자들을 지난 수십 년 동안 고용했을 정도로 문제가 심각하다. 체스니는 "이메일 무호흡증"이라고도 알려진 이 습관이 수면무호흡증과 같은 질병을 촉진할 수 있다고 내게 말했다.

현대 과학과 고대 호흡법의 말이 왜 이렇게 다른 것일까?

그것은 의지의 문제로 귀결된다. 수면 중 일어나는 숨 참기와 지속적인 주의력 분산 상태는 **무의식적**으로 이루어진다. 그것은 우리 몸에 일어나는 어떤 일인데, 우리는 그것을 통제할 수 없다.[10] 옛사람들과 호흡법 부흥 운동가들의 숨 참기는 **의식적**인 행위다. 그것은 우리가 의지로 행할 수 있는 것이다.

그리고 그 숨 참기를 제대로 할 때, 경이로운 효과가 있다고 나는 들었다.

후덥지근한 수요일 아침, 나는 오클라호마주 동북부의 도시 털사에 있는 로리엇 뇌 연구소로 저스틴 파인스타인을 찾아가 그의 사무실 소파에 앉아 있다. 맞은편 창밖으로 마분지 빛깔의 하늘과 붉고 노란 단풍이 아롱진 풍경이 내다보인다. 파인스타인은 그 창가에 앉아, 여느 책상보다 두 배는 넓은 책상 위에 손톱만큼도 빈 공간이 없이 쌓여 있는 과학 논문을 휙휙 넘기고 있다. 그는 세 살배기 딸아이의 선물인 크레용 얼룩이 묻은 헐렁한 카키 바지에 슬리퍼를 신고, 단추를 채우지 않은 셔츠 차림으로 소매를 걷어붙이고 있다. 신경심리학자다운 모습이다. 털털하면서도 지적인 모습이 특히 그렇다.

파인스타인은 공황과 불안장애를 지닌 환자에게 이산화탄소 흡입 실험을 하기 위해 5년간 미 국립보건원의 보조금을 받았다. 우르바흐-비테 증후군을 지닌 SM과 독일 쌍둥이에게 이산화탄소 흡입 실험을 한 후, 이산화탄소가 공황과 불안을 야기할 뿐만 아니라 그것들을 치료하는 데도 도움이 될 수 있다고 확신할 수 있었다. 그는 많은 양의 이산화탄소를 흡입하는 것이 1,000년 전의 호흡법과 동일한 육체적·심리적 효과를 이끌어 낼 수 있다고 믿었다.

그의 치료법은 환자들이 고대 중국 도인처럼 숨을 참거나 목을 막고서 두 주먹을 쥐고 100까지 셀 필요가 없었다. 그의 환자들은 너무 불안해하고 조급해서 그런 강렬한 호흡법을 실천하지 못했다. 하지만 이산화탄소가 그 모든 것을 대신해 주었다. 환자들은 생각하고 싶은 것을 무엇이든 생각해도 좋았다. 다만 화학수용체를 정상으로 되돌리기 위해 그저 이산화탄소를 몇 번 흡입하기만 하면 되었다. 숨을 참을 수 없을 정도로 불안해하는 사람들에게는 그것이 바로 고대의 호흡법이나 다름없었다. 파인스타인은 이것을 이산화탄소 요법이라고 불렀다.

숨 참기 호흡법은 수천 년 동안 이어져 왔다. 고대 로마인들은 통풍부터 전투 부상에 이르기까지 그 어떤 것이든 치료하는 방법으로 열탕에 몸을 담그고 있으라고 처방했다.[11] (이 열탕은 피부로 흡수되는 고농도의 이산화탄소를 함유하고 있다.) 수세기 후 아름다운 시절, 이른바 벨 에포크Belle

Epoque 때의 프랑스인들은 알프스의 로야 온천에 모여 한 번에 며칠 동안 거품이 이는 뜨거운 물속을 거닐었다.

1870년대 후반에 이곳을 방문한 영국 의사 조지 헨리 브랜트George Henry Brandt[12]는 이렇게 썼다. "로야 온천수에 함유된 네 가지 미네랄의 화학 구성에 대한 연구를 하면, 우리가 적용 가능한 여러 가지 강력한 약물을 지니고 있다는 사실을 입증하게 될 것이다. 평소 치료제로 사용하는 통상적인 약물 투여가 잘 듣지 않는 많은 질병 치료에 그 물질을 이용할 수 있을 것이다." 브랜트는 습진과 건선 같은 피부 질환[13]은 물론이고 천식과 기관지염 같은 호흡기 질환도 언급했는데, 이 모든 질환이 몇 번의 이 온천수 치료 후에 "거의 확실하게 치유"[14]되었다고 말했다.*

로야 의사들은 이산화탄소를 병에 담아 흡입기로 이것을 투여했다. 이 요법은 1900년대 초에 공식화될 정도로 효과적이었다. 예일대학 생리학자 얀델 헨더슨이 만든 이산화탄소 5퍼센트와 산소 95퍼센트의 혼합물은 신생아 뇌졸중과 폐렴, 천식, 질식증 치료에 큰 성공을 거두어 인기

---

* 브랜트의 보고 이후, 수천 명의 연구자들은 이산화탄소 요법이 심혈관 건강과 체중 감소, 면역 기능 등에 미치는 영향을 실험했다. 펍메드PubMed(주로 국제 의학 학술지 데이터베이스인 MEDLINE에 접근할 수 있게 해 주는 무료 검색 엔진. 미 국립보건원의 국립의학도서관에서 유지 관리하고 있다—옮긴이)에서 "피부 통과(경피) 이산화탄소 요법transdermal dioxide therapy"을 검색하면 2,500개 이상의 연구 논문을 열람할 수 있다. 내가 열람해 본 결과, 이들 연구의 대부분은 로야 연구자들이 100년 전에 발견한 것, 그리고 그들보다 수천 년 앞서 고대 그리스인들이 발견한 것을 재확인하고 있다. 물속에서든, 주사나 흡입을 통해서든 이산화탄소에 몸을 노출시키면 근육과 장기, 뇌 등에 산소 공급을 증가시킨다. 이산화탄소는 동맥 혈관을 확장시킴으로써 혈류를 증가시키고, 더 많은 지방 분해를 도울 뿐만 아니라, 수십 가지 질병에 대한 강력한 치료법으로 작용한다. 이산화탄소 연구에 대한 더 많은 자료와 광범위한 역사를 알고 싶으면, 저자의 웹사이트 www.mrjamesnestor.com/breath를 찾아 주기 바란다.

를 끌었다. 뉴욕과 시카고 등 대도시의 소방 당국은 재충전할 수 있는 이산화탄소 탱크를 트럭에 탑재해서 많은 생명을 구하기도 했다.

한편 이산화탄소 30퍼센트와 산소 70퍼센트의 혼합물은 불안장애와 간질, 심지어 조현병까지 치료하는 믿을 만한 처방제가 되었다. 몇 달 혹은 몇 년 동안 긴장성 정신 분열 상태로 지낸 환자들이 그것을 몇 번 흡입함으로써 갑자기 정신을 차렸다. 그들은 눈을 뜨고 주위를 둘러본 후, 의사나 다른 환자들과 차분히 이야기를 나누기 시작했다.

한 환자는 이렇게 보고했다. "놀라운 느낌이었다. 정말 신기했다. 기분이 아주 상쾌했는데, 처음에는 내가 어디에 있는지 몰라 어리둥절했다. 내게 무슨 일인가 일어났다는 것은 알았지만 그것이 딱히 무엇인지는 알 수 없었다."

환자들은 이산화탄소가 다 소모될 때까지 약 30분 동안 정신이 맑고 일관성이 있었다. 그러고는 예고 없이 하던 말을 뚝 끊고 동작을 멈춘 채, 조각상 같은 자세로 허공을 응시하거나 때로 털썩 쓰러졌다. 환자들은 다시 아팠다. 그리고 다시 이산화탄소를 흡입할 때까지 그런 상태가 유지되었다.

그리고 그 후 1950년대에 이르러, 아무도 이해하지 못하는 이유로 갑자기 한 세기의 과학 연구가 사라지고 말았다.[15] 피부 질환을 지닌 사람들의 처방은 알약과 연고로 바뀌었고, 천식을 지닌 사람들은 스테로이드제와 기관지 확장제로 증상을 관리했다. 중증 정신 질환 환자에게는 진정제를 투여했다.

이들 약물은 조현병을 비롯한 정신 질환들을 치료하지 못했고, 유체 이탈 경험이나 행복감을 유발하지도 못했다. 다만 환자들을 무감각하게 했다. 약을 계속 복용하는 한, 몇 주, 몇 달, 몇 년 동안 환자들은 하염없이 무감각하기만 했다.

이산화탄소 요법에 대해 파인스타인은 이렇게 말한다. "내가 흥미롭게 생각하는 것은 아무도 그것을 반증하지 못했다는 것이다. 그 자료, 그 과학은 오늘날에도 여전히 유효하다."

불안 치료법인 이산화탄소 요법을 재발견해서 1980년대에 영향력 있는 논문을 쓴 남아프리카공화국의 유명한 정신과 의사 조셉 볼프Joseph Wolpe의 다소 불명확한 연구들을 그가 어떻게 우연히 발견하게 되었는지, 파인스타인이 내게 긴 이야기를 들려준다. 볼프의 환자들은 불과 몇 번의 흡입 후 오래도록 지속되는 경이로운 개선 효과를 보였다. 또 유명한 정신과 의사이자 공황과 불안 전문가인 도널드 클라인Donald Klein이 수년 후 이런 견해를 제시했다. 이 기체가 뇌 내 화학수용체를 원래대로 되돌리는 데 도움을 주어 환자들이 정상적으로 호흡을 하고, 정상적으로 생각할 수도 있다고. 그러나 그 이후 이 요법을 연구한 사람은 거의 없다. (파인스타인은 현재 다섯 명 정도가 이것을 연구하고 있을 것이라고 추측한다.) 클라인은 초기 연구자들의 말이 맞는지, 그리고 옛사람들의 이산화탄소 요법으로 현대의 질병들을 치료할 수 있는지 그저 궁금했을 뿐이다.[16] 파인스타인이 내게 말한다. "심리학자로서 나는 이들 환자를 위해 내가 무엇을 선택할 수 있고, 무엇이 최선의 치료법인가를 생각합니다."

약물은 거짓 약속을 할 뿐, 대부분의 사람들에게 거의 도움이 되지 않는다고 그는 말한다. 불안장애와 우울증은 미국에서 가장 흔한 정신 질환인데, 우리 중 절반 정도는[17] 평생 이런저런 정신 질환을 앓게 되는 게 현실이다. 이에 대처하기 위해 12세 이상의 사람 가운데 13퍼센트는 항우울제를 복용하게 될 텐데, 가장 흔히 선택되는 것은 세로토닌 재흡수 억제제인 SSRI라는 것이다.[18] 이들 약제는 특히 심각한 우울증을 비롯한 여러 심각한 증상을 지닌 수백만 명의 환자를 구하긴 했다. 하지만 효과가 있는 환자는 복용한 환자의 절반도 되지 않는다.*[19] 파인스타인이 또 말한다. "나는 계속 자문합니다. 이것이 우리가 할 수 있는 최선인가?"

파인스타인은 다양한 비약물 요법을 탐구했다. 그는 10년 동안 마음챙김 명상(위빠사나 명상, 통찰 명상-옮긴이)을 배우고 가르쳐 왔다. 수많은 과학적 연구 결과, 명상은 뇌의 중요 부분의 구조와 기능을 변화시키고, 불안감을 해소하고, 집중력과 연민의 감정을 북돋울 수 있다는 사실이 입증되었다. 명상은 경이로운 효과가 있지만, 그런 보상을 받는 사람은 그리 많지 않을 것이다. 명상을 시도했다가 포기해 버리는 사람이 너무 많기 때문이다. 만성 불안장애를 지닌 사람들은 더욱 그렇다. 파인스타인은 이렇게 설명한다. "일반적인 수련 효과를 볼 때, 마음챙김 명상은 우리가 살고 있는 새로운 세계에서 더 이상 도움이 되지 않습니다."

또 다른 대안으로 노출 요법이 있다. 환자가 두려움을 수용할 수 있도

---

* 영국 의학 저널 《랜싯The Lancet》에 발표된 2019년의 한 연구에 따르면, SSRI로 치료한 집단에서 6주 동안 우울증 증상이 5퍼센트 감소했는데, 그 저자는 그런 수치가 효과를 "확신할 만한 증거가 되지 못한다"고 밝혔다. 12주 후에는 우울증 증상이 13퍼센트까지 감소했지만, 연구자들은 이 효과를 "약함"이라고 평가했다.

록 반복적으로 공포에 노출시키는 요법이다.[20] 이것은 매우 효과적이지만, 보통 몇 주 또는 몇 달이라는 긴 시간과 비용이 소요된다. 그만한 비용을 치를 환자도 드물겠지만, 그런 치료에 시간을 낼 수 있는 심리학자를 찾기는 더욱 어려울 것이다.

하지만 누구나 숨을 쉬는데, 오늘날 숨을 잘 쉬는 사람은 드물다. 가장 심한 불안장애를 지닌 사람들은 끊임없이 최악의 호흡 습관 때문에 병을 앓고 있다.

거식증과 공황장애,[21] 강박장애를 지닌 사람들은 한결같이 혈중 이산화탄소 농도가 낮고, 숨을 참는 것에 대한 두려움이 누구보다 더 크다.[22] 또 다른 발작을 피하기 위해 너무 많이 호흡하고, 결국 이산화탄소에 과민해져서 이 기체의 증가를 감지하면 공황 상태에 빠진다.[23] 그들은 과호흡을 하기 때문에 불안하고, 불안해서 과호흡을 한다.

파인스타인은 서던메소디스트대학의 심리학자 얼리셔 뮤레트 박사의 최근 연구에서 영감을 받았다.[24] 6장에서 언급했듯이 뮤레트는 환자들이 혈중 이산화탄소 농도를 높이기 위해 호흡을 적게 하도록 해서 천식 발작을 완화시키는 데 도움을 주었다. 이 기술은 공황 발작에도 효과가 있었다.

무작위 배정 임상 시험[25]에서 그녀와 연구진은 20명의 공황장애 환자들에게 호기말 이산화탄소 분압 측정기를 주어, 하루 종일 호흡 속의 이산화탄소 양을 추적했다. 자료를 분석한 결과, 천식 등에 동반되는 공황장애에는 호흡량과 횟수의 증가, 그리고 이산화탄소 농도 감소가 선행한다는 것을 뮤레트는 발견했다. 발작이 일어나기 전에 이를 멈추기 위해 연구 대상자들은 더 느리고 적게 호흡함으로써 이산화탄소를 증가시켰다. 간단하고 돈도 안 드는 이 호흡법을 통해 현기증과 호흡곤란, 질식의 느낌에서 벗어날 수 있었다. 발작이 시작되기 전에 효과적으로 공황을 치료할 수 있었던 것이다. 뮤레트는 이렇게 썼다. "그럴 때 '심호흡을 하라'고들 하지만, 그것은 도움이 되지 않는다." 숨을 참는 것이 더 낫다.

우리는 파인스타인의 사무실을 나와 엘리베이터와 계단의 미로를 거쳐 방음 이중문으로 들어간다. 여기는 파인슈타인의 보금자리다. 오른쪽 문으로 들어가면, 파인스타인과 그의 연구진이 소금물 풀장에 누워서 하는 부양flotation 요법이라는 것을 연구하는 어둡고 조용한 방이 나온다.[26] 왼쪽 문으로 들어가면, 그의 최근 프로젝트인 이산화탄소 요법 실험실이 나온다. 그곳은 냉난방 공조 설비를 한데 모아 놓은 것처럼 보이는, 창문 없는 작은 상자 같다. 그 공간으로 비집고 들어간 우리는 마치 공중전화 부스 안의 광대들 같다. 접이식 책상 위에는 모니터와 컴퓨터, 전선, 심전도계, 이산화탄소 측정기, 그리고 지난 몇 년 동안 내가 착용하는 데 익숙해진 온갖 물건이 놓여 있다. 구석에는 냉전 시대의 러시아 미사일 같은 찌그러진 노란 원통이 놓여 있다. 파인스타인은 거기에 34킬로그램의 순수 이산화탄소가 담겨 있다고 내게 말한다.

지난 몇 달 동안 미 국립보건원 연구의 일환으로, 파인스타인은 불안 장애와 공황에 시달리는 환자들을 이 연구소로 데려와 이산화탄소를 몇 차례 투여했다. 지금까지는 결과가 유망하다고 그가 말한다. 물론 이산화탄소가 대부분의 환자들에게 공황 발작을 일으켰지만, 그것은 모두가 거쳐야 할 "불의 세례"의 한 과정일 뿐이다. 처음에 잠깐 불편함을 겪은 이후, 몇 시간, 심지어 며칠 동안 편안함을 느낀다고 많은 환자들이 보고한다.

나는 여기 오기 전에 내 화학수용체를 링 위에 올려 보기로 결심했다. 많은 용량의 이산화탄소를 몇 차례 들이켜고서 내 몸과 뇌에 어떤 영향을 끼치는지 알아보겠다고 서명을 했다.

파인스타인은 내 중지와 약지에 금속 센서가 달린 하얀 발포고무 같은 것을 붙인다. 피부 전기 전도도 측정기라고 불리는 이 장치는 교감신경 긴장 상태에서 배출되는 소량의 땀을 측정하게 된다. 한편 맥박 산소 측정기는 내 심박수와 산소 농도를 기록한다.

내가 흡입할 혼합물은 35퍼센트의 이산화탄소와 65퍼센트의 실내 공기다. 이것은 한때 조현병 환자들을 검사할 때 사용한 이산화탄소/산소 농도와 동일하다. 파인스타인은 SM에게도 동일한 용량을 투여했는데, SM은 공황에 빠진 후 추가 실험을 거부했다. 초기에도 몇몇 환자들에게 이것을 시험해 보았지만, 그들 역시 심한 공황 발작을 일으켰다. 너무 겁먹은 환자들이 다시 투여하기를 거부했기 때문에, 파인스타인은 이제 화학수용체들에 기분 좋은 운동을 시킨다는 취지로 이산화탄소 용량을 15퍼센트로 줄였다. 하지만 그마저도 환자들을 다시 돌아오게 할 정도가 되지 못했다. 나는 적어도 아직까지는 공황 발작이나 만성 불안장애에 시달리지 않기 때문에, 그는 내 투여량을 SM 수준으로 올려 35퍼센트로 해서 무슨 일이 일어나는지 지켜보자고 미리 제안했다.

그는 오늘 세 차례나 내가 기체를 들이마시고 느낄지도 모르는 질식은 모두 환각일 뿐 산소 농도는 변하지 않을 것이며, 위험하지도 않을 거라고 차분하게 설명한다. 내 두려움을 가라앉히려고 하는 말이지만, 줄기찬 부인이 오히려 내 불안감을 더 부채질한다.

"괜찮죠?" 파인스타인이 안면 마스크의 벨크로 띠를 조이며 말한다. 나는 고개를 끄덕이고, 달콤한 실내 공기를 마지막으로 몇 번 들이쉬고 의자에 더 깊이 자리를 잡는다. 2분 후 이륙한다.

파인스타인이 케이블과 튜브와 전선이 연결된 컴퓨터로 다가갈 때, 나는 가만히 앉아서 내 손톱 뿌리를 응시하며 잠깐 추억에 잠긴다. 스톡홀름으로 안데스 올손을 처음 찾아간 지난해의 기억이 언뜻 떠오른다.

그때 공용 응접실에서 인터뷰를 한 후, 곧바로 올손은 나를 자기 사무실로 데리고 갔다. 사무실은 연구 서류와 팸플릿, 안면 마스크 따위로 가득 찬 작은 가축우리 같았다. 잡동사니들 사이에 찌그러진 이산화탄소 탱크가 우뚝 세워져 있었다. 올손은 지난 2년 동안 그와 DIY 펄모노트들이 나름대로 이산화탄소 실험을 해 왔다고 내게 말했다. 그들은 간질과 정신 질환을 치료하는 데 사용되는 처방 약 따위에는 관심이 없었다. 올손과 동료들은 아프지 않았다. 그들은 이산화탄소의 효과를 탐구하고, 화학수용체의 유연성을 더욱 높이는 데 관심이 있었다.

그들이 발견해 낸 가장 효과적이고 안전한 비율은 약 7퍼센트의 이산화탄소와 실내 공기 혼합물로, 몇 모금이면 충분했다. 이는 부테이코가 정상급 선수들의 날숨에서 찾아낸 "초지구력"[27] 농도였다. 이 농도의 혼합물은 환각이나 공황 상태를 유발하는 효과가 전혀 없었다. 독자 여러분은 아마 알지 못했겠지만, 이것만으로도 강력한 효과가 있다. 올손은 이 분야의 펄모노트들이 실험한 몇 가지 결과 보고를 챙겨서 가지고 있었다.[28]

사용자 1: 그래서 지금 토론토에 왔다는 거 아냐. 롤러블레이드를 타려고. 롤러블레이드가 없으면 나도 없지. 호숫가의 이 코스는 여러 번 타 봤지만, 그러나! 이걸 삼켜 봐. 아무리 세게 밀어도 문제없어. 처음부터 끝까지 110퍼센트로 날았다고…. 단 한 번도 입 벌리고 헐떡이질 않았어!

사용자 2: 어제 이산화탄소 처치를 세 번, 한 번에 15분쯤 받았다. 그리고 오늘 카누를 타러 갔다가 여친이랑 섹스를 했는데…, 결국 그녀는 숨을 헐떡이다 까무라쳤다. 난 1도 숨이 차지 않았다! 내가 슈퍼맨인 줄!

사용자 3: 헐! … 난 숨을 쉬었을 뿐인데…, 기분이 쩔기 시작했다.

올손은 탱크를 연결하고 내게 몇 모금 들이켜게 했다. 나는 살짝 멍했고, 곧이어 살짝 두통이 왔다. 아무런 감흥도 없었다.

털사로 돌아가니, 파인스타인은 펄모노트들의 것과 사뭇 다른 기체를 막 투여하려는 중이다. 그것은 내가 전에 투여해 본 것의 몇 배 용량이고, 내 화학수용체들이 평소 노출되는 것의 수천 배에 이른다.[29]

그가 손을 뻗어 책상 위에 놓인 커다란 빨간 스위치를 가리킨다. 이 스위치를 켜면 실내 공기가 아니라, 벽에 매달린 금속 포일백 안의 기체를 마시게 된다. 이 포일백은 예방 장치다. 인체 기관이나 뇌에 이상이 생길 경우를 대비해 탱크 대신 포일백을 쓰는 것이다. 갑자기 걷잡을 수 없이 공황 발작을 일으키더라도, 포일백 안의 기체는 세 번만 들이쉬면 바닥난다.

빨간 스위치 옆에는 스트레스 수치 다이얼이 있다. 이것은 내가 느낀 불안감을 기록한다. 현재 최저 수준인 1로 설정되어 있다. 기체를 들이마시고 불안해지기 시작하면, 내가 손수 다이얼을 돌려 공황 상태 정도를 나타낼 수 있다. 20이 최고 수치다.

앞으로 20분 동안, 나는 이산화탄소를 세 번 크게 들이마셔야 한다. 마음만 편하면 세 번 연거푸 다 들이마셔도 좋고, 그렇지 않으면 호흡 사이에 몇 분 쉬어도 좋다. 얼마나 쉬는가는 그 경험이 얼마나 강렬했는가의 지표가 된다.

띠를 두르고 준비가 된 상태에서, 컴퓨터 모니터로 내 바이탈 사인을 생중계로 보면서 몸을 편안히 진정시킨다. 숨을 들이마시면 심박수가 높아지다가, 숨을 내쉬면 줄어들면서 화면에 부드러운 사인파가 그려진다.

산소 농도는 약 98퍼센트 수준에서 맴돌고, 내뿜는 이산화탄소는 5.5퍼센트 수준을 꾸준히 유지하고 있다. 모든 시스템이 잘 작동한다.

스텔스 임무에 나선 전투기 조종사가 된 기분이다. 투구를 쓰고 숨을 몰아쉬며 식식거리던 다스 베이더가 미사일 발사 스위치에 손을 올린다. 내가 정신 건강 치료와 관련지어 생각해 본 장면과는 딴판이다. 그러나 파인스타인의 목표는 환자가 기분을 느끼는 방식을 바꾸는 게 아니라, 원시 뇌의 기본 메커니즘을 재설정하는 것이다.

화학수용체들은 혈류의 이산화탄소 증가 원인이 목 졸림인지, 익사, 공황 상태, 혹은 털사의 벽에 걸린 포일백인지는 아랑곳하지 않는다. 어쨌거나 동일한 경보 신호를 울린다. 통제된 환경에서 그런 발작을 경험하는 것은, 발작이 일어나기 전에 미리 그것이 어떤 느낌인가를 환자가 경험함으로써 예방에 도움이 된다. 이 경험을 통해 너무나 오랫동안 무의식적인 질병으로 여겨져 온 것에 대한 의식적 통제력을 얻을 수 있다. 또한 우리가 앓고 있는 많은 증상들이 호흡에 의해 야기될 수 있고, 조절될 수도 있다는 것을 알게 된다.

한 번 더 느리게 깊이 들이쉬고는, 두 엄지를 세우고(만족이나 OK 표시-옮긴이), 눈을 감은 채 폐 안의 모든 공기를 밀어낸다. 빨간 스위치를 누르고 호스가 포일백과 맞물리는 소리를 들은 다음, 최대한 크게 숨을 들이마신다.

기체에서 금속 맛이 난다. 입안으로 밀려든 공기에 혀와 잇몸이 싸하다. 알루미늄 컵으로 오렌지주스를 마시는 느낌이다. 기체가 더 깊이 목 아래로 밀려가 내부를 코팅한다. 알루미늄 포일로 감싸는 느낌이다. 기체는 기관지를 지나 허파꽈리로, 혈류 속으로 질주한다. 나는 발작에 대비한다.

1초. 2초. 3초. 아무렇지도 않다. 몇 초 전, 아니 그 몇 분 전과 다른 느낌이 들지 않는다. 나는 스트레스 다이얼을 1에 맞춘다.

파인스타인은 이럴 수도 있다고 미리 알려주었다. 그는 몇 달 전 어느 빔 호프 호흡법 수행자에게 이 용량을 투여했고, 그 남자는 거의 아무것도 느끼지 못했다. 수많은 격한 호흡과 숨 참기를 수행한 후라서, 그 연구 대상자는 이미 화학수용체를 활짝 열어젖혔기 때문일 거라고 파인스타인은 가정했다. 반면에 나는 얼마 전 열흘 동안 강제 입 호흡만 했고, 그 뒤 열흘 동안은 강제 코 호흡만 했다. 그래서 휴식 중의 이산화탄소 농도를 20퍼센트 올렸다. 아마도 나 역시 화학수용체를 제법 유연하게 만들지 않았을까.

이런 생각을 하던 도중, 목구멍이 살짝 수축되는 것을 느낀다. 미묘하다. 나는 스위치를 끄고 실내 공기를 한 숨 들이마시고 내쉰다. 이것은 노력이 좀 필요하다. 빨간 스위치를 꺼야 하니까. 그래서 나는 더 이상 이산화탄소 혼합물을 들이마시지 않지만, 누군가 내 입에 양말을 쑤셔 넣은 기분이다. 다시 한 번 실내 공기를 호흡했지만, 양말 뭉치가 커지기만 한다.

그래, 이제야 관자놀이가 두근거린다. 농도 점검을 하려고 눈을 떠 보지만 실내가 흐릿하다. 몇 초 후, 나는 금이 가고 더러운 쌍안경 같은 것으로 세상을 바라보고 있다. 숨을 쉴 수가 없다. 모든 감각이 내 통제에서 벗어나 진공청소기로 빨려 드는 것처럼 느껴진다.

10초, 아니면 20초쯤 흘렀을까? 양말 뭉치가 줄어들고, 목덜미에 냉기가 싸하니 돌면서 불안이 소용돌이치다가 잦아든다. 내 시야의 색과 선명함이 마치 창문에서 안개를 걷어 내는 손길처럼 바깥으로 물결친다. 파인스타인은 1미터쯤 떨어진 곳에 서서 나를 응시하고 있다. 모든 것이 되살아난다. 다시 숨을 쉴 수 있다.

나는 웃어야 할지 울어야 할지 알 수 없는 심정으로 몇 분 동안 그대로 앉아 진땀을 흘린다. 앞으로 15분 동안 이 섬뜩한 기체 혼합물을 두 번 더 들이마실 마음의 준비를 한다. 그 어떤 혼잣말("이 질식은 단지 환각일 뿐이다. 진정하자, 몇 분이면 끝날 거다.")을 속으로 뇌까려 본들 달라지는 건 없다.

결국, 방금 느꼈고 다시 발작과 더불어 느끼게 될 공포는 정신적인 것이 아니다. 그것은 기계적인 것이다. 화학수용체를 유연하게 조건화시키기 위해서는 앞으로 몇 번 더 이곳을 찾아와야 한다. 파인스타인의 환자들이 며칠 동안 거듭 이곳에 찾아오는 것도 그 때문이다. 이것은 본질적으로 노출 요법이다. 이 기체에 더 노출될수록, 인체에 과부하가 걸렸을 때 회복력이 더 좋아진다.

그래서 연구라는 명목으로, 또한 나 자신의 미래 화학수용체의 유연성을 위해, 나는 빨간 스위치를 눌러 켜고 두 번 더 발작을 한다.

나는 다시, 또다시, 공황 상태에 빠진다.

10

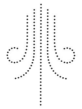

수행법의 원류를 찾아서

날마다 80만 명의 통근자들이 상파울루의 폴리스타 애버뉴를 지나간다. 거리는 그것을 그대로 반영하고 있다. 찻길은 소형차와 녹슨 스쿠터로 꽉 막혀 있고, 인도는 사탕 색깔의 와이셔츠를 입은 남자들과 스피커폰으로 열띤 대화를 나누는 여자들, 그리고 티셔츠를 입은 여학생들이 강물처럼 흐른다. 부모들은 그 티셔츠에 새겨진 말들의 뜻을 모르는 게 분명하다. 영어로 옮기면 이렇다. I Give Zero Fucks. PornFreak. I Got Zero Cool in Me.(좆도 신경 안 써. 야동광. 내꺼 개좋아.)

몇 블록마다 가판대에서 필수적인 《코스모폴리탄》과 《플레이보이》뿐만 아니라, 니체와 트로츠키 선언문, 찰스 부코스키의 지리는dirt 시집, 마르셀 프루스트의 1,056쪽짜리 『잃어버린 시간을 찾아서』 제1권을 팔고 있다. 요란한 경적과 급정거하는 바퀴 소리, 고함을 질러 대는 소리에 이어 신호등이 초록색으로 바뀌고, 우리는 드넓은 교차로를 가로질러 거울 같은 건물들의 협곡으로 나아간다.

내가 여기 브라질 상파울루 시내에 온 것은 유명한 요가 전문가인 루이스 세르지오 알바레스 드로즈Luíz Sérgio Álvares DeRose를 만나기 위해서다. 드로즈가 연구하고 가르치는 요가는 고대 수행법으로, 이웃 수련원들의 요가와는 사뭇 다르다. 그의 요가는 심지어 요가라고 불리기도 전, 에어로빅 운동이나 영적 수행이 되기 이전에 개발된 것으로, 그때는 그것이 숨쉬기와 생각의 기술이었다.

드로즈를 만나러 온 것은 내가 그 모든 연구를 마친 후, 그러니까 수년 동안 문헌을 섭렵하고 전문가들과 허다한 이야기를 나눈 뒤에도 여전히 의문점이 남았기 때문이다. 무엇보다 먼저, 투모를 비롯한 여러 숨쉬기 플러스 기법 실천 도중 왜 몸에서 열이 나는지 알고 싶었다. 스트레스 호르몬의 과다 분비[1]가 추위의 고통을 무디게 할 수는 있지만, 그것이 피부와 조직, 기타 다른 부위의 신체 손상을 막을 수는 없다. 그런데도 모리스 도바르와 빔 호프, 그리고 그들의 추종자들이 어떻게 눈밭에 몇 시간씩[2] 알몸으로 앉아 있으면서도 저체온증이나 동상에 걸리지 않을 수 있는지 아는 사람은 아무도 없다.

더욱 이해가 안 되는 것은 그와 반대되는 생리 반응을 자극하는, 더부드러운 버전의 투모를 수행하는 푄Bön(고대 티베트 토번 왕조의 토속신앙-옮긴이)의 샤먼과 불교 전통의 승려들이다. 그들은 헉헉거리며 숨을 쉬지 않는다. 다만 다리를 꼬고 앉아 느리고 더 적게 숨을 쉬면서,[3] 극도의 이완과 평온을 유도해 대사율을 무려 64퍼센트나 떨어뜨린다. 이 수치는 실험실 연구에서 기록된 최저치다. 승려들은 죽어야 마땅하다. 아니면 최소한 극도의 저체온증에라도 걸려야 한다. 하지만 매우 편안한 상태에서 체온을 10퍼센트 이상 올릴 수 있고, 영하의 기온에서 몇 시간 동안 뜨거운 김을 계속 내쉴 수 있다니.

나를 당황하게 했던 또 다른 의문점은, 홀로트로픽 호흡 요법과 같은 격한 숨쉬기 플러스 기법이 그러한 극초현실과 환각을 초래하는 효과를 얼마나 유도할 수 있느냐 하는 것이다. 15분 동안 의식적으로 과호흡을 하면 뇌는 보상 작용을 하기 시작한다. 몇몇 연구에서는 발작 초기에 의식적인 과호흡과 관련된 산소 부족 현상은 나타나지 않는 것으로 밝혀졌다. 모든 인지 기능이 정상이어야 하지만, 분명 그렇지 않다.[4]

미국과 유럽의 연구자들은 이러한 호흡법 뒤에 숨겨진 메커니즘을 이해하기 위해 수십 년을 바쳤다.[5] 그러나 아무도 알아내지 못했다. 지금도 그것을 설명하지 못한다.

그래서 나는 과거로 돌아가 인도의 고대 문헌을 살펴보기로 결심했다. 내가 지난 10년 동안 연구하고 실천해 온 모든 호흡법, 그리고 지금까지 이 책에서 설명한 모든 호흡법, 이를테면 결맞음 호흡부터 부테이코의 적게 숨쉬기와 스토의 날숨 완전 배출, 숨 참기에 이르기까지의 모든 호흡법이 처음 등장한 곳이 바로 인도 고대 문헌이다. 이 문헌의 저자들은 호흡이 그저 산소를 섭취하고 이산화탄소를 배출하며 신경계를 달래는 것 이상의 것임을 분명히 알고 있었다. 우리의 숨결에는 또 다른 보이지 않는 에너지가 담겨 있는데, 이는 서양 과학책에 나오는 어떤 분자보다 더 강력하고 더 큰 영향력을 지니고 있다.

드로즈는 아마 그것에 대해 다 알고 있을 것이다. 그는 요가와 호흡의 가장 오래된 형태에 대한 30권의 책을 펴냈다. 그리고 브라질에서 상상할 수 있는 거의 모든 훈장을 받았다. 의회 명예 고문 훈장, 상파울루 기사단 대관 훈장, 브라질 예술·문화·역사 아카데미 카운슬러 훈장 외에도 수십 개의 훈장을 더 받았다. 이들 훈장은 보통 정치가들의 장식품이다. 드로즈는 그 모든 훈장을 가지고 있는데, 심지어 동인도제도의 공로 훈장도 가지고 있다.

지금 나는 폴리스타에서 루아 벨라 킨트라로 넘어가고 있다. 몇 블록만 더 가면 드로즈를 만날 수 있다.

요가에 관한 책이나 웹사이트, 기사나 인스타그램 피드를 열면 "생명력"이나 "활력 에너지"를 뜻하는 **프라나**라는 단어를 만나게 된다. 프라나는 기본적으로 고대 원자론이다. 진입로의 콘크리트, 몸에 걸친 옷, 부엌에서 배우자가 달그락거리는 접시들, 이 모든 것이 소용돌이치는 원자로 이루어져 있다. 그것은 에너지이고, 곧 프라나다.

프라나 개념은 약 3,000년 전 인도와 중국에서 비슷한 시기에 처음으로 문서화되었고,[6] 의학의 기초가 되었다. 중국인들은 그것을 치Ch'i, 氣라고 불렀고, 인체에는 장기와 조직을 연결하는 프라나 동력선[7] 구실을 하는 통로가 있다고 믿었다. 민족마다 프라나를 뜻하는 고유어가 있는데, 일본인은 키ki, 고대 그리스인은 프뉴마pneuma, 히브리인은 루아ruah 이로 쿼이족은 오렌다orenda 라고 일컬었다.

이름은 달라도 대전제는 동일하다. 더 많은 프라나를 가질수록 더 활기차게 산다. 이 에너지 흐름이 막히면 신체 기능이 중단되고 질병이 뒤따르게 된다. 기본적인 신체 기능을 뒷받침할 수 없을 정도로 많은 프라나를 잃으면 죽는다.

수천 년 동안 이들 문화는 프라나의 꾸준한 흐름을 유지하기 위한 방법을 수백, 수천 가지 개발했다. 프라나 경로를 여는 침술과, 에너지를 깨우고 분배하는 요가 자세도 그렇게 만들어졌다. 매운 음식에는 많은 양의 프라나가 들어 있는데, 인도와 중국의 전통 식단이 흔히 매운 것도 그때문이다.

그러나 가장 강력한 기술은 프라나를 들이쉬는 것, 즉 호흡하는 것이었다. 호흡은 프라나를 얻는 기본 방법이어서, 에너지를 뜻하는 여러 고대 용어, 곧 치, 프뉴마, 루아, 오렌다 등은 숨 또는 공기와도 동의어다. 우리가 숨을 쉴 때 우리의 생명력은 확장된다. 중국인들은 의식적인 호흡 체계를 "치공qigong, 氣功"이라고 불렀다. "치"는 "호흡"을, "공"은 "수련"을 뜻한다.

지난 수세기 동안 의학이 발전하는 가운데서도 서양 과학은 프라나를 관찰하지 않았고,[8] 심지어 프라나가 존재한다는 사실을 확인해 보지도 않았다.[9] 그러나 1970년에 스와미 라마Swami Rama라는 사람이 캔자스 주 토피카의 메닝거클리닉(당시 미국 최대의 정신의학 훈련 센터)에 들어섰을 때, 일단의 물리학자들이 그 효과를 측정하기 위해 마침내 팔을 걷어붙였다.[10]

라마는 샌들과 치렁치렁한 흰 로브 차림에 108 염주 목걸이를 걸고, 긴 머리카락을 어깨 너머로 늘어뜨리고 있었다. 그는 11개 국어를 구사했고, 견과류와 과일, 사과 주스를 주식으로 했다. 그는 물질적인 소유물이 거의 없다고 주장했다. 한 직원은 이렇게 썼다. "키 185센티미터에 몸무게가 77킬로그램인 그는 위풍당당했다."

세 살 무렵 라마는 인도 북부의 자기 집 주변에서 요가와 호흡법을 익히기 시작했다.[11] 좀 더 커서는 히말라야 수도원으로 가서 마하트마 간디와 스리 오로빈도를 비롯한 여러 동양의 지도자들과 함께 비밀 수행법을 연구했다. 20대에는 옥스퍼드대학을 비롯한 몇몇 대학에 다녔고, 결국에는 온 세계를 돌아다니며 그가 스승에게 배운 비법을 익히고자 하는 모든 이들을 가르쳤다.

1970년 봄, 라마는 메닝거클리닉의 그림 한 점 없는 작은 사무실에 놓인 나무 책상에 앉아[12] 심장에 심전도계 센서를, 이마에는 뇌전도계 센서를 붙였다. 엘머 그린Elmer Green 박사는 그의 옆에서 아주 두꺼운 안경을 쓰고 장비를 점검했다. 전에 해군 무기 물리학자로 일한 그린은 당시 자발적 제어 프로그램을 이끌고 있었다. 이는 "심리생리학적 자율 규제"라고 불리는 것, 곧 심신의 연결이라고 알려지게 되는 것을 탐구한 클리닉 자체 연구 프로그램이었다. 그린은 동료들로부터 인도 명상가의 비범

한 능력에 대해 들었는데, 미네소타의 재향군인 관리 병원에서 최근 라마와 실험한 자료를 본 적도 있었다.[13] 그린은 최신 과학 기구를 써서 그 결과를 확인해 보고 싶었다. 프라나의 힘을 직접 관찰하고 싶었던 것이다.

라마는 숨을 내쉬며 마음을 가라앉히고, 두꺼운 눈꺼풀을 내리고 지긋이 관조하며 다음 숨을 쉬기 시작했다. 그는 몸 안으로 들어오고 나가는 공기를 조심스레 조절했다. 뇌전도 그래프의 선은 점점 더 길고 부드러워져서, 과활동성 베타파가 평온한 명상 상태의 알파파로 바뀌고, 이어 숙면 상태의 뇌파인 길고 낮은 델타파로 바뀌었다. 라마는 30분 동안 이런 깊이 잠이 든 상태로 머물다가, 어느 순간 너무 긴장이 풀려서 살짝 코를 골기 시작했다. 그러고서 "깨어난" 그는 숙면 뇌파가 나타났을 때 실내에서 오간 대화를 고스란히 기억해서 들려주었다. 라마는 그것을 숙면이라고 하지 않았다. 그는 그것을 "요가의 잠", 곧 "뇌가 자는" 동안 정신이 활동하는 상태라고 일컬었다.

다음 실험에서는 뇌에서 심장으로 초점을 옮겼다. 라마는 꼼짝 않고 앉아 몇 번 숨을 쉬었는데, 신호가 주어지자 60초도 지나기 전에 심박수가 74회에서 52회로 떨어졌다. 이후 8초 만에 심박수가 60회에서 82회로 올라갔다. 어느 순간, 라마의 심박수가 0이 되더니, 그 상태가 30초 동안[14] 지속되었다. 그린은 라마가 자신의 심장을 완전 중지시켰다고 생각하고, 심전도를 다시 자세히 살펴보니 분당 300회 박동하고 있었다.

심장이 이렇게 빨리 뛰면 혈액이 심방과 심실을 통과할 수 없다. 이 때문에 심방된떨림(심방조동)이라고 불리는 이 현상은 대개 심장마비와 사망을 초래한다. 그러나 라마는 아무렇지도 않은 것 같았다. 그는 30분

동안 이 상태를 유지할 수 있다고 주장했다. 이 실험 결과는 나중에《뉴욕 타임스》에 실렸다.[15]

라마는 계속해서 프라나(또는 혈류, 또는 둘 다)를 신체의 다른 부분으로 옮기기도 했다. 자의로 한 손에서 다른 손으로 옮긴 것이다. 그리고 15분 만에[16] 새끼손가락과 엄지의 온도 차이가 섭씨 6도에 이르게 할 수도 있었다. 그렇다고 손을 움직인 것도 아니었다.

산소와 이산화탄소, pH 수준, 스트레스 호르몬 따위는 라마의 능력에 아무런 영향을 미치지 못했다. 알려진 바에 따르면, 그의 혈액가스와 신경계는 각각의 실험 내내 정상이었다. 어떤 알 수 없는 프라나의 힘이 작용한 것이다. 라마는 뭔가 더욱 미묘한 에너지를 자기 뜻대로 다루었다. 그린 박사와 메닝거 팀은 그 에너지가 라마의 몸과 뇌에 미친 영향을 측정했는데, 그것이 거기 있다는 것만 알 수 있을 뿐이었다. 그들의 기계로는 그것을 평가할 방법이 없었다.

1970년대 초 무렵, 눈썹이 짙고 두 눈이 레이저 빔 같은 라마의 얼굴이《타임》,《플레이보이》,《에스콰이어》, 그리고 이후 〈도나휴〉 같은 주간 텔레비전 토크쇼에 나타나면서, 그는 호흡의 슈퍼스타가 되었다.[17] 서양에서는 예전에 아무도 스와미 라마 같은 사람이 나타난 적이 없었다. 하지만 라마는 그렇게 특별한 존재가 아니라는 사실이 밝혀졌다.

프랑스의 심장 전문의 테레즈 브로세Térése Brossse는 라마가 해낸 것과 똑같은 일을, 그러니까 자기 심장을 뜻대로 멈추었다가 다시 뛰게 하는 것을 어떤 요기가 하고 있다는 사실을 40년 전에 이미 기록으로 남겼다.[18] 로스앤젤레스주 캘리포니아대학 연구원 M. A. 웽거Wenger는 이 실험을 반복한 결과, 심장박동과 맥박 강도는 물론이고 이마에 흐르는 땀과 손끝 온도까지 조절할 수 있는 요기들을 발견했다. 스와미 라마의 "초인적인" 능력은 전혀 초인적인 게 아니었다. 수백 세대에 걸친 인도 요기들에게 그건 표준적인 수행 수준이었다.

라마는 집단 레슨과 동영상에서 프라나 제어 비결을 일부 공개했다. 모든 호흡이 끝없이 한 줄로 연결되도록, 들숨과 날숨 사이에 잠깐도 호흡을 멈추지 않음으로써 호흡이 조화를 이루는 것부터 시작하라고 그는 권고했다. 이런 호흡법이 편안해진 후에는 호흡을 길게 하라고 지시했다.

수강생들은 하루 한 번씩, 누워서 잠깐 숨을 들이쉰 다음 하나부터 여섯까지 세면서 숨을 내쉬어야 했다. 조금 숙달이 되면 넷을 셀 때까지 숨을 들이쉬고, 여덟을 셀 때까지 숨을 내쉬었는데, 6개월 수련이 끝난 후에는 30초 동안 날숨을 내쉬는 것이 목표였다.[19] 목표 수준에 이르면 "몸에 어떤 독소도 없고, 병에 걸리지도 않을 것"이라고 라마는 장담했다. 강의 비디오에서는 자신의 팔을 부드럽게 쓰다듬으며 이렇게 말했다. "그러면 몸이 이렇게 비단결처럼 부드러워질 거야, 알겠나?"

몸에 프라나를 불어넣는 것은 간단하다. 그저 숨을 쉬면 된다. 그러나 이 에너지를 조절하고 지휘하는 데는 시간이 좀 걸렸다. 라마가 히말라야산맥에서 훨씬 더 강력한 뭔가를 배운 것은 분명한데,[20] 내가 그의 책과 수십 편의 강의 비디오를 보고 알 수 있었던 점은 그가 결코 자세한 설명을 하지 않았다는 것이다.

프라나의 "활력 물질"이 무엇인지, 그것이 어떻게 작용하는지에 대해 내가 찾아낸 최선의 설명은 요기가 아닌 헝가리 과학자가 들려주었다. 어렸을 때 낙제할 뻔했던 그 과학자는 제1차 세계대전에 징용되지 않기 위해 자기 팔에 총을 쏘았고, 훗날 비타민 C에 관한 획기적인 연구로 노벨상을 받았다.[21]

그의 이름은 얼베르트 센트죄르지Albert Szent-Györgyi다. 1940년대에 미국으로 건너간 그는 결국 국립암연구재단 이사장으로 취임했고, 이 재단에서 세포호흡의 역할을 연구하면서 몇 년을 지냈다. 이 재단의 매사추세츠주 우즈홀 소재 실험실에서 연구할 때, 그는 생명체는 물론이고 우주의 모든 물질을 움직이는 미묘한 에너지에 대한 설명을 제시했다.

그는 이렇게 썼다. "살아 있는 모든 유기체는 동일한 생명의 나무에 달린 나뭇잎에 불과하다. 동식물의 다양한 기능과 특화된 기관은 동일한 생체living matter의 발현이다."[22]

센트죄르지는 호흡의 과정을 이해하고 싶었지만, 물리적 혹은 정신적 의미도, 분자 수준의 의미도 이해하지 못했다. 그는 우리가 들이쉬는 숨이 아원자 수준에서 우리의 조직과 장기, 근육 등과 어떻게 상호작용을 하는지 알고 싶었다. 또한 생명체가 어떻게 공기로부터 에너지를 얻는지도 알고 싶었다.

우리 주변의 모든 것은 분자로 이루어져 있고, 분자는 원자로 이루어져 있으며, 원자는 양성자(양전하를 가진 핵자), 중성자(전하가 없는 핵자),

전자(음전하)라고 불리는 아원자입자로 이루어져 있다. 가장 기본적인 수준에서 모든 물질은 에너지다. 센트죄르지는 이렇게 썼다. "우리는 생명과 생체를 분리할 수 없다. 그래서 불가피하게 우리는 생체와 그 반응을 연구함으로써 생명 자체를 연구한다."

돌과 같은 무생물체와 새, 벌, 잎사귀를 구분하는 것은 에너지 수준, 곧 물질 내 분자를 구성하는 원자들 내부 전자의 "흥분성excitability"이다. 분자들 사이의 전자 이동이 더 쉽고 빈번할수록 물질은 더욱 "포화도"가 떨어지고, 그만큼 물질이 더 **살아** 있게 된다.[23]

센트죄르지는 지구상의 가장 초기 생명 형태들을 연구했다. 그는 그것들이 모두 "약한 전자수용체"로 이루어져 있다고 추론했는데, 이는 전자를 쉽게 받아들이거나 방출할 수 없다는 뜻이다. 이런 물질은 에너지가 적어서 진화할 기회가 적다고 그는 주장했다. 그래서 그저 있는 자리에 머물면서, 수수억 년 동안 하는 일 없이 빈둥거렸다.[24]

그러다 이윽고 그 미생물의 광합성 부산물인 산소가 대기 중에 축적되었다. 산소는 강한 전자수용체였다. 새로운 생명체가 산소를 이용해 신진대사를 하도록 진화하면서, 이들은 무산소호흡을 하는 오래된 생명체보다 더 많은 전자를 끌어들이고 교환했다. 이러한 에너지의 잉여로 초기의 생명은 비교적 **빠르게** 식물과 곤충과 그 밖의 모든 것으로 진화했다. 센트죄르지는 이렇게 썼다. "살아 있는 상태는[25] 전자적으로 불포화된 상태다. 본질은 단순하지만 오묘하다."[26]

이 전제는 오늘날의 지구상 생명체에도 적용될 수 있다. 산소가 더 많이 소비될수록 전자 흥분성은 더 높아지고, 더 활기차게 된다. 생체가 활기차고, 통제된 방식으로 전자를 흡수·방출할 수 있을 때, 생체는 건강하게 유지된다. 세포가 전자를 방출하고 흡수하는 능력을 잃으면 분해되기 시작한다.[27] "불가피하게 전자를 방출한다는 것은 죽는다는 것을 의미한다."라고 센트죄르지는 썼다. 이 전자 흥분성이 붕괴하면 금속이 녹슬고 잎이 갈색으로 변해 죽게 된다.

인간도 "녹슨다". 우리 몸의 세포가 산소를 끌어당기는 능력을 잃으면, 그 안의 전자가 느려지고 다른 세포와의 자유로운 상호 교환이 중단된다고 센트죄르지는 썼다. 이로 인해 세포가 통제를 벗어나 비정상적으로 성장하게 된다. 조직은 다른 물질들과 거의 같은 방식으로 "녹슬기" 시작할 것이다. 그러나 우리는 이것을 "조직의 녹"이라고 부르지 않고, 암이라고 부른다. 암이 저산소 환경[28]에서 발생하고 번성하는 이유를 이것으로 일부 설명할 수 있다.

인체 조직을 건강하게 유지하는 최고의 방법은 지구의 초기 유산소 생명체에서 진화해 온 그 반응을 모방하는 것, 특히 "강한 전자수용체"인 산소를 지속적으로 우리 몸에 범람시키는 것이다. 느리게, 더 적게, 그리고 코로 숨을 쉬는 것이 그 방법이다. 그렇게 하면 몸 안의 호흡 기체 농도가 균형을 이룸으로써, 최대한 많은 산소가 최대한 많은 조직에 전달되어 우리 세포의 전자 반응성이 최대화된다.

센트죄르지는 이렇게 말했다. "우리 이전의 모든 문화와 모든 의학 전통에서,[29] 치유는 움직임 에너지에 의해 이루어졌다." 전자의 운동에너지는 생명체가 가능한 한 오래 건강하게 살 수 있게 해 준다. 프라나, 오렌다, 치, 루아 등으로 이름이 다르다 해도 원리는 다르지 않다. 센트죄르지는 분명 이 원리를 잘 이해했다. 1986년 향년 93세의 나이로 그는 별세했다.

○——○

노크, 문 열림, 인사 나눔. 그리고 마침내 나는 드로즈의 수련원 응접실에 자리를 잡는다. 마룻바닥과 푹신한 소파, 하얀 벽과 세계지도 액자가 있다. 응접실 중앙 현판에는 이렇게 쓰여 있다. "멈추고 호흡하라."

드로즈 강사들과 수강생들이 느긋하게 세라믹 컵에 든 마살라 차를 마시며 포르투갈어로 재잘대고 있다. 그들 가운데 에두앙 피녜이루Heduan Pinheiro가 있다. 구김살 없는 셔츠에 하얀 바지를 입은 모습이 1980년대의 10대 시트콤 스타를 닮았다. 여기서 정북쪽 두 곳에 드로즈 호흡법 수련원을 차려 운영하는 피녜이루는 친절하게도 바쁜 일정을 접고 안내인 겸 통역사가 되어 주기로 했다. 그가 "마스터"(스승님)라고 부르는 남자를 만나기 위해 우리는 응접실을 떠나 어두운 계단을 올라간다.

작은 사무실이 메달과 은검들로 장식되어 있고, 은검에는 1달러 지폐 뒷면에 나오는 프리메이슨의 상징인 피라미드와 눈이 새겨져 있다. "무작정 내게 이런 걸 안겨 주는데, 왜들 그러나 몰라!" 하고 말하며 드로즈가 힘차게 내 손을 잡아 흔든다. 그는 체격이 야무지고, 큰 갈색 눈에 흰 수염이 단정하다. 뒤편 책꽂이는 수백만 권이 팔린 그의 저서로 채워져 있다.[30] 프라나야마와 카르마 등 고대 요가의 비밀을 다룬 책들이다. 나는 그중 몇 권을 읽었지만 딱히 놀랄 만한 건 없었다. 거기 나오는 호흡법은 내가 지난 몇 년 동안의 연구로 이미 알고 있거나 시도해 본 것들뿐이었다.

그것 역시 새삼스러울 게 없었다. 요가의 역사와 초기 호흡법은 아주 오래전에 확립되었다. 하지만 이제 마침내 여기서, 나는 드로즈와 열렬히 의견을 교환하고 싶다. 내가 알지 못하는 프라나에 대해, 그리고 잃어버린 호흡의 기술과 과학에 대해 그가 무엇을 알고 있는지 꼭 듣고 싶다.

"시작할까요?" 그가 말한다.

약 5,000년 전으로 거슬러 올라가서, 오늘날의 아프가니스탄과 파키스탄, 인도 북서부 국경으로 여행을 떠나 보자.[31] 그러면 모래와 바위산, 먼지를 뒤집어쓴 나무들과 붉은 흙, 그리고 널따란 평야가 펼쳐질 것이다. 오늘날의 중동 지역 대부분의 풍경과 다를 게 없다. 그러나 뭔가 또 다른 것을 발견하게 될 것이다. 구운 벽돌로 지은 주택단지에 사는 500만 명의 주민들, 기하학 무늬로 꼼꼼하게 만든 도로, 구리와 청동, 양철 장난감을 가지고 노는 아이들. 막다른 작은 골목길들 사이에는 수로로 물을 끌어들인 공중목욕탕이며, 복잡한 위생 시설과 연결된 화장실이 있을 것이다. 시장에서는 표준화된 자와 저울추로 상품을 계량하는 상인들, 정교한 형상을 돌로 조각하는 조각가들, 각종 도자기를 벌여 놓은 도예가들을 볼 수 있을 것이다.

이것은 골짜기를 흐르는 두 강의 이름을 딴 인더스-사라스바티 문명이었다. 인더스-사라스바티 지역은 약 78만 제곱킬로미터로, 고대 인류 문명 중 지리적으로 가장 크고,[32] 가장 발달한 문명 가운데 하나였다. 알려진 바에 따르면 인더스 계곡에는 교회나 사원을 비롯한 신성한 공간이 없었다. 그곳에 살았던 사람들은 기도하는 조각품도, 성상도 만들지 않았다. 궁전이나 성채, 인상적인 정부 건물도 존재하지 않았다. 유일신에 대한 믿음도 없었을 것이다.

그러나 이곳 사람들은 호흡의 힘을 믿었다. 1920년대에 이 문명에서 출토된 도장 조각에는 못 알아볼 수 없는 자세를 취하고 있는 한 남자의 모습이 새겨져 있었다.[33] 그는 양팔을 곧게 뻗어 무릎에 얹은 두 손을 쫙 펴고, 엄지를 앞으로 향한 채 꼿꼿하게 앉아 있다. 다리는 한껏 벌리고 두 발바닥을 붙인 채 발가락은 아래를 향하고 있다. 의식적으로 숨을 들이마신 듯 배가 빵빵하다. 발굴된 다른 몇몇 인물들도 이와 같은 자세를 취하고 있다. 이런 모습은 인류 역사상 최초로 기록된 "요가" 자세로 추정하는데, 충분히 일리가 있다. 인더스 계곡은 요가 발상지였다.[34]

가뭄으로 인구의 상당 부분이 뿔뿔이 흩어졌던 기원전 2000년경 이전까지 이 지역 주민은 잘 지냈던 것으로 보인다. 그 후 북서쪽에서 아리아인들이 이주해 왔다. 이들은 나치의 전설인[35] 금발에 푸른 눈의 전사들이 아니라, 이란 쪽에서 넘어온 검은 머리의 야만인들이었다. 아리아인은 인더스-사라스바티 문명을 받아들여서 자신들의 토착어인 산스크리트어[36]로 이 문명을 문서화하고, 요약하고, 새로 썼다. "요가"라는 단어가 최초로 등장해 전해지는 비의적 문헌도 바로 이 산스크리트어로 번역된 것이다. 베다 전통의 가르침에 바탕을 둔 두 가지 문헌, 곧 『브리하다란야카 우파니샤드』와 『찬도갸 우파니샤드』[37]에는 호흡과 프라나 제어에 관한 가장 초기의 가르침이 나온다.

그 후 몇천 년 동안 고대 호흡법은 인도와 중국 등지로 널리 퍼져 나 갔다.[38] 기원전 500년경에는 이 호흡법들이 걸러져 파탄잘리Patanjali의 『요가수트라』에 통합된다.[39] 느리게 숨쉬기, 숨 참기, 심호흡하기, 날숨 길게 쉬기[40] 등 모든 것이 이 고대 문헌에 처음 나타난다. 『요가수트라』 2장 51절을 광의로 해석하면 다음과 같다.

파도가 밀려와 그대를 말끔히 씻기고 해변으로 치달린다. 파도가 돌 이켜 다시 그대를 말끔히 씻기고 물러나, 바다로 돌아간다. ··· 이것은 호흡과 같다. 내쉬고, 돌이키고, 들이쉬고, 돌이키고, 다시 이 과정을 되풀이한다.

『요가수트라』에는 중간 동작이나 반복 자세에 대한 언급이 없다. 요 가 자세를 뜻하는 산스크리트어 아사나asana는 원래 "자리"나 "자세"를 뜻했다. 초기 요가에서는 이 말이 자리에 앉아 있음을 뜻할 뿐, 일어서거 나 어떻게 움직인다는 언급이 없다. 초기의 요가는 그저 가만히 앉아 숨 을 쉬면서 프라나를 쌓는 과학이었다.

드로즈는 1970년대에 인더스 계곡 초기 수행법들의 흩어진 퍼즐을 맞추기 위해 인도를 두루 돌아다니다가 바로 그런 고대 요가를 맛보게 되었다. 그는 인도 리시케시의 히말라야 산기슭에 있는 아슈람에서 요가 강의를 듣게 되었다. 아슈람은 아주 단출해서 바닥이 맨땅이었는데, 추운 날에는 몸을 녹이려는 마을 사람들로 북적였다.

수업은 격식을 차리지 않았다. 수강생과 강사는 서로 존중했고 허물이 없었다. 강사들은 요가를 하는 동안 수강생들에게 농담을 했고, 수강생들은 농담을 받아쳤다. 강사들은 투덜거리며 직설적으로 외치곤 했다.[41] "더, 더 자신을 다그쳐! 더 잘할 수 있어!" 거기에 "육체 단련이나 정신 수련, 생체 에너지론, 신비주의, 정신주의, 참선, 춤, 신체 표현, 장수 식이요법, 시아츠 경락 마사지" 따위는 없었다고 드로즈는 회고했다. 자세를 한번 취하면 견딜 수 없을 정도로 오랫동안 그대로 유지했다. 이런 부동자세는 전적으로 호흡에 집중하는 데 도움이 되었다. 수업은 어려웠고, 수업 끝 무렵 드로즈는 땀이 나고 아팠다.

"오늘날 요가만 한 게 없지." 책상 건너편에서 그가 말한다. 그는 20세기 들어서야 요가 자세들이 "빈야사 플로vinyasa flow"(연속적으로 역동적인 동작을 취하며 요가 호흡을 하는 것. 빈야사는 특별한 아사나, 곧 여러 아사나들의 연결을 뜻한다-옮긴이)라는 일종의 에어로빅 춤 형태로도 나타나게 되었다고 내게 말한다.[42] 오늘날 체육관이나 요가 교실에서 가르치는 게 바로 그런 형태의 요가, 아니면 다른 혼종 기법의 요가다. 고대 요가, 곧 앉아서 프라나와 숨쉬기에 집중하던 요가는 오늘날 에어로빅 운동 형태로 바뀌었다.

그렇다고 현대 요가가 나쁘다는 것은 아니다. 다만 5,000년 전 처음 생겨난 것과는 사뭇 다르다는 이야기다. 20억 명으로 추산되는 사람들이[43] 현대적 형태의 이 요가를 하는 이유는 그 어떤 스트레칭과 운동을 하는 것 못지않게 기분이 나아지고, 안색이 좋아지며, 몸이 더 유연해지기 때문이다. 수백 건의 연구 결과 빈야사 플로와 아사나 요가, 입식 요가 등의 치유 효과가 확인되었다.

하지만 우리는 뭔가를 잃지 않았을까?[44]

드로즈는 20년 동안 브라질에서 인도까지 날아가 산스크리트어를 배우면서 "고대 유물을 통해 조금씩, 조금씩" 고대 요가 문헌을 파헤쳤다. 그는 고대 니리시와라삼키야niríshwarasámkhya 계통에서 유래한 원래의 "Yôga"(요오오오오가라고 읽는다) 수행법이 현대판과는 사뭇 다른 수행법이자 하나의 철학이라는 것을 확인할 수 있는 증거를 발견했다. 드로즈는 이것을 고대의 이름 그대로 언급할 가치가 있다고 생각했다. 요오오오오가라고 말이다.

요오오오오가 수행법들은 결코 병을 치료하기 위해 고안된 것이 아니라고 그는 내게 말한다. 그것은 건강한 사람들이 잠재력 너머의 단계로 도약하기 위해 만들어진 것이다. 건강한 사람들이 자의로 자신의 몸을 따뜻하게 하고 의식을 확장하며, 신경계와 심장을 제어하고, 더 오래 그리고 더욱 생동하는 삶을 살 수 있는 힘을 얻기 위해 만들어진 것이다.

몇 시간 동안의 만남이 끝날 무렵, 나는 드로즈에게 10년 전 빅토리아풍의 집에서 겪은 일을 이야기한다. 수다르샨 크리야라고 불리는 고대 프라나야마 호흡법을 내가 어떻게 연습해 왔는지, 그리고 어떻게 단번에 압도되고 말았는지. 또 우리가 전통적인 요가 호흡을 할 때, 나를 비롯한 수많은 사람들에게 뭔가 야릇한 반응이 꾸준히 일어나는 것에 대해 그에게 말한다.

크리야kriya("완전한 행위"를 뜻한다. 파탄잘리의 『요가수트라』에서 그 완전한 행위를 세 가지로 규정하고 있는데, 바로 "고행, 공부, 헌신"이다-옮긴이)의 여러 버전이 기원전 400년경부터 존재했는데, 어떤 설명에 따르면 크리슈나에서부터 예수그리스도, 성 요한, 파탄잘리에 이르기까지 모든 성현들이 이를 수행했다.[45] 내가 경험한 수다르샨 크리야는 1980년대에 스리 스리 라비 샨카르Sri Sri Ravi Shankar라는 사람이 발전시킨 것으로, 현재 전 세계 수천만 명의 사람들[46]이 삶의기술재단Art of Living Foundation[47]을 통해 실천하고 있다. 이 요가 호흡법은 투모와 비슷한데, 드로즈의 말에 따르면 둘 다 동일한 고대 수행법에서 비롯한 것이기 때문이다.*

수다르샨 크리야는 봄나들이 같은 게 아니었다. 시간과 헌신, 의지력이 필요했다. 정화 호흡이라고 부르는 핵심 호흡법은 40분 이상의 집중적인 호흡을 필요로 하는데, 분당 100회 이상의 격한 숨쉬기부터 몇 분에 걸친 느린 호흡, 그리고 힘겨운 숨 참기가 여기에 포함된다.

크리야 수련 후 며칠 동안 흘린 극심한 땀, 아무것도 할 수 없는 완전한 시간 손실, 그리고 현기증에 대해 나는 드로즈에게 말한다. 지난 10년

---

* 수다르샨을 비롯한 여러 크리야 요가가 비록 아픈 사람들의 건강을 회복시키기 위해 만들어진 것은 아니라 해도, 분명 어떤 식으로든 도움이 된다. 하버드 의과대학과 컬럼비아 의과대학을 비롯한 여러 기관에서 수행한 70가지 이상의 독자적인 연구 결과, 수다르샨 크리야가 만성 스트레스부터 관절 통증, 자가면역질환에 이르기까지 다양한 질병 치료에 매우 효과적임이 밝혀졌다.

간 의문점의 해답을 찾아 헤매고, 다양한 실험실 연구를 하고, 내 혈액가스를 분석하고 뇌를 스캔해 본 이야기도 들려준다.

그는 두 손을 가지런히 모으고 차분하게 앉아 귀를 기울인다. 그는 그 모든 이야기를 전에 이미 여러 번 들은 적이 있다고 한다. 과학적 측정이나 뇌전도 그래프로 아무것도 발견하지 못한 까닭은 내가 잘못된 곳을 찾아다닌 탓이라고 그는 말한다.

중요한 것은 에너지, 곧 프라나다. 내게 일어난 일은 단순하고 흔한 것이었다. 나는 아주 오랫동안 진지하게 프라나 호흡을 해 왔지만 아직도 익숙하지가 않다. 수다르샨sudarshan은 "좋은", "아름다운"을 뜻하는 접두어 수su와 "시력", "봄"을 뜻하는 다르샨darshan을 합성한 말이다. 그러니까 내가 잠시 "좋은 시력"[48]을 가졌었다는 이야기다.

고대 요기들은 수천 년에 걸쳐 프라나야마 호흡법을 연마해 왔는데, 특히 이 에너지를 제어하고 "좋은 시력"을 일깨우기 위해 온몸에 에너지를 분배했다. 이 과정을 숙달하는 데는 몇 달 또는 몇 년이 족히 걸린다. 나 같은 현대 호흡자는 수많은 정보 덕분에 속도를 높일 수 있다. 그러나 우리는 실패할 것이다. 환각과 울부짖음, 거친 행동, 그런 어떤 일도 일어나서는 안 된다. 그건 우리가 지나쳤다는 증표다.

수다르샨 크리야, 투모, 또는 고대 요가에 뿌리를 둔 호흡 수련의 핵심은 인내하기를 배우고 유연성을 유지하며, 호흡이 제공하는 것을 서서히 흡수하는 것이다.[49] 드로즈는 수다르샨 크리야에 대한 나의 초기 경험이 좀 엇나갔을 수도 있다고 말하지만, 그것만으로도 나는 호흡의 순수한 힘을 굳게 믿을 수 있었다.

결국 그것이 나를 여기까지 이끌었다.

드로즈와 몇 차례 더 질의응답을 한 후, 이제 떠날 시간이다. 그는 짐을 꾸려 뉴욕으로 돌아갈 거라고 한다. 뉴욕 트라이베카와 그리니치빌리지에서 동료들이 두 군데서 드로즈 호흡법 교실을 인기리에 운영하고 있다. 나도 집에 돌아가려면 17시간 비행을 해야 한다.

우리는 오브리가두(obrigado, 감사합니다)라는 말을 주고받은 후 악수를 했다. 나는 통역자인 피녜이루를 따라, 반짝이는 은검과 붉은 리본에 달린 훈장들을 지나 어두운 복도로 접어든다. 하지만 내가 떠나기 전에 피녜이루는 드로즈가 명성을 날린 고대 요오오오오가 호흡법을 몇 가지 가르쳐 주겠다고 전에 제안했다.

우리는 3층으로 올라가 신발을 벗고 수련원으로 들어간다. 그곳은 내가 본 다른 요가 수련원과 다르지 않다. 바닥의 파란 요가 매트, 널따란 벽면 거울, 책꽂이와 산스크리트어 포스터가 있다. 피녜이루는 중앙에 가부좌를 틀고 앉아 불상 같은 그림자를 드리운다. 나는 맞은편에 앉는다. 잠시 후 우리는 숨쉬기를 시작한다.

우리는 혀끝을 말아 올리고 숨 참기를 하는 지야jiya 프라나야마부터 시작한다. 목구멍과 복근과 회음부 등의 근육을 수축시킴으로써 프라나를 몸 안에 잡아 두어 빠져나가지 못하도록 하는 방법인 반다Bhanda (포획, 잠금의 뜻-옮긴이) 요가를 한다. 그런 다음 나는 그의 앞에 누워 천장의 하얀 음향 흡수 타일을 올려다본다. 내가 할 마지막 호흡법은 몸속에 프라나를 쌓고 정신을 집중시키기 위한 것이라고 그가 말한다.

"들숨부터 날숨까지 숨결의 이동에만 오로지 집중하세요." 피녜이루가 말한다. 그 모든 지시 사항이 수다르샨 크리야 강의에서 들었던 말과 똑같고, 그 몇 년 후 안데스 올손에게, 그리고 빔 호프 호흡법 강사인 척 맥기에게 배운 것과 똑같다. 나는 이제 그 과정을 잘 알고 있다. 그 요령도 이미 알고 있다.

나는 목구멍을 이완시키고, 아주 깊이 배 속으로 숨을 들이쉰 다음, 남김없이 다 내쉰다. 다시 들이쉬고, 반복한다.

피녜이루가 말한다. "끝까지 들이쉬고, 끝까지 내쉬어요. 계속! 계속 숨을 쉬어요!"

또 그런다. 또 시작이다. 이명이 들린다. 헤비메탈 더블베이스 드럼이 가슴속에서 쿵쿵 울린다. 양 어깨와 얼굴로 흐르는 따스한 정적. 파도가 밀려와, 나를 덮치고 솟구쳤다가, 돌이켜 물러나며 바다로 돌아간다.

이 모든 것을 전에도 여러 번 느꼈다. 인더스 계곡의 고대인들이 5,000년 전, 그리고 그 후 고대 중국인들이 2,000년 전에 분명히 경험했던 것과 똑같은 현상이다. 알렉산드라 다비드 넬은 히말라야의 동굴에서 이것으로 몸을 녹였고, 스와미 라마는 손과 가슴의 이것에 집중했다. 부테이코는 모스크바 제1병원의 천식 병동 창가에서 이것을 재발견했고, 칼 스토는 뉴저지의 보훈 병원에서 죽어 가는 참전용사들에게 이것을 가르쳤다.

조금 더 빨리 숨을 쉬면서, 조금 더 깊이 들어가자, 지난 10년 동안 내가 탐구했던 모든 호흡법의 이름들이 뇌리를 스쳐 지나간다.

프라나야마. 부테이코 호흡. 결맞음 호흡. 호흡저하. 호흡 조정. 홀로트로픽 호흡 요법. 아다마Adhama. 마댜마Madhyama. 우타마uttama. 케발라Kêvala.[50] 태식Embryonic Breath, 胎息. 조화로운 호흡. 숭산 태무선생 호흡. 투모. 수다르샨 크리야.

수천 년 세월이 흐르는 동안 호흡법이 이름을 달리했을 수도 있고, 다른 시기 다른 문화권에서 여러 이유로 용도 변경되고 각색되었을 수도 있지만, 결코 실전되지는 않았다. 줄곧 우리 안에 머물며, 다만 누가 엿보고 엿듣기를 기다리고 있었을 뿐이다.

이들 호흡법은 우리의 폐를 확장하고, 몸을 곧게 하고, 혈류를 증가시키며, 마음과 기분을 차분하게 하고, 우리 분자들 속의 전자를 흥분시킬수 있는 방법이다. 또한 잠을 더 잘 자고, 더 빨리 달리고, 더 깊이 잠수하고, 더 오래 살고, 더 훌륭하게 진화할 수 있는 방법이다.

이 호흡법들은 우리가 새로 호흡을 할 때마다 생명의 신비와 마법을 조금씩 더 활짝 펼쳐 보인다.

Epilogue

숨찬 여정의 끝

이곳은 아무것도 달라진 것이 없었다. 올이 다 드러난 페르시아 양탄자. 페인트칠이 벗겨진 채 산들바람에 덜컹거리는 창틀. 페이지 스트리트를 굴러가는 낡은 디젤 트럭 몇몇이 그르렁거리는 소리. 떨어지는 부스러기를 비추는 황달 걸린 가로등. 몇몇 사람들 낯이 익다. 죄수 같은 눈빛의 남자와 앞머리로 이마를 가린 다른 남자, 딱히 어딘지 알 수 없는 동유럽의 억양을 구사하는 금발 여자. 나는 전에 늘 앉던 구석 자리를 찾아 창가에 앉는다.

이 방에 와서 온전한 호흡의 가능성을 느낀 지 10년이 지났다. 여행과 연구, 그리고 실험에 몸을 바친 10년의 세월. 그동안 나는 호흡의 효과가 막대하다는 것을, 때로 헤아릴 수 없을 정도라는 것을 배웠다. 하지만 그 래도 뭔가 미진했다.

몇 달 전 그것이 분명해지자 가슴이 먹먹해졌다. 그때 나는 오리건주 포틀랜드에 있었는데, 이 책의 내용을 토대로 막 강의를 마친 참이었다. 연단을 내려와 친구와 이야기를 나누기 위해 로비로 걸어갈 때, 어떤 여 자가 다가왔다. 눈망울이 커다란 그녀는 초조하게 손가락을 꼼지락거렸 다. 그녀는 어머니가 폐색전증에 걸렸는데, 폐의 혈전을 제거할 수 있는 호흡법이 절실히 필요하다고 내게 말했다.

그리고 몇 주 후, 비행기 옆자리에 앉은 어떤 여자가 내 노트북 화면 의 두개골 사진을 보더니 내게 무슨 일을 하느냐고 물었다. 대답을 들려 주자, 그녀는 친구가 심각한 섭식 장애와 골다공증과 암에 걸려 너무나 고통이 심하다고 하소연했다. 어떤 치료도 효과가 없었다고 한다. 친구가 건강을 되찾을 수 있는 호흡법을 처방해 달라고 그녀는 애원했다.

내가 이들에게도 설명했지만, 이 자리에서 분명히 밝혀 두고 싶은 것 이 있다. 그건 숨쉬기가 여느 치료법이나 약물과 마찬가지로 만능이 아 니라는 사실이다. 호흡을 빠르게 하든 느리게 하든, 전혀 하지 않고 숨을 참든, 그것으로 폐색전증을 없앨 수는 없다. 코로 호흡하며 한껏 숨을 내 쉰다고 해서 이미 발병한 유전성 신경근육 질환을 되돌릴 수는 없다. 어 떤 호흡으로도 4기 암을 치료할 수는 없다. 그처럼 심각한 병은 긴급한 의학적 치료를 필요로 한다.

항생제와 예방접종이 없었다면, 그리고 림프절 감염을 치료하기 위해 최후의 순간에 다급히 의사를 찾지 않았다면 지금 나는 살아 있지 못할 것이다. 지난 100년 동안 개발된 의료 기술은 수많은 생명을 구했고, 전 세계의 삶의 질을 몇 배나 높였다.

물론 현대 의학은 아직도 한계가 있다. 치과 의사 겸 수면 전문가로 30년간 일해 온 마이클 겔브 박사는 걸어 다니는 송장을 상대하고 있다고 말했다. 지난 40년 동안 호흡기내과 의사로 일해 온 나의 장인 돈 스토리 박사에게 들은 말을 그는 되풀이했다. 하버드대학과 스탠퍼드대학 등의 의사 수십 명이 또 내게 같은 말을 했다. 현대 의학이 응급 상황에서 신체 일부를 잘라 내고 꿰매는 데는 놀라울 정도로 효율적이지만, 비교적 온건한 만성 전신 질환을 치료하는 데는 안타깝게도 모자란 구석이 많다고. 예컨대 현대인의 대부분이 투병 중인 천식과 두통, 스트레스, 자가면역 문제 등에서 그렇다.

이 의사들은 그것을 숱한 방법으로, 숱하게 설명했다. 업무 스트레스와 과민성 대장 증후군, 우울증, 손 저림을 호소하는 중장년들은 신부전 환자만큼 관심을 받을 길이 없다고. 그저 혈압약과 항우울제를 처방받고 돌아갈 뿐이라고. 현대 의사의 역할은 당장 시급한 불을 끄는 것이지, 연기를 날려 보내는 것이 아니다.

그런 현실에 만족할 사람은 아무도 없다. 가벼운 만성질환을 예방하고 치료할 시간도 지원도 없다는 사실에 의사는 좌절감을 느낄 뿐이다. 환자는 의사의 관심을 받을 만큼 병이 심각하지 않은 줄로만 알게 된다.

그것이 바로 그토록 많은 사람들, 그토록 많은 의학 연구자들이 호흡법을 찾아 나서는 이유 가운데 하나라고 나는 믿는다. 호흡법은 예방적 유지, 곧 가벼운 문제가 심각한 건강 문제로 불거지지 않도록 몸의 균형을 유지하는 최적의 방법이다. 때로 우리가 그 균형을 잃으면, 적절한 숨쉬기로 이를 회복할 수 있다.

노벨상 수상자인 얼베르트 센트죄르지는 이렇게 썼다. "60년이 넘도록 생체 연구를 한 결과,[1] 우리 몸은 한없이 나열되는 질병들이 시사하는 것보다 훨씬 완벽하다고 나는 확신하게 되었다. 우리 몸의 단점들은 선천적인 결함에서 비롯한 것이 아니라, 우리가 그것을 남용한 탓이다."

센트죄르지가 말한 우리 몸의 단점이란 우리 자신이 초래한 병, 곧 인류학자 로버트 코루치니가 명명한 "문명의 병"을 가리킨다. 당뇨와 심장병, 뇌졸중 등 상위 10대 사망 원인[2] 중 9가지는 우리가 먹는 음식과 마시는 물, 우리가 사는 집, 우리가 일하는 사무실 때문에 발생한다. 그것들은 인류가 만들어 낸 질병이다.

우리 중 일부는 유전적으로 이런저런 병에 걸릴 확률이 높을 수 있지만, 그렇다고 해서 꼭 그런 병에 걸리도록 운명 지어진 것은 아니다. 질병 유전자의 스위치는 켜질 수 있는 것과 마찬가지로, 꺼질 수도 있다.[3] 그 스위치를 전환하는 것은 환경 투입(진화나 발달을 위한 환경의 명백한 변화-옮긴이)이다. 식단 개선과 운동, 가정과 직장의 스트레스 요인 및 독소 제거는 대부분의 현대 만성 질병을 예방하고 치료하는 데 큰 영향을 미치며, 그 영향은 지속된다.

숨쉬기는 핵심적인 투입이다. 지난 10년 동안 내가 배운 바에 따르면, 날마다 우리의 폐를 통과하는 13.6킬로그램의 공기[4]와 세포가 소비하는 0.77킬로그램의 산소가 우리의 식단이나 운동 못지않게 중요하다는 것이다. 호흡은 잃어버린 건강의 한 기둥이다.

유명한 의사인 앤드루 웨일Andrew Weil은 이렇게 썼다. "더 건강한 삶을 위한 조언을 한마디로 줄여 말하면, 더 잘 호흡하는 방법을 익히라는 것이다."[5]

연구자들은 끝없이 펼쳐진 이 분야에 대해 아직 배울 것이 많지만, "더 잘 호흡하기"에 대해서만큼은 현재 많은 부분에서 의견이 일치하고 있다.

이제까지 우리가 배운 것을 간단히 요약하면 다음과 같다.

입 호흡

스탠퍼드 실험이 끝난 두 달 후, 자야카 나약 박사의 실험실에서 안데스 올손과 내게 20일간의 연구 결과를 이메일로 보냈다. 우리가 이미 몸으로 느낀 교훈은 입 호흡이 끔찍하다는 것이다.

고작 240시간 입 호흡을 한 후, 카테콜아민과 스트레스 관련 호르몬 수치가 치솟았다. 이는 우리 몸이 육체적, 정신적 압박을 받았다는 뜻이다. 또한 콧속에 디프테리아균이 들끓었다. 며칠만 더 입 호흡을 계속했다면 본격적인 코곁굴 감염으로 발전했을 것이다. 그동안 혈압은 지붕을 뚫고 솟구쳤다. 심박수 변동성은 곤두박질쳤다. 올손의 데이터도 나와 다를 게 없었다.

밤이면 밤마다, 아무런 여과도 저항도 없이 끊임없이 입속을 들락날락거리는 공기의 흐름 때문에, 우리 두 사람 모두 지속적인 야간 질식을 경험할 정도로 우리 목의 연조직이 붕괴했다. 우리는 코를 골았다. 며칠 후에는 기도 폐색이 시작되어 수면무호흡에 시달렸다. 우리가 입 호흡을 계속했다면, 만성 코골이와 폐쇄 수면무호흡증뿐만 아니라, 고혈압과 대사 및 인지 장애로 발전했을 것이다.

모든 측정값이 바뀐 것은 아니었다. 혈당 수치는 영향을 받지 않았다. 혈액의 세포 수와 이온화 칼슘 농도는 대부분의 다른 혈액 지표와 마찬가지로 변함이 없었다.

아울러 몇 가지 놀라운 일이 있었다. 무산소호흡의 척도인 젖산염 농도는 입 호흡을 하면서 실제로 감소했는데, 이것은 내가 산소를 태우는 유산소 에너지를 더 많이 사용했다는 뜻이다. 이는 대부분의 피트니스 전문가들이 예측해 왔던 것과 정반대였다. (올손의 젖산염은 살짝 증가했다.) 나는 약 0.9킬로그램 체중이 줄었는데, 이는 날숨을 통한 수분 손실일 가능성이 가장 높다. 하지만 이 말만은 믿어 주시기 바란다. 명절 이후 입 호흡 다이어트는 권장할 만한 게 아니라는 것.

끊임없는 피로감, 짜증, 조급증, 불안감. 진저리나는 입 냄새, 줄기찬 화장실 출입. 정신이 멍하고, 시야가 흐리고, 배가 아프다. 입 호흡은 참혹했다.

인체가 두 가지 통로로 호흡할 수 있게끔 진화해 온 데는 이유가 있다. 일단 우리의 생존 가능성이 높아진다. 코가 막힐 경우 환기 시스템을 입으로 대체할 수 있다. NBA 스타 스티븐 커리가 덩크슛을 하기 전에 몇 번 입으로 숨을 들이쉬거나, 아이가 열이 나서 입 호흡을 하거나, 친구들과 함께 왁자하게 웃으며 입으로 숨을 들이마시는, 이런 일시적인 입 호흡이야 건강에 장기적인 영향을 미치지 않을 것이다.

만성적인 입 호흡은 다르다. 인체는 낮이나 밤에 몇 시간씩 날공기를 처리하도록 설계된 게 아니다. 만성 입 호흡은 전적으로 비정상이다.

코로 숨쉬기

올손과 내가 마개와 테이프를 제거한 날, 혈압이 떨어지고 이산화탄소 농도가 올라가고 심박수가 정상이 되었다. 코골이는 입 호흡 때보다 30배가 줄어, 야간 몇 시간에서 몇 분으로 줄었다. 이틀도 지나지 않아 우리 둘 다 전혀 코를 골지 않게 되었다. 콧속 세균 감염은 치료도 받지 않고 금방 사라졌다.[6] 코로 숨을 들이쉬면서 자연 치유가 된 것이다.

스탠퍼드대학 음성삼킴센터의 언어병리학 박사 앤 키어니는 우리의 데이터와 그녀 자신의 코막힘과 입 호흡 극복 경험에 깊은 인상을 받아, 내가 이 책을 쓰는 동안 500명의 연구 대상자와 함께한 2년의 연구 결과를 종합해 수면 테이프가 코골이와 수면 무호흡증에 미치는 영향을 연구하고 있다.

코 호흡의 이점은 잠자리에서만 국한된 게 아니다. 내 실내 자전거 운동 수행 능력이 10퍼센트 정도 상승했다. (올손은 5퍼센트 정도로, 다소 낮은 상승률을 보였다.) 이러한 결과는 스포츠 훈련 전문가 존 두이야드가 보고한 이점과 비교하면 크게 차이가 났지만, 그래도 경기장에 나서는 선수라면 10퍼센트, 심지어 1퍼센트라도 더 낫기를 원하지 않는 선수는 없을 것이다.

다소 개인적인 이야기지만, 열흘간의 코막힘 실험 후 비로소 다시 코 호흡을 하자, 호흡이 너무나 찬란해서 눈물이 날 정도였다. 이때 나는 빈 코 증후군에 시달린 환자들과 인터뷰를 한 생각이 났다. 그들은 작은 장애를 제거하기 위해 코 수술을 했던 것이 미친 짓이었다며, 더는 의사를 탓하는 것도 포기하고 그저 입으로 숨을 쉬며 살 수밖에 없었다. 내내 만성 알레르기와 코막힘을 달고 산 아이들 생각도 났다. 매일 밤마다 질식하는 것이 불가피한 노화 과정이라고 스스로를 다독이는 사람들 생각도 났다.

나 역시 그들의 고통을 몸으로 느껴 봤다. 다행히도 나는 코로 숨 쉬는 삶을 살 수 있었다. 그것은 대단한 일이다. 나는 결코 잊지 않을 것이다. 그리고 결코, 다시는 잘못을 되풀이하지 않을 것이다.

내쉬기

칼 스토는 우리가 신선한 공기를 더 많이 받아들일 수 있도록 우리 몸의 모든 공기를 배출해야 한다는 것을 가르치며 반세기를 보냈다. 그는 더 오래 숨을 내쉬는 훈련을 시키며, 오랫동안 생물학적으로 불가능하다고 여겨졌던 많은 일들을 해냈다. 불치병이었던 폐기종은 거의 완전히 회복될 수 있는 것으로 보고되었고, 오페라 가수들은 목소리에 더 많은 공명과 톤을 실을 수 있었다. 천식 환자들은 더 이상 발작하지 않았고, 올림픽 단거리선수들은 잇달아 금메달을 땄다.

완전히 날숨을 배출한다는 게 별일인가 싶지만, 실천하기가 만만치 않다. 우리들 대부분이 매 호흡마다 전체 폐활량의 극히 일부만 사용한다. 호흡은 빈번하게 하면서도 얻는 것은 더 적다. 건강한 호흡의 첫 단계 중 하나는 이러한 호흡을 연장하고, 횡격막을 조금 더 위아래로 움직이며, 새로 들숨을 쉬기 전에 묵은 공기를 최대한 배출하는 것이다.

스토는 1960년대에 이렇게 썼다. "조정된 호흡 패턴과 비정상적인 호흡 패턴의 차이는 최고 효율로 기능하는 것과 그저 기능하는 것의 차이다.[7] 엔진은 작동하기 위해 최고의 상태일 필요가 없지만, 최고의 상태라면 당연히 성능이 더 좋을 수밖에 없다."

씹기

파리 채석장에 있는 수백만 구의 고대 해골과 모턴 컬렉션의 수백 구의 산업화 시대 이전 두개골은 세 가지 공통점을 지니고 있으니, 바로 커다란 코곁굴, 강한 턱, 가지런한 치아다. 산업화 시대 이전에 태어난 거의 모든 인간은 씹는 행위를 많이 했기 때문에 그러한 특성을 두루 공유했다.

인간의 얼굴뼈는 우리 몸의 나머지 뼈와 달리 20대에도 성장을 멈추지 않는다. 70대까지도 확장 개조될 수 있는데, 아마 그 이상의 나이에도 가능할 것이다. 이는 우리가 입의 크기와 모양에 영향을 줄 수 있고, 사실상 어느 연령대에든 호흡 능력을 향상시킬 수 있다는 뜻이다.

그러기 위해서는 우리의 증조할머니들의 식단대로 먹으라는 식습관 조언을 따르지 말라. 그때 이미 너무 많은 먹거리가 지나치게 가공되어 있었다. 우리의 식단은 할머니의 할머니의 할머니의 할머니들이 먹었던 것보다 더 거칠고, 더 딱딱하고, 더 날것 그대로여야 한다.[8] 하루 한두 시간은 뭔가 딱딱한 것을 열심히 씹어야 한다. 다른 한편으로, 입은 벌리지 말고, 치아가 살짝 맞물리게 하고, 혀는 입천장으로 말아 올리고서 숨을 쉬어야 한다.

때로 더 많이 숨쉬기

시에라스의 도로변 공원에서 척 맥기를 만난 이후, 나는 월요일 밤마다 세계 각지의 수십 명의 사람들과 함께 투모 수련을 해 왔다. 맥기가 "폭풍의 눈이 되기"를 바라는 사람이면 누구에게나 무료로 개방하는 온라인 수련회가 이때 열린다.

지난 몇십 년 동안 과호흡은 좋지 않은 평가를 받았고, 사실이 그렇다. 인체에 필요한 것보다 더 많은 공기를 공급하면 폐가 세포 수준까지 손상된다. 오늘날 우리들 대다수는 필요한 것보다 더 많이 숨을 쉬는데, 그것을 깨닫지 못하고 있다.

하지만 의식적으로 짧은 시간 집중적으로 격한 호흡을 하면 지대한 치료 효과를 거둘 수 있다. 맥기가 내게 말했다. "우리가 다시 정상으로 돌아갈 수 있는 길은 오직 혼란을 통해서다." 투모, 수다르샨 크리야, 힘찬 프라나야마 등의 호흡법들이 그 방법이다. 30분간의 이런 호흡은 고의로 인체에 스트레스를 가함으로써, 나머지 하루 23.5시간 동안 인체가 정상화되어 적절하게 기능할 수 있게 된다. 의식적으로 격한 호흡을 하면 아무 생각 없는 승객이 아니라, 자율신경계와 인체의 조종사가 될 수 있다.

숨 참기

이산화탄소 요법 실험을 한 몇 달 후, 나는 집에서 일요 신문의 부고란을 살펴보다가, 도널드 클라인 박사가 사망한 것을 알게 되었다. 클라인은 몇 년에 걸쳐 화학수용체 유연성, 이산화탄소, 불안감 사이의 연관성을 연구한 정신과 의사였다. 향년 90세. 저스틴 파인스타인이 털사에서 미 국립보건원이 후원한 실험을 하게 된 것은 클라인의 연구에 영감을 받아서였다.

나는 이 부고를 보고 파인스타인에게 메일을 보냈다. 그는 망연자실하고 있었다. 그는 클라인에게 날아가 몇 주 동안 "게임의 판도를 바꿀 발견"이 될 수 있는 것을 같이 연구할 계획이었다고 내게 말했다.

공포와 감정에 대한 인식을 조절하는 데 도움을 주는 머리 양쪽 측면의 끈적끈적한 편도체는 우리의 호흡도 통제한다는 사실이 밝혀졌다. 간질 환자의 이 뇌 부위를 전극으로 자극하면, 환자는 즉시 호흡을 멈춘다. 환자는 호흡이 멈춘 것을 전혀 몰랐다. 호흡이 멈춘 지 오래되어 이산화탄소 농도가 상승해도 그것을 느끼지 못하는 것 같았다.

화학수용체와 편도체 사이의 소통은 양방향으로 작용한다. 곧 이들 구조는 끊임없이 정보를 교환하고, 호흡을 조절한다. 통신이 두절되면 대혼란이 뒤따른다.

불안장애를 지닌 사람들은 이 부위들 사이의 연결에 문제가 있을 가능성이 있다고 파인스타인은 생각했다. 그래서 일과 중 자기도 모르게 숨을 참게 되는 것이다. 이들은 인체에 이산화탄소가 너무 많아질 경우에만 화학수용체가 작동해 즉시 호흡을 하라고 뇌에 비상 신호를 보낸다. 그러면 환자들은 반사적으로 숨을 쉬기 위한 싸움에 돌입한다. 그것이 공황 상태다.

결국 그들의 신체가 가능한 한 이산화탄소 농도를 낮게 유지하기 위해 끊임없이 과호흡을 하는 것도, 경계경보 상태에 머물면서 그러한 예기치 못한 공황 발작을 피하려고 적응을 한 결과다.

파인스타인은 이렇게 말했다. "불안장애 환자들이 경험하게 되는 것은 완전히 자연스러운 반응이다. 그들은 인체의 비상사태에 반응하고 있는 것뿐이다. 불안장애는 근본적으로 전혀 심리적인 문제가 아닐 수도 있다."

파인스타인은 이러한 접근 방식이 전적으로 이론일 뿐이어서, 엄격하게 검증할 필요가 있다고 경고했다. 그가 앞으로 수년 동안 할 일도 바로 그것이다. 그러나 그것이 사실이라면, 왜 그토록 많은 약이 공황과 불안장애, 기타 공포 기반 질환에 효과가 없는지, 그리고 느리고 꾸준한 호흡요법이 왜 그토록 효과가 있는지를 설명할 수 있다.

숨을 어떻게 쉬는지가 중요하다

거액의 스탠퍼드 실험 비용을 선불로 지불한 후, 안데스 올손과 나는 몇 주마다 채팅을 했다. 우리의 대화는 지루하지 않았다. 올손은 50세 생일 직후 내게 이렇게 말했다. "나는 지금 평생 그 어느 때보다 더 많은 에너지와 집중력을 발휘하고 있어요!" 올손은 가장 순수한 의미의 펄모노트다. 현재 우리가 바로 코앞에 있는 뭔가 기본적이고 본질적인 진리를 놓치고 있다는 자각에서 비롯한 독자적인 연구자인 것이다.

지난 모든 여행과 고행을 통해 내가 믿게 된 하나의 교훈, 하나의 등식이 있는데, 그것은 바로 건강과 행복과 장수의 근원은 곧 숨쉬기라는 것이다. 이것을 알아내는 데 10년이 걸렸다고 말하자니 좀 머쓱하기도 하고, 왠지 시시해 보일 수도 있을 것 같다. 하지만 잊지 말자. 자연은 단순하지만 미묘하다.

완벽한 호흡은 이런 것이다. 약 5.5초 동안 숨을 들이쉬고, 5.5초 동안 내쉰다. 1분 동안 5.5회 호흡을 하며 모두 약 5.5리터의 공기를 호흡한다.

완벽한 이 호흡을 몇 분만 해도 좋고, 몇 시간 동안 해도 좋다. 인체 효율을 최고로 높이는 호흡은 아무리 오래 해도 지나칠 일이 없다.

그런 횟수로 우리가 느리고 더 적게 호흡하는 데 도움이 되는 몇 가지 장치를 만들고 있다고 올손이 내게 말했다. 날숨 속의 산화질소와 이산화탄소, 암모니아 등의 화학물질을 측정하는 휴대용 장치인 브레스큐아이 생산은 마무리 단계에 이르렀다고 한다. 그리고 완벽한 호흡의 효과를 북돋는 실험 소품들도 제작 중이다. 이산화탄소 옷, 무슨 모자 등등….

한편 구글에서 "breathing exercise"(1분 호흡 운동)라는 말로 검색하면 자동으로 뜨는 숨쉬기 앱을 이제 막 공개했다. 5.5초마다 숨을 들이쉬고 내쉬는 훈련을 할 수 있도록 되어 있다. 우리 집에서 큰길로 나가면 스파이어Spire라는 스타트업이 있는데, 이 벤처기업에서 사용자 호흡수를 재고, 호흡이 너무 빨라지거나 끊어질 때마다 경고하는 장치를 만들었다. 피트니스 업계에서는 Expand-a-Lung®(폐 확장) 따위의 이름을 단 흡입

저항 마스크와 마우스피스가 한창 유행이다.

코로 느리고 더 적게 숨쉬기와 최대한 내쉬기는 우리도 모르는 사이에 여느 사업 못지않게 큰 사업이 될 것이다. 그러나 가장 단순한 접근법이 어느 것 못지않게 훌륭하다는 것을 잊지 말자. 호흡법은 배터리도 와이파이도 헤드기어도 스마트폰도 필요로 하지 않는다. 비용이 들지 않고, 별도의 시간과 노력도 거의 필요 없다. 언제 어디에서든 원하기만 하면 할 수 있다. 이 호흡법은 먼 우리 조상들이 25억 년 전 슬러지 속에서 기어 나온 이후 줄곧 실천해 왔고, 우리 호모 종이 수십만 년 동안 코와 입술과 폐만으로 완성해 온 기술이다.

나는 늘 이 호흡법을 스트레칭하듯 한다. 오래 앉아 있거나 스트레스를 받은 후 정상으로 돌아오기 위해서 말이다. 그러다 여분의 힘이 필요할 때면, 여기 헤이트애시버리의 빅토리아풍 낡은 집에 와서, 10년 전 처음 만난 수다르샨 크리야 호흡자들과 함께 덜컹거리는 이 창문 옆에 앉는다.

이제 방은 가득 찼다. 20명이 동그랗게 둘러앉아 목을 풀고 양털 담요로 무릎을 덮는다. 강사가 벽에 붙은 스위치를 끄면 어스레한 가로등이 마룻바닥에 긴 그림자를 드리운다. 어둠 속에서 강사는 우리가 찾아 준 것을 고마워하고, 짧은 앞머리를 옆으로 빗어 넘기고는, 낡은 휴대용 카세트를 조정한 다음 플레이를 누른다. 우리는 첫 숨을 들이쉰다. 그리고 두 번째 숨을.

파도가 밀려와, 우리를 말끔히 씻기고, 돌이켜 물러나 다시 바다로 돌아간다.

감사의 말

인체는 복잡한 주제다. 그 몸이 어떻게 공기로부터 에너지를 섭취하고 처리하고 끌어내는지, 그리고 어떻게 그 공기가 우리의 뇌와 뼈, 혈액, 방광, 기타 모든 것에 영향을 미치는지 등을 지난 몇 년 동안 공부했지만, 그 모든 것을 소화해서 글로 써 내는 것은 공부와는 또 다른 행위였다.

우선 펄모노트들에게 큰 빚을 졌다. 고되고 기이한 이 여정 내내 그들은 시간과 지혜, 가르침을 아낌없이 베풀어 주었고, 거듭 내 호흡을 교정해 주었다.

감사합니다, 자야카 나약 박사님. 스탠퍼드대학의 이비인후-두경부 외과센터의 나약 박사는 10시간에 걸친 뇌 수술을 한 직후에 선뜻 나를 맞아들여 콧속 내시경 검사를 한 후, 와인 바에서 샐러드를 같이 먹으며 섬모와 나비뼈, 피부 기름샘의 섬세함에 대해 설명해 주었다. 아울러 점막의 광기를 관리해 준 나약의 실험실 조수 니콜 보차드와 사치 돌라키아에게도 깊이 감사드린다. 감사합니다, 마리아나 에번스 박사님. 에번스는 잘못진화의 방식을 내게 가르쳐 주고, 너무나 멋진 차에 나를 태워 필라델피아 곳곳을 돌아다녔다. 시어도어 벨포 박사와 스콧 시모네티 박사는 무수히 많은 시간을, 무수히 함께 식사를 하며, 저작 행위의 스트레스와 산화질소, 이탈리아 와인의 무수한 경이로움을 설명해 주었다. 로리엇 뇌 연구소의 저스틴 파인스타인 박사는 미 국립보건원 실험 연구를 땡땡이 치고, 뇌과학과 편도체, 경이로운 이산화탄소의 위력에 대해 내게 과도한 가르침을 내려 주었다.

나는 주류 호흡기학의 배교자들이 쓴 수십 권의 명저와 과학 기고문, 인터뷰 등을 구걸했고 차용했다(후주에도 써 먹었다). 즉 마이클 겔브 박사, 마크 버헤너 박사, 스티븐 린 박사, 케빈 보이드 박사, 아이라 팩맨 박사, 캘리포니아대학의 샌프란시스코 저산소증 연구 실험실의 존 파이너 박사, 알베르트 아인슈타인 의과대학 이비인후과의 스티븐 박 박사, 베스이스라엘 디코네스의료센터 폐와 중환자치료 및 수면의학부의 아미트 아난드 박사, 스탠퍼드 음성삼킴센터 언어병리학부 앤 키어니 박사가 그들이다. 물론 너그럽고 말씀 많으신 존과 마이크 뮤 박사 부자도 빼놓을 수 없다.

DIY 펄모노트들은 선뜻 나를 환영하더니, 그들의 삶과 폐 속으로 나를 이끌어 현실 세계에 사는 사람들을 위한 호흡 응용법을 보여 주었다. 아이스트 바이킹 호흡 요법 수련원의 척 맥기 3세, MDH 호흡 조정 수련원의 린 마틴, 호흡 센터의 사샤 야코블레바, 드로즈 메서드 수련원의 루이스 세르지오 알바레스 드로즈와 존 콘웨이 치셴할, 그리고 에두앙 피네이루, 마인드바디클라임의 잭 플레처, 그리고 태드 팬더에게 감사드린다. 몽파르나스 공동묘지 아래 깊숙한 곳까지 나를 이끌어 주고, 천년 된 인간의 뼈 먼지로 내 청바지를 얼룩지게 한, 아직은 이름 없는 수수께끼의 카타필 동아리에 크게 감사드린다. 수면 피트니스 모니터링 장비를 빌려준 보딤메트릭스의 마크 괴틀링에게, 그리고 호화로운 파리의 숙소를 한 달 내내 제공해 준 엘리자베트 아슈에게도 감사드린다.

범죄나 다름없는 내 코 실험 파트너, 안데스 올손에게는 탁 소 야블라 뮈케(tack så jävla mycket, 대단히 감사하다)라는 말만으로는 너무 부족한 것 같다. 그는 무척이나 헌신적인 펄모노트라서 스웨덴의 찬란한 한여름도 헌 신짝처럼 버리고 눅눅한 샌프란시스코로 날아와, 실리콘으로 코를 막고, 맥박 산소 측정기를 손가락에 꽂고, 입술에는 테이프를 붙이기까지 하며 한 달을 지냈다. 고마워요, 안데스. 다음번에는 우리 귀를 실리콘으로 막아 봅시다.

잃어버린 호흡의 기술과 과학에 완벽을 기하려고, 초기에 엄청난 언어의 무더기에 파묻혔다. 군소리지만, 책을 쓰는 일이 다 그렇듯 이 책을 쓰는 것 역시 시간이 많이 걸렸고, 둥근 바위를 산정에 올리고 또 올리는 시시포스의 노역처럼 느껴질 때가 많았다.

리버헤드북스 출판사의 명석하고 노련하고 유쾌한 내 에디터 코트니 영은 질펀한 27만 단어의 수렁을 졸이고 졸여서 지금 이렇게 단아한 벽돌 한 장으로 만들어 냈다. 레빈 그린버그 로스탄 리터러리 에이전시의 부조 종사/문학 에이전트 다니엘 스베트코브는 칭얼거리는, 즉 이런 유형의 저술에서는 전대미문인(내 말을 믿어 달라) 구구한 내 요청에 즉답을 해 주었을 뿐만 아니라, 나랑 나란히 앉아 자신의 인정사정없는 멋진 방법으로 내 낱말들을 깎고 갈고 윤을 내 주었다. (스베트코브의 끊임없는 뒷바라지는 만금으로도 바꿀 수 없다. 아니면 그 가치가 최소한 만금의 15퍼센트는 훨씬 넘는다.) 거기에 또다시 알렉스 허드가 초고를 수도 없이 갈고 다듬으며 내가 가까스로 읽을 만한 필기체로 "비수 같은 명문"을 빚어 주었다. (나 때문에 그 많은 주말을 망쳐서 미안해요, 알렉스.) 펭귄 북스 UK의 대니얼 크루는 초기부터 막판까지 슬기로운 충고와 격려의 말을 아끼지 않았다.

이 책 초기 버전의 편집에 절실히 필요한 혹평을 던져 준 독자들에게 나는 마피아 수준의 호의를 빚졌다. 신랄하고 양심적인 애덤 피셔, 감탄을 연발한 캐롤라인 폴, 시적인 매슈 자프루더, 조심스러운 마이클 슈리츠펙, 요지부동의 리처드 로위, 유연한 론 페나, 인정사정없는 제이슨 디어런에게 감사드린다. 트렁크에서 시체를 옮길 일이 있으면 언제든지 전화만 하세요.

탁월한 내 연구 보조 겸 사실 확인 담당인 퍼트리샤 프르제우카는 "수술 전 자가 혈액 기증 지수로서의 적혈구 형성과 혈소판 형성 사이의 상관관계"와 "제2형 당뇨와 신장 질환 환자의 훈련된 호흡유발 산화 급성 반전 심혈관계 자율기능 장애"와 같은 엄청난 제목의 과학 논문 수백 편을 샅샅이 뒤졌다. (그 후, 또 그 후, 그녀는 마지막 초고에 이르러서는 뒤엉킨 이 난해한 낱말들을 하나하나 교차 검증하는 수난까지 겪었다.) 퍼트리샤, 당신의 지나친 결벽증과 웅장한 맞춤법에 감사드려요.

마지막으로 사랑스러운 아내 케이티 스토리에게. 아내는 내 작은 사무실과 광란의 삶 속으로 신선하고도 때때로 유칼립투스 향이 나는 공기를 끊임없이 공급해 준다. Vi ĉam Spiras freŝan aeron, varma hundo(핫도그, 당신은 항상 신선한 공기를 내뿜어요).

이 책은 샌프란시스코에 있는 메커닉스연구소 도서관의 바이마르 시대 미술 서적 서가들 사이에서, 파리의 아메리칸 도서관에서, 그리고 인

구 103명인 캘리포니아주 볼케이노의 옛 가톨릭 공동묘지 옆에 있는 작
고 붉은 문이 달린 주택의 식탁에서 썼다.

부록

호흡법

* 더 자세한 호흡법 관련 동영상과 각종 사진 자료는 저자 웹사이트
www.mrjamesnestor.com/breath에서 볼 수 있다.

Chapter 3. 코

콧구멍 교대 호흡

◆ **나디 쇼다나(통로 정화)**NADI SHODHANA ◆

이 표준 프라나야마 호흡법은 폐 기능을 개선하고 심박수와 혈압, 교감신경 긴장을 낮춘다. 회의나 행사, 수면 전에 하면 효과가 있다.

step

- 손 위치: 오른손 엄지를 오른쪽 콧방울에 살며시 대고, 같은 손 약지를 왼쪽 콧방울에 살며시 댄다. 검지와 중지는 눈썹 사이에 있어야 한다. 콧구멍을 막을 때는 손가락으로 살짝만 누른다.
- 엄지로 오른쪽 콧구멍을 막고 왼쪽 콧구멍으로 아주 느리고 부드럽게 숨을 내쉰다.
- 날숨 끝에 이르러 잠깐 멈추고 양쪽 콧구멍을 막은 상태에서 약지만 들고 왼쪽으로 아주 느리게 숨을 들이쉰다.
- 들숨 끝에 잠깐 양쪽을 막았다가, 엄지만 들고 오른쪽으로 숨을 내쉰다.
- 자연스러운 날숨 끝에 잠깐 멈추고 양쪽을 막은 상태에서 엄지만 들고 숨을 들이쉰다.
- 이렇게 콧구멍을 바꿔 가며 5~10회 호흡을 계속한다.

Chapter 4. 날숨

호흡 조정

이 호흡법은 횡격막을 더 많이 움직이게 함으로써, 호흡 효율을 높이는 데 도움이 된다. 결코 억지로 해서는 안 되고, 각각의 호흡이 부드럽고 풍성하게 느껴져야 한다.

step
- 척추를 곧게 세우고 턱이 신체와 곧바르게 앉는다.
- 코로 부드럽게 숨을 들이쉰다. 들숨 끝에 나직이 소리 내어 하나부터 열까지 세기를 반복한다(하나, 둘, 셋, 넷, 다섯, 여섯, 일곱, 여덟, 아홉, 열. 하나, 둘, 셋, 넷, 다섯, 여섯, 일곱, 여덟, 아홉, 열…).
- 자연스러운 날숨 끝에 이르러도 계속 수를 세되, 속삭이듯이 수를 세어 목소리가 아주 나직이 흘러나오게 한다. 그러다 소리가 나오지 않아도 입술을 움직이면서 폐가 완전히 텅 비었다고 느껴질 때까지 계속 수를 센다.
- 다시 크게 들이쉬고 부드럽게 내쉬며 반복한다.
- 10~30회 이상 계속한다.

tip
앉아서 숨쉬기가 편안해지면 걷거나 조깅을 하면서, 또는 다른 가벼운 운동을 하면서 시도해 본다.

Chapter 5. 느리게

공명(결맞음) 호흡

심장과 폐, 혈액순환을 결맞음 상태로 조정해서 몸을 평온하게 하는 호흡법이다. 결맞음 상태일 때 인체 기관이 최고 효율로 기능한다. 이보다 더 필수적이고, 더 기본적인 호흡법은 없다.

step
- 곧바르게 앉아 어깨와 배를 이완시키고 숨을 내쉰다.
- 5.5초간 부드럽게 숨을 들이쉬면서 공기를 폐 밑바닥까지 가득 채우면서 배를 부풀린다.
- 멈춤 없이 5.5초간 부드럽게 숨을 내쉬어 폐를 비우면서 배를 홀쭉하게 한다. 각각의 숨결이 원처럼 느껴져야 한다.
- 가능하면 10회 이상 반복한다.

tip
시간을 재 주는 앱이 여럿 있다. 내가 가장 좋아하는 것은 Paced Breathing(걸음 호흡)과 My Cardiac Coherence(또는 Ma coherence Cardiaque, 내 심장 결맞음)인데, 둘 다 무료다("걸음 호흡"은 한글 버전으로 유료화되었다-옮긴이). 나는 가능한 한 자주 이 호흡법을 수련한다.

Chapter 6. 더 적게

부테이코 호흡

부테이코 호흡법의 요점은 신진대사가 필요로 하는 것에 맞추어 호흡하도록 인체를 훈련시키는 것이다. 대다수의 사람들에게 이것은 호흡을 줄여야 한다는 뜻이다. 부테이코는 수많은 호흡법을 알고 있었는데, 거의 모든 방법이 날숨과 들숨 사이의 시간, 곧 숨을 참는 시간을 연장하는 것에 기초하고 있다. 여기 가장 간단한 방법 몇 가지가 있다.

◆ 관리 휴지|control pause ◆
일반적인 호흡기 건강과 호흡 진행 상태를 측정하는 진단 도구로도 쓰인다.

step
- 초침이 있는 시계나 스톱워치가 있는 휴대폰을 가까이에 둔다.
- 허리를 곧게 펴고 앉는다.
- 양손 엄지와 검지로 양쪽 콧구멍을 쥐어 막은 다음, 자연스럽게 날숨이 다할 때까지 부드럽게 입으로 숨을 내쉰다.
- 스톱워치를 작동시키고 숨을 참는다.
- 호흡하고 싶은 욕구가 처음으로 느껴지면, 시간을 기록하고 부드럽게 숨을 들이쉰다.

tip

관리 휴지 후 첫 호흡을 잘 관리하며 이완을 하는 것이 중요하다. 첫 호흡에 힘이 들어간다거나 숨을 헐떡이면 너무 오래 숨을 참았다는 뜻이다. 몇 분 기다렸다가 다시 시도한다.

관리 휴지 호흡은 몸이 이완된 상태에서 정상적으로 호흡할 수 있을 때만 시행해서 중지 시간을 측정해야 한다. 격렬한 운동 후나 스트레스를 받은 상태에서는 관리 휴지를 하지 않는다. 여느 호흡 제한 기법처럼, 이것 역시 운전 중이거나, 물속에서, 또는 현기증이 올 경우 등 자칫 다칠 수 있는 상황에서는 절대 해서는 안 된다.

◆약식 숨 참기◆

부테이코 호흡의 핵심 요소는 항상 호흡을 더 적게 하는 것인데, 더 적은 호흡 훈련법이 바로 약식 숨 참기다. 수천 명의 부테이코 호흡법 전문가들과 여러 의학 연구자들은 바로 이 호흡법으로 천식과 불안 발작을 막을 수 있다고 장담한다.

step

- 부드럽게 숨을 내쉬고, 관리 휴지의 절반 시간 동안 숨을 참는다. (예를 들어 관리 휴지가 40초일 경우, 20초 동안 숨을 참는다.)
- 하루 100~500회 반복한다. 날마다 타이머를 설정하고 매번 15분 정도 하는 것이 이상적이다.

◆콧노래◆

산화질소는 모세혈관을 넓히고 산화를 증가시키며, 민무늬근을 이완시키는 강력한 분자다. 콧노래를 흥얼거리면 콧속 통로의 산화질소 방출량이 15배 증가한다. 이 필수 기체를 증가시키는 가장 효과적이고 간단한 방법이 여기 있다.

step

- 코로 보통의 호흡을 하며, 노래든 기도든 옴마니반메훔이든 아무거나 코로 흥얼거린다.
- 가능하면 하루 최소 5분 이상 한다.

tip

우스꽝스럽게 들릴 수도 있고, 실없다고 느껴질 수도 있고, 근처에 있는 사람들이 눈총을 줄지도 모르지만, 효과만큼은 강력할 것이다.

◆ 걷기/달리기 ◆

극단적이지 않은 호흡저하 운동(골든게이트공원에서 내가 조깅을 하며 진저리 친 것과는 다른 운동)을 하면, 높은 고도에서 훈련을 한 것과 같은 많은 효과를 거둘 수 있다. 쉽고 어디서든 할 수 있다.

step

- 코로 정상적으로 호흡하면서 1분 정도 걷거나 달린다.
- 숨을 다 내쉬고, 코를 꽉 쥐어 막는다. 계속 같은 운동 속도를 유지한다.
- 확실히 숨이 막힌다 싶을 때 코를 열고 아주 부드럽게 숨을 들이쉬는데, 정상으로 느껴지는 것의 반만을 10~15초에 걸쳐 들이쉰다.
- 30초 동안 평소의 규칙적인 호흡을 한다.
- 이것을 10회 반복한다.

◆ 코 충혈 제거 ◆

step

· 곧바르게 앉아 부드럽게 숨을 내쉰 후, 양쪽 콧구멍을 꽉 쥐어 막는다.

· 숨을 참는다는 생각은 떨쳐 버리고, 고개를 위아래로 끄덕이거나 좌우로 머리를 흔든다. 빠른 산책을 하거나, 제자리 뜀뛰기를 하거나 달린다.

· 심하게 숨이 막히는 것을 느끼면, 코로 아주 느리게 숨을 들이쉰다.
  (여전히 코가 충혈되어 있다면, 입술을 오므리고 입으로 부드럽게 들이쉰다.)

· 차분하게 통제된 이 호흡을 최소 30초에서 1분까지 계속한다.

· 이 모든 단계를 6회 반복한다.

tip

패트릭 맥커운Patrick McKeown의 저서 『숨만 잘 쉬어도 병원에 안 간다The Oxygen Advantage』를 보면 더 적은 호흡 훈련 프로그램과 지시 사항이 자세히 나와 있다. 또한 다음 웹사이트를 통해 부테이코 호흡법에 대한 개인별 맞춤 교육을 받을 수도 있다.

· www.consciousbreathing.com
· www.breathingcenter.com
· www.buteykoclinic.com

Chapter 7. 씹기

딱딱한 것을 씹으면 얼굴에 새 뼈가 생기고 기도가 열린다. 그러나 우리들 대부분은 하루 몇 시간씩, 즉 효과를 거둘 수 있을 만큼의 시간과 노력을 씹는 데 바치는 건 불가능하거나 원치를 않는다. 그 공백을 메울 수 있는 대용품과 장치가 많이 있다.

껌

껌을 씹으면 턱을 튼튼하게 하고, 줄기세포 성장을 촉진시킬 수 있다. 그런데 더 딱딱한 것을 씹을수록 그만큼 운동 효과가 더 높다.

tip

- 터키 브랜드인 팔림Falim 껌은 구두 가죽처럼 질겨서, 하나를 1시간쯤 씹을 수 있다. 내게는 무가당 민트 맛 팔림 껌이 가장 입맛에 맞았다. (탄산염, 민트 그라스 등의 다른 맛의 껌은 더 부드럽고 맛없는 경향이 있다.)
- 그리스의 섬에서 수천 년 동안 재배되어 온 상록관목인 피스타키아 렌티스쿠스(유향乳香)의 수지로 만든 매스틱Mastic 껌은 여러 브랜드가 있다. 온라인 소매점에서 여러 브랜드를 구입할 수 있다. 맛이 좀 고약할 수도 있지만, 준엄한 턱 운동을 하는 데는 모자람이 없다.

구강 장치

이 글을 쓰고 있을 때, 시어도어 벨포와 그의 동료인 스콧 시모네티는 아랫니에 맞추어 씹는 스트레스를 시뮬레이션하는 작은 보정 장치인 예방구강장치POD에 대한 FDA 허가를 받았다. 더 자세한 내용은 아래 웹사이트를 참고하라.

- www.discoverthepod.com
- www.drtheodorebelfore.com

입천장 확장

입천장을 확장하고 기도를 여는 장치는 수십 종이 있는데, 각기 장단점이 있다. 우선 기능치과교정학을 전문으로 하는 치과 전문의를 찾아가 보라. 동부 해안 지역에 있는 마리아나 에번스 박사의 인피니티치과전문클리닉(http://www.infinitydentalspecialists.com), 그리고 서부 해안 지역에 있는 윌리엄 행의 페이스포커스트(https:/facefocused.com)가 미국에서 가장 유명하고 존경받는 클리닉으로 손꼽힌다. 가능하다면, 처음 찾아가 볼 만한 좋은 곳이다. 대서양 너머의 영국인이라면 마이크 뮤 박사의 클리닉에 가 볼 만하다(https://orthodontichealth.co.uk).

Chapter 8. 때로 더 많이

투모

투모는 두 가지 형태가 있는데, 하나는 교감신경계를 자극하는 것이고, 다른 하나는 부교감 반응을 유발하는 것이다. 두 가지 모두 효과가 있는데, 빔 호프로 인해 인기를 끈 전자가 훨씬 접근하기 쉽다.

이 호흡법은 물 근처에서, 또는 운전이나 보행 도중 등, 기절할 경우 다칠 수 있는 어떤 상황에서 절대 해서는 안 된다는 것을 거듭 언급할 필요가 있다. 임신 중이거나 심장 질환이 있는 경우에는 먼저 의사와 상담하라.

step
- 조용한 장소를 찾아 베개를 베고 눕는다. 어깨와 가슴, 다리를 이완시킨다.
- 아주 깊고 아주 빠르게, 배와 가슴으로 30회 호흡을 한다. 가능하면 코로 호흡하고, 코가 막힌 것 같다면 입술을 오므리고 입으로 숨을 쉰다. 들숨이 배를 먼저 가득 채우고 부드럽게 폐로 올라가며, 그 움직임이 파도처럼 보여야 한다. 날숨 동작도 동일한데, 먼저 배를 비운 다음 가슴을 비운다. 빠르게 호흡한다.
- 30번째 호흡의 막바지에는 "자연스럽게" 숨을 내쉬면서 폐 용량의 4분의 1쯤은 공기를 남겨 둔다. 그리고 가능한 한 오래 숨을 참는다.
- 도저히 참을 수 없는 한계에 이르면, 한 번 크게 들이쉬고 15초 동안 숨을 참는다. 참는 동안 폐 속의 신선한 공기를 가슴둘레로, 어깨로 아주 부드럽게 이동시킨다. 그리고 숨을 내쉰 후 다시 격한 호흡을 새로 시작한다.
- 앞서의 전체 호흡 패턴을 적어도 3회 이상 반복한다.

tip

투모는 연습을 필요로 한다. 글을 보고 익혀서는 좀 혼란스럽고 어려울 수 있다. 빔 호프 호흡법의 강사인 척 맥기는 매주 월요일 밤 9시에 무료 온라인 수련회를 열고 있다. 웹사이트 https://www.meetup.com/Wim-Hof-Method-Bay-Area에 등록하거나 줌Zoom을 통해 로그인하라. 자세한 정보는 https://tinyurl.com/y4qwl3pm에 나와 있다. 맥기는 또 노던캘리포니아에서 개인 맞춤형 수련회를 열고 있다(https://www.wimhofmethod.com/instructors/chuckmcgee-iii). 투모 명상의 온건한 버전에 대한 지침은 웹사이트 https://www.thewayofmeditation.com.au에서 찾아볼 수 있다.

Chapter 10. 수행법의 원류를 찾아서

수다르샨 크리야

이것은 내가 배운 것 가운데 가장 강력한 호흡법으로, 가장 익히기 어려운 것 가운데 하나다. 수다르샨 크리야는 4단계로 이루어진다.

step
- 옴Om 염송, 호흡 제한, 속도 조절 호흡(4초간 들숨, 4초간 참기, 6초간 날숨, 2초간 참기)을 한 뒤, 마지막으로 40분간 아주 격한 호흡을 한다.

tip
이용 가능한 유튜브 강의가 몇 가지 있지만, 동작을 정확히 하기 위해서는 더욱 치밀한 지시를 따르며 익히기를 적극 권장한다. 삶의기술Art of Living 사이트에서 초보자를 위한 워크숍을 주말마다 열고 있다. 더 자세한 내용은 웹사이트 www.artofliving.org를 참고하라.

* * *

다음의 호흡법은 이런저런 이유로 이 책의 본문에서 아쉽게 탈락한 것들이다. 나는 수백만 명의 다른 사람들과 마찬가지로 이 호흡법들도 규칙적으로 수련하고 있다. 저마다 나름대로 쓸모가 있고, 강력한 힘이 있다.

요가 호흡

다음은 프라나야마 호흡법을 원하는 이들을 위한 표준 호흡법이다. 이런 동작이 처음에는 좀 어색하겠지만 몇 번 호흡하면 한결 쉬워진다.

step 1

- 의자에 앉거나 반가부좌(한쪽 다리를 구부려 다른 쪽 다리의 허벅다리 위에 올려놓고 앉는 자세)로 바닥에 곧바르게 앉아 어깨를 이완시킨다.
- 배꼽 위에 한 손바닥을 얹고, 느리게 배로 숨을 들이쉰다. 들이쉴 때는 배가 부풀고, 내쉴 때는 배가 홀쭉해져야 한다. 몇 회 반복한다.
- 다음으로, 그 손바닥을 10여 센티미터 위로 옮겨 가슴우리 바로 아래를 덮는다. 손바닥 위치에 숨을 집중해서, 들이쉴 때마다 갈비뼈를 확장시키고, 내쉴 때는 움츠린다. 3~5회 반복한다.
- 손바닥을 빗장뼈(쇄골) 바로 아래로 옮긴다. 이 부위로 깊이 숨을 들이쉬고 내쉬면서, 가슴우리가 확장되고 위축되는 것을 상상한다. 몇 번 반복한다.

step 2

- 앞서의 모든 동작을 한 호흡에 연결해서, 배로, 가슴우리로, 가슴 위로 차례로 손바닥을 옮기며 숨을 들이쉰다.
- 숨을 내쉬면서 손바닥 위치를 반대 방향으로 바꾼다. 먼저 가슴 위를 비우고, 가슴우리를 비우고, 배를 비운다. 이렇게 들이쉬고 내쉬며 손바닥을 옮기면서 각 부위의 움직임을 느낀다.
- 같은 순서로 10여 회 반복한다.

박스^{Box} 호흡

네이비실 대원들은 긴장된 상황에서 마음을 진정시키고 임무에 집중하기 위해 이 호흡법을 쓴다. 간단하다.

step
- 하나부터 수를 세어 넷까지 들이쉬고, 넷까지 참고, 넷까지 내쉬고, 넷까지 참는다. 반복한다.

아래와 같이 날숨을 더 길게 하면 더 강한 부교감 반응을 유도할 수 있다. 그러면 몸을 더욱 이완시킬 수 있어서, 잠들기 전에 하면 특히 효과적이다.

step
- 넷까지 들이쉬고, 넷까지 참고, 여섯까지 내쉬고, 둘까지 참는다. 반복한다.
- 적어도 6회 반복하고, 필요하면 더 많이 한다.

숨 참기 보행

안데스 올손은 이산화탄소를 증가시켜 인체의 혈액순환을 촉진시키기 위해 이 호흡법을 쓴다. 올손의 말에 따르면, 그다지 재미는 없어도 효과는 지대하다.

step
- 잔디가 깔린 공원이나 모래톱, 또는 지반이 부드러운 곳이면 더욱 좋다.
- 폐를 완전히 비운 다음 천천히 걸으면서 발걸음 수를 센다.
- 더 이상 참을 수 없다는 느낌이 들면, 세는 것을 멈추고, 코로 아주 차분하게 몇 번 호흡을 한다. 걷기는 멈추지 않는다. 적어도 1분 이상 보통의 호흡을 한 후, 다시 처음부터 반복한다.

tip

이 호흡법은 수련을 오래 할수록 발걸음 수가 늘어난다. 올손의 기록은 130 걸음, 내 기록은 그것의 3분의 1정도다.

4-7-8 호흡

앤드루 웨일 박사가 널리 알린 이 호흡법은 몸을 깊은 이완 상태로 유도한다. 나는 특히 장거리 비행을 할 때 이 호흡법으로 잠을 청한다.

step

- 숨을 들이쉰 다음, 입으로 후우 하면서 숨을 내쉰다.
- 입을 다물고, 속으로 넷까지 세면서 코로 조용히 숨을 들이쉰다.
- 숨을 참으며 일곱까지 센다.
- 후우 하며 입으로 한껏 숨을 내쉬며 여덟까지 센다.
- 적어도 4회 반복한다.

tip

조회 수 400만이 넘는 그의 다음 유튜브 동영상(https://www.youtube.com/watch?v=YRPh_GaiL8s)을 보면 상세한 단계별 지침을 확인할 수 있다.

주

제사題詞

1. 『Primordial Breath: An Ancient Chinese Way of Prolonging Life through Breath Control』 vol. 1, 『Seven Treatises from the Taoist Canon, the Tao Tsang, on the Esoteric Practice of Embryonic Breathing』, trans. Jane Huang and Michael Wurmbrand, 1st ed. (Original Books, 1987): 3. (옮긴이: 이 책은 역대 도교 문헌을 집대성한 도교 경전인 『도장道藏』[총 5,485권]을 발췌 번역한 것이다.)

프롤로그

1. 옮긴이: 〈종이비행기Paper Planes〉는 스리랑카 출신 영국 래퍼 M. I. A.의 2007년 곡으로, 2008년 영화 〈슬럼독 밀리어네어〉 OST로 사용되어 히트를 쳤다. 저자가 사는 캘리포니아주에 연고를 둔 야구 팀 LA다저스에서 2008년 이 노래를 승리의 노래로 썼다.

2. 내 첫 번째 저서인 『Deep』 (New York: Houghton Mifflin Harcourt, 2014) [『깊은 바다, 프리다이버』, 김학영 옮김, 글항아리, 2019]에서 프리다이버에 대해, 그리고 인간과 바다와의 관계에 대해 썼다.

3. 『도장』을 발췌 번역한 위 책과 다음 참조. Christophe André, "Proper Breathing Brings Better Health," 《Scientific American》 (Jan. 15, 2019); Bryan Gandevia, "The Breath of Life: An Essay on the Earliest History of Respiration: Part II," 《Australian

Journal of Physiotherapy》16, no. 2 (June 1970): 57-69.

4.   『Primordial Breath』: 8.

5.   옮긴이: 도교 양생술에서 형形은 정기신精氣神 가운데 신이 거처하는 집으로 비유되
     는데, 기본적으로 신체를 뜻한다.

6.   《뉴잉글랜드 저널 오브 메디신》의 에디터는《뉴 리퍼블릭》1998년 12월호에서 건
     강 상태는 우리가 어떻게 호흡하는가를 결정하며, 어떻게 호흡하는가는 건강 상태
     에 하등 영향을 미치지 않는다고 주장했다. 테레사 헤일Teresa Hale의 저서 『Breathing
     Free: The Revolutionary 5 Day Program to Heal Asthma, Emphysema, Bronchi-
     tis, and Other Respiratory Ailments』(New York: Harmony, 1999) 서문에서, 미국영
     양학회와 미국내과학회의 연구원인 레오 갤런드Leo Galland 박사는 우리가 호흡하는
     방법이 건강에 직접적으로 어떤 영향을 미치는가를 정확히 설명했다. 갤런드가 설
     명한 것은 내가 이 책의 초기 연구와 이후 의학 분야 교수와 의사, 기타 여러 사람들
     과의 대화에서 알아낸 것들 가운데 하나였다.

제1장

1.   옮긴이: sinus는 빈 공간을 의미하는 말로, 의학 사전에서는 굴窟 또는 동洞으로 옮긴
     다. 신체 각 부분과 관련된 여러 굴이 존재하지만, 이 책에서는 모두 코와 관련된 것
     이므로 코곁굴paranasal sinus로 옮겼다. 한자말로는 부비동副鼻洞이라고 한다. 코곁굴은
     코와 연결되어 있는 얼굴뼈 안에 있는 빈 공간으로, 두개골 위에서부터 아래로 이마
     굴, 벌집굴, 나비굴, 위턱굴 등 4종(4쌍)이 있다.

2.   Karina Camillo Carrascoza et al., "Consequences of Bottle-Feeding to the Oral
     Facial Development of Initially Breastfed Children," 《Jornal de Pediatria》82, no.
     5 (Sept.-Oct. 2006): 395-97.

3.   7,300명 이상의 성인에 대한 소급 검토 결과, 치아를 몇 개 잃었을 때 수면무호흡증
     위험성이 2퍼센트 더 높게 나왔다. 5~8개의 치아를 제거하면 그 비율이 25퍼센트로
     증가했고, 9~31개 제거하면 36퍼센트 증가했다. 치아를 모두 제거한 환자들은 수면
     무호흡증에 걸릴 확률이 60퍼센트로 치솟았다. Anne E. Sanders et al., "Tooth Loss

and Obstructive Sleep Apnea Signs and Symptoms in the US Population," 《Sleep Breath》 20, no. 3 (Sept. 2016): 1095-102. 관련 연구는 다음과 같다. Derya Germeç-Çakan et al., "Uvulo-Glossopharyngeal Dimensions in Non-Extraction, Extraction with Minimum Anchorage, and Extraction with Maximum Anchorage," 《European Journal of Orthodontics》 33, no. 5 (Oct. 2011): 515-20; Yu Chen et al., "Effect of Large Incisor Retraction on Upper Airway Morphology in Adult Bimaxillary Protrusion Patients: Three-Dimensional Multislice Computed Tomography Registration Evaluation," 《The Angle Orthodontist》 82, no. 6 (Nov. 2012): 964-70.

4. Simon Worrall, "The Air You Breathe Is Full of Surprises," 《National Geographic》 (Aug. 13, 2012).

5. 입 호흡자 추정치는 모호해서 5~75퍼센트 사이다. 브라질의 독자적인 연구 두 편에 따르면 50퍼센트 이상의 어린이가 입 호흡 환자라고 하는데, 그보다 더 많을 수도 있다. Valdenice Aparecida de Menezes et al., "Prevalence and Factors Related to Mouth Breathing in School Children at the Santo Amaro Project—Recife, 2005," 《Brazilian Journal of Otorhinolaryngology》 72, no. 3 (May-June 2006): 394-98; Rubens Rafael Abreu et al., "Prevalence of Mouth Breathing among Children," 《Jornal de Pediatria》 84, no. 5 (Sept.-Oct. 2008): 467-70; Michael Stewart et al., "Epidemiology and Burden of Nasal Congestion," 《International Journal of General Medicine》 3 (2010): 37-45; David W. Hsu and Jeffrey D. Suh, "Anatomy and Physiology of Nasal Obstruction," 《Otolaryngologic Clinics of North America》 51, no. 5 (Oct. 2018): 853-65.

6. "Symptoms: NasalCongestion," Mayo Clinic, https://www.mayoclinic.org/symptoms/nasal-congestion/basics/definition/sym-20050644.

7. Michael Friedman, ed., 『Sleep Apnea and Snoring: Surgical and NonSurgical Therapy』, 1st ed. (Philadelphia: Saunders/Elsevier, 2009): 6.

8. Keith Cooper, "Looking for LUCA, the Last Universal Common Ancestor," Astrobiology at NASA: Life in the Universe, (Mar. 17, 2017), https://astrobiology.nasa.

gov/news/looking-for-luca-the-last-universal-common-ancestor/.

9. "New Evidence for the Oldest Oxygen-Breathing Life on Land," ScienceDaily (Oct. 21, 2011), https://www.sciencedaily.com/releases/2011/10/111019181210. htm.

10. S. E. Gould, "The Origin of Breathing: How Bacteria Learnt to Use Oxygen," 《Scientific American》 (July 29, 2012), https://blogs.scientificamerican.com/lab-rat/the-origin-of-breathing-how-bacteria-learnt-to-use-oxygen/.

11. 모든 고대 두개골에 치아가 있는 것은 아니다. 그러나 에번스와 보이드는 턱과 충치의 모양을 보고 치아가 곧은 것을 알 수 있었다.

12. 옮긴이: dysevolution을 '역遊진화'로 옮기는 경우가 있는데, 'dys-'는 악화, 불량, 불완전, 곤란 등을 뜻하는 접두어이므로 부적절하다. 참고로 역진화evolutionary reversal는 진화의 결과 이미 가지고 있는 특징을 잃은 상태가 원래 조상이 가졌던 특징과 비슷할 경우를 일컫는 용어다. 이 책에서는 과학 용어를 순우리말로 바꾸는 추세에 따라 dysevolution를 '잘못진화'로 옮겼다. 리버맨은 만성병 등의 현대 질환이 '진보의 대가price of progress'라는 일반론을 일축하고, 인체가 현대의 환경에 잘못 적응한 결과라고 본다.

13. 리버맨은 '잘못진화dysevolution'를 이렇게 정의한다. "불일치 질환mismatch disease의 원인을 치료하지 않아, 어떤 요인이 되었든 병을 유발하는 환경적 요인이 계속 후대로 전승되면서 병이 만연하고 때로는 더 악화될 때, 여러 세대에 걸쳐 발생하는 해로운 되먹임 회로". 이 '불일치 질환'은 "몸의 환경 변화에 부적절하게 적응함으로써 생기는 진화적 불일치 현상으로 병이 들거나 다칠 때" 시작된다. 더 자세히 알고 싶으면 리버맨의 다음 저서 참고. 인용문은 해당 책의 176쪽에 있다. 『The Story of the Human Body: Evolution, Health, and Disease』 (New York: Pantheon, 2013); 다음도 참고. Jeff Wheelwright, "From Diabetes to Athlete's Foot, Our Bodies Are Maladapted for Modern Life," 《Discover》 (Apr. 2, 2015), https://www.discover magazine.com/the-sciences/from-diabetes-to-athletes-foot-our-bodies-are-maladapted-for-modern-life.

14. Briana Pobiner, "The First Butchers," Sapiens (Feb. 23, 2016), https://www.sapi

ens.org/biology/homo-sapiens-and-tool-making.

15. Daniel E. Lieberman, 『The Evolution of the Human Head』 (Cambridge, MA: Belk-nap Press of Harvard University Press, 2011): 255-81.

16. 예를 들어 동물은 날달걀의 영양소를 50~60퍼센트만 이용할 수 있지만, 익힌 달걀에서 나오는 영양소는 90퍼센트 이상 이용할 수 있다. 고기는 물론이고 식물도 마찬가지다. Steven Lin, 『The Dental Diet: The Surprising Link between Your Teeth, Real Food, and LifeChanging Natural Health』 (Carlsbad, CA: Hay House, 2018): 35.

17. 어쩌면 이보다 훨씬 더 이르다. 연구자들은 케냐의 쿠비 포라Koobi Fora에서 160만 년 전에 고의로 일으킨 화재의 증거를 발견했다. Amber Dance, "Quest for Clues to Humanity's First Fires," 《Scientific American》 (June 19, 2017), https://www.scientificamerican.com/article/quest-for-clues-to-humanitys-first-fires; Kenneth Miller, "Archaeologists Find Earliest Evidence of Humans Cooking with Fire," 《Discover》 (Dec. 17, 2013), https://www.discovermagazine.com/the-sciences/archaeologists-find-earliest-evidence-of-humans-cooking-with-fire.

18. 창자가 더 작아졌는데 어떻게 뇌는 더 커질 수 있었을까? 확실히 아는 사람은 아무도 없지만, 이것은 중요한 사실이다. 다음 논문에 전체적인 개요가 나온다. Leslie C. Aiello, "Brains and Guts in Human Evolution: The Expensive Tissue Hypothesis," (Mar. 1997), https://www.scielo.br/scielo.php?script=sci_arttext&pid=S0100-84551997000100023.

19. 하버드대학 생물인류학자인 리처드 랭엄Richard Wrangham은 고대 인류 조상의 식단을 광범위하게 연구해 왔다. 다양한 관점에 대해서는 다음 참고. Rachel Moe-ller, "Cooking Up Bigger Brains," 《Scientific American》 (Jan. 1, 2008), https://www.scientificamerican.com/article/cooking-up-bigger-brains/.

20. "Did Cooking Give Humans an Evolutionary Edge?," NPR (Aug. 28, 2009), https://www.npr.org/templates/story/story.php?storyId=112334465.

21. Colin Barras, "The Evolution of the Nose: Why Is the Human Hooter So Big?," 《New Scientist》 (Mar. 24, 2016), https://www.newscientist.com/article/2082274-

the-evolution-of-the-nose-why-is-the-human-hooter-so-big/; "Mosaic

Evolution of Anatomical Foundations of Speech," Systematics & Phylogeny

Section, Primate Research Institute, Kyoto University. Nishimura Lab, http://

www.pri.kyoto-u.ac.jp/shinka/keitou/nishimura-HP/tn_res-e.html.

22. "코안 표면적은 두개골이 시사하는 것의 약 절반이고 부피는 심지어 예측의 약 10

퍼센트에 불과하다. 사실상 인간의 코안 부피는 예상보다 거의 90퍼센트가 작다."

David Zwickler, "Physical and Geometric Constraints Shape the Labyrinth-like

Nasal Cavity," 《Proceedings of the National Academy of Sciences》 (Jan. 26, 2018).

23. Colin Barras, "Ice Age Fashion Showdown: Neanderthal Capes Versus Hu

man Hoodies," 《New Scientist》 (Aug. 8, 2016), https://www.newscientist.com/

article/2100322-ice-age-fashion-showdown-neanderthal-capes-versus-hu

man-hoodies/.

24. "Homo Naledi," Smithsonian National Museum of Natural History, https://hu

manorigins.si.edu/evidence/human-fossils/species/homo-naledi.

25. Joan Raymond, "The Shape of a Nose," 《Scientific American》 (Sept. 1, 2011),

https://www.scientificamerican.com/article/the-shape-of-a-nose.

26. Ben Panko, "How Climate Helped Shape Your Nose," Smithsonian.com (Mar.

16, 2017), https://www.smithsonianmag.com/science-nature/how-climate

-changed-shape-your-nose-180962567.

27. 말하는 능력이 그 원동력이었든, 아니면 행운의 부산물이었든, 이런저런 이유로

호모 사피엔스는 후두가 아래로 내려갔다. Asif A. Ghazanfar and Drew Rendall,

"Evolution of Human Vocal Production," 《Current Biology》 18, no. 11 (2008):

R457-60, https://www.cell.com/current-biology/pdf/S0960-9822(08)00371-

0.pdf; Kathleen Masterson, "From Grunting to Gabbing: Why Humans Can

Talk," NPR (Aug. 11, 2010), https://www.npr.org/templates/story/story.php?story

Id=129083762.

28. 이렇게 낮아진 후두가 복잡한 입말을 발달시키는 데 초기 인류에게 얼마나 득이 되

었는지는 뜨거운 논란거리다. 아무도 확실히 알지 못하지만 인류학자들은 왕성하게

의견을 제시하고 있다. Ghazanfar and Rendall, "Evolution"; Lieberman, 『Story of the Human Body』: 171-72.

29. 음식이 목에 걸려 질식하는 것은 미국 사고사 원인 4위다. 대니얼 리버맨은 『Story of the Human Body』 144쪽에 이렇게 썼다. "우리는 명료한 발성을 위해 비싼 대가를 치렀다."

30. Terry Young et al., the University of Wisconsin Sleep and Respiratory Research Group, "Nasal Obstruction as a Risk Factor for Sleep-Disordered Breathing," 《Journal of Allergy and Clinical Immunology》 99, no. 2 (Feb. 1997): S757-62; Mahmoud I. Awad and Ashutosh Kacker, "Nasal Obstruction Considerations in Sleep Apnea," 《Otolaryngologic Clinics of North America》 51, no. 5 (Oct. 2018): 1003-1009.

제2장

1. 애덤 캡Adam Cap의 웹사이트에는 43편의 과학적 참고문헌과 더불어 철저한 설명이 담겨 있다. "The Nose Knows: A Case for Nasal Breathing During High Intensity Exercise," https://adamcap.com/2013/11/29/the-nose-knows/.

2. 옮긴이: 원래는 봄을 예측하는 동물인 마멋groundhog이 겨울잠에서 깨어난다는 2월 2일 성촉절을 의미하지만, 〈사랑의 블랙홀Groundhog Day〉(1993)이라는 영화의 성공 이후 '같은 일이 똑같이 반복되는 상황'이라는 의미로 널리 쓰이게 되었다. 이 영화는 주인공이 똑같은 하루가 반복되는 타임 루프에 빠졌다는 독특한 설정을 바탕으로 전개된다.

3. 운동 중 코 호흡의 중요성에 대해서는 두이야드로부터 더 많은 설명을 들었다. "Ayurvedic Fitness," John Douillard, PTonthenet, Jan. 3, 2007, https://www.ptonthenet.com/articles/Ayurvedic-Fitness-2783.

4. 무산소 에너지와 유산소 에너지에 대한 간단하고 훌륭한 설명은 다음과 같다. Andrea Boldt, "What Is the Difference Between Lactic Acid & Lactate?," https://www.livestrong.com/article/470283-what-is-the-difference-between-lac

tic-acid-lactate/.

5. Stephen M. Roth, "Why Does Lactic Acid Build Up in Muscles? And Why Does
    It Cause Soreness?," 《Scientific American》 (Jan. 23, 2006), https://www.scientifi
    camerican.com/article/why-does-lactic-acid-buil/.

6. 무산소 탈진, 그리고 그와 연관된 젖산증은 격렬한 운동을 한다고 해서 항상 유발되
    는 것은 아니다. 간 질환과 알코올중독, 심각한 외상, 또는 유산소로 기능할 필요가
    있는 신체가 산소를 박탈당하는 기타 상황들에서도 발생할 수 있다. Lana Barhum,
    "What to Know About Lactic Acidosis," Medical News Today, https://www.med
    icalnewstoday.com/articles/320863.php.

7. 인간의 근섬유는 유산소 섬유와 무산소 섬유가 섞여 짜여 있다. 반면에 닭과 같은
    동물들은 유산소와 무산소 근섬유가 분리되어 있다. 닭고기를 요리했을 때 하얗
    지 않고 색깔이 있는 부위는 그 근육이 유산소 에너지를 공급하기 위해 사용되었
    고, 산소가 함유된 혈액으로 차 있기 때문이다. 흰 고기는 무산소 근섬유다. Phillip
    Maffetone, 『The Maffetone Method: The Holistic, LowStress, NoPain Way to Ex-
    ceptional Fitness』 (Camden, ME: Ragged Mountain PressMcGraw-Hill, 1999): 21.

8. 서던캘리포니아-노인학 대학의 장수 연구소 소장 발테르 롱고Valter Longo 박사는 다
    음에서 몇 가지 흥미로운 관점을 제시한다. https://www.bluezones.com/2018/01/
    what-exercise-best-happy-healthy-life/.

9. Eva Bianconi et al., "An Estimation of the Number of Cells in the Human Body,"
    《Annals of Human Biology》 40, no. 6 (Nov. 2013): 463-71.

10. 실제 수치는 무산소 에너지의 경우 포도당 분자당 2ATPs, 유산소 에너지의 경우 포
    도당 분자당 38ATPs까지 생성된다(옮긴이: ATP란 아데노신3인산이다. 이는 아데노신
    에 인산기가 3개 달린 물질로, 산소 호흡 과정에서 만들어져 생물 에너지대사에서 매우 중요
    한 구실을 한다). 이런 이유로 대부분의 교과서에서는 유산소 에너지가 무산소 에너
    지보다 19배 효율이 높다고 말한다. 그러나 대부분의 교과서가 설명하지 않는 것은
    ATP 합성 과정의 비효율과 낭비인데, ATP 합성 과정에서 보통 8ATPs 정도가 소모
    된다. 그래서 좀 더 보수적으로 추산하면, 유산소 호흡은 무산소 호흡의 약 16배인
    30ATPs~32ATPs를 생성하는 셈이다. Peter R. Rich, "The Molecular Machinery of

Keilin's Respiratory Chain,"《Biochemical Society Transactions》31, no. 6 (Dec. 2003): 1095-105.

11. 옮긴이: 유산소호흡에서는 유기물이 완전 분해되어 무기물인 이산화탄소와 물이 되지만, 무산소호흡에서는 유기물이 불완전 분해되어 에탄올이나 젖산 같은 또 다른 유기물이 발생한다.

12. 분명 마피톤은 가끔 무산소운동을 하는 것에는 반대하지 않았다. 노 젓기와 역기 들기, 달리기는 모두 힘과 지구력에 지대한 영향을 줄 수 있다. 그러나 효과적이기 위해서는 이러한 운동이 더 큰 훈련 맥락에서 이루어져야 해서, 유산소 훈련보다 우선할 수 없다. 고강도 인터벌 트레이닝이 효과가 있는 것은 중간중간에 더 느리고 더 부드러운 유산소운동으로 대부분의 시간을 보내게끔 운동 프로그램이 잘 설계되었기 때문이다. 작가 겸 피트니스 트레이너인 브라이언 맥켄지는 높은 수준의 성과를 올리는 피트니스의 핵심은 유산소운동과 무산소운동을 효과적으로 결합하는 것이라고 주장한다. The Maffetone Method, 56; Brian MacKenzie with Glen Cordoza, 『Power Speed Endurance: A SkillBased Approach to Endurance Training』 (Las Vegas: Victory Belt, 2012), Kindle locations 462-70; Alexandra Patillo, "You're Probably Doing Cardio All Wrong: 2 Experts Reveal How to Train Smarter,"《Inverse》(Aug. 7, 2019), https://www.inverse.com/article/58370-truth-about-cardio?refresh=39.

13. 심장병 같은 의학적 병증이 있는 사람들은 마피톤 방정식에서 10을 더 빼야 한다. 그리고 천식이나 알레르기가 있거나 이전에 운동을 하지 않았다면 5를 더 빼야 한다. 2년 이상 훈련한 운동선수라면 5를 더한다. 내 나이 또래의 남자에게는 최대 한계치의 약 80퍼센트까지 운동 효과가 있다. 무산소 상태는 보통 그 80퍼센트로, 이 수준은 완전한 문장을 말하는 것이 어려운 정도의 단계다. "Know Your Target Heart Rates for Exercise, Losing Weight and Health," Heart.org; Wendy Bumgardner, "How to Reach the Anaerobic Zone during Exercise," VeryWellFit (Aug. 30, 2019), https://www.verywellfit.com/anaerobic-zone-3436576.

14. 2,000년 전 중국 의사 화타華佗는 환자에게 적당한 운동만 처방하면서 "몸은 운동

이 필요하며, 다만 탈진할 정도로 하면 안 된다"고 경고한 바 있다. 마피톤이 알아

낸 가장 효율적인 운동 상태는 최대 한계치의 약 60퍼센트 이하였다. 50년간 신체

활동과 만성질환의 연관성을 연구해 온 연구 재단인 쿠퍼연구소는 50퍼센트 수준

의 운동을 하면 유산소운동 효과가 크고, 혈압을 개선하고, 각종 질병 예방 등의 효

과가 크다는 사실을 밝혀냈다. 지난 수십 년간에 걸친 몇 가지 다른 연구들은 이것

이 사실임을 확증하고 있다. 한편 60퍼센트가 넘는 과도한 운동으로 무산소 범위

에 이르면 스트레스 상태를 유발하고, 코르티솔과 아드레날린이 증가하고, 산화 스

트레스 또한 유발하는 것으로 나타났다. Charles M. Tipton, "The History of 'Exer-

cise Is Medicine' in Ancient Civilizations," 《Advances in Physiology Education》

(June 2014): 109-17; Helen Thompson, "Walk, Don't Run," 《Texas Monthly》

(June 1995), https://www.texasmonthly.com/articles/walk-dont-run; Douillard,

『Body, Mind, and Sport』 205; Chris E. Cooper et al., "Exercise, Free Radicals and

Oxidative Stress," 《Biochemical Society Transactions》 30, part 2 (May 2002): 280-

85.

15. Peter A. Shapiro, "Effects of Nasal Obstruction on Facial Development," 《Journal

of Allergy and Clinical Immunology》 81, no. 5, part 2 (May 1988): 968; Egil P.

Harvold et al., "Primate Experiments on Oral Sensation and Dental Malocclu-

sions," 《American Journal of Orthodontics & Dentofacial Orthopedics》 63, no. 5

(May 1973): 494-508; Egil P. Harvold et al., "Primate Experiments on Oral Respi-

ration," 《American Journal of Orthodontics》 79, no. 4 (Apr. 1981): 359-72; Britta

S. Tomer and E. P. Harvold, "Primate Experiments on Mandibular Growth Direc-

tion," 《American Journal of Orthodontics》 82, no. 2 (Aug. 1982): 114-19; Michael

L. Gelb, "Airway Centric TMJ Philosophy," 《Journal of the California Dental

Association》 42, no. 8 (Aug. 2014): 551-62; Karin Vargervik et al., "Morphologic

Response to Changes in Neuromuscular Patterns Experimentally Induced by Al-

tered Modes of Respiration," 《American Journal of Orthodontics》 85, no. 2 (Feb.

1984): 115-24.

16. Yu-Shu Huang and Christian Guilleminault, "Pediatric Obstructive Sleep Ap-

nea and the Critical Role of Oral-Facial Growth: Evidences," 《Frontiers in Neurology》 3, no. 184 (2012), https://www.frontiersin.org/articles/10.3389/fneur.2012.00184/full; Anderson Capistrano et al., "Facial Morphology and Obstructive Sleep Apnea," 《Dental Press Journal of Orthodontics》 20, no. 6 (Nov.-Dec. 2015): 60-67.

17. 더 괜찮은 연구가 몇 가지 있다. Cristina Grippaudo et al., "Association between Oral Habits, Mouth Breathing and Malocclusion," 《Acta Otorhinolaryngologica Italica》 36, no. 5 (Oct. 2016): 386-94; Yosh Jefferson, "Mouth Breathing: Adverse Effects on Facial Growth, Health, Academics, and Behavior," 《General Dentistry》 58, no. 1 (Jan.-Feb. 2010): 18-25; Doron Harari et al., "The Effect of Mouth Breathing versus Nasal Breathing on Dentofacial and Craniofacial Development in Orthodontic Patients," 《Laryngoscope》 120, no. 10 (Oct. 2010): 2089-93; Valdenice Aparecida de Menezes, "Prevalence and Factors Related to Mouth Breathing in School Children at the Santo Amaro Project—Recife, 2005," 《Brazilian Journal of Otorhinolaryngology》 72, no. 3 (May-June 2006): 394-98.

18. Patrick McKeown and Martha Macaluso, "Mouth Breathing: Physical, Mental and Emotional Consequences," Central Jersey Dental Sleep Medicine (Mar. 9, 2017), https://sleep-apnea-dentist-nj.info/mouth-breathing-physical-mental-and-emotional-consequences/.

19. W. T. McNicholas, "The Nose and OSA: Variable Nasal Obstruction May Be More Important in Pathophysiology Than Fixed Obstruction," 《European Respiratory Journal》 32 (2008): 5, https://erj.ersjournals.com/content/32/1/3; C. R. Canova et al., "Increased Prevalence of Perennial Allergic Rhinitis in Patients with Obstructive Sleep Apnea," 《Respiration》 71 (Mar.-Apr. 2004): 138-43; Carlos Torre and Christian Guilleminault, "Establishment of Nasal Breathing Should Be the Ultimate Goal to Secure Adequate Craniofacial and Airway Development in Children," 《Jornal de Pediatria》 94, no. 2 (Mar.-Apr. 2018): 101-3.

20. 수면무호흡증과 코골이는 흔히 동반된다. 코를 골수록 기도가 손상되고 수면무호흡

증에 걸리기 쉽다. Farhan Shah et al., "Desmin and Dystrophin Abnormalities in Upper Airway Muscles of Snorers and Patients with Sleep Apnea," 《Respiratory Research》20, no. 1 (Dec. 2019): 31.

21. Levinus Lemnius, 『The Secret Miracles of Nature: In Four Books』 (London, 1658): 132-33, https://archive.org/details/b30326084/page/n7; Melissa Grafe, "Secret Miracles of Nature," Yale University, Harvey Cushing/John Hay Whitney Medical Library: (Dec. 12, 2013), https://library.medicine.yale.edu/content/secret-mira cles-nature.

22. Sophie Svensson et al., "Increased Net Water Loss by Oral Compared to Nasal Expiration in Healthy Subjects," 《Rhinology》44, no. 1 (Mar. 2006): 74-77.

23. Mark Burhenne, 『The 8 Hour Sleep Paradox: How We Are Sleeping Our Way to Fatigue, Disease and Unhappiness』 (Sunnyvale, CA: Ask the Dentist, 2015): 45.

24. Andrew Bennett Hellman, "Why the Body Isn't Thirsty at Night," 《Nature News》 (Feb. 28, 2010), https://www.nature.com/news/2010/100228/full/news.2010.95. html.

25. 2001년 피츠버그대학 연구진이 수백 명을 대상으로 조사한 결과, 불면증 환자의 절반이 수면무호흡증을 앓고 있는 것으로 나타났다. 그 후 연구진은 수면무호흡증이 있는 사람들을 조사했는데, 절반이 불면증을 지니고 있다는 사실을 발견했다. 수년 후 1,200명의 만성 불면증 환자를 대상으로 진행한 메이요클리닉 연구 발표에 따르면, 항우울제를 비롯해 수면을 돕기 위한 온갖 약물을 처방받은 환자 900명 모두가 "약물요법 실패"를 나타냈다. 처방 약을 계속 복용 중인 700명 이상의 환자는 특히 가장 심각한 불면증을 보였다. 이러한 약물들은 복용하는 환자에게 효과가 없을 뿐만 아니라, 수면의 질을 악화시킬 수 있다. 많은 사람들에게 불면증은 심리적인 문제가 아니라 호흡의 문제이기 때문이다. Barry Krakow et al., "Pharmacotherapeutic Failure in a Large Cohort of Patients with Insomnia Presenting to a Sleep Medicine Center and Laboratory: Subjective Pretest Predictions and Objective Diagnoses," 《Mayo Clinic Proceedings》89, no. 12 (Dec. 2014): 1608-20; "Pharmacotherapy Failure in Chronic Insomnia Patients," 《Mayo Clinic Proceedings》,

〈YouTube〉, https://youtube.com/watch?v=vdm1kTFJCK4.

26. Thomas M. Heffron, "Insomnia Awareness Day Facts and Stats," 〈Sleep Education〉 (Mar. 10, 2014), http://sleepeducation.org/news/2014/03/10/insomnia-awareness-day-facts-and-stats.

27. 특정 판단 점수에 너무 집중하는 것은 코골이와 수면무호흡의 더 큰 문제를 흐리게 만든다고 기유미노는 주장했다. 수면 중 호흡에 지장이 생기면, 그것이 무호흡이든, 코골이든, 심한 호흡이든, 심지어 목의 약간의 수축이든 간에 신체에 심각한 손상을 입을 수 있다. Christian Guilleminault and Ji Hyun Lee, "Does Benign 'Primary Snoring' Ever Exist in Children?," 《Chest Journal》 126, no. 5 (Nov. 2004): 1396-98; Guilleminault et al., "Pediatric Obstructive Sleep Apnea Syndrome," 《Archives of Pediatrics and Adolescent Medicine》 159, no. 8 (Aug. 2005): 775-85.

28. Noriko Tsubamoto-Sano et al., "Influences of Mouth Breathing on Memory and Learning Ability in Growing Rats," 《Journal of Oral Science》 61, no. 1 (2019): 119-24; Masahiro Sano et al., "Increased Oxygen Load in the Prefrontal Cortex from Mouth Breathing: A VectorBased Near-Infrared Spectroscopy Study," 《Neuroreport》 24, no. 17 (Dec. 2013): 935-40; Malia Wollan, "How to Be a Nose Breather," 《The New York Times Magazine》 (Apr. 23, 2019).

29. 『The Primordial Breath: An Ancient Chinese Way of Prolonging Life through Breath Control』, vol. 2, trans. Jane Huang and Michael Wurmbrand (Original Books, 1990): 31.

30. 옮긴이: 그의 작품 중 〈파리 시청 앞 광장에서의 키스〉가 가장 유명하다.

31. 맞물림 장애(부정교합)에 대한 통계는 다양하다. 소아 치과 의사인 케빈 보이드와 내과 전문의 겸 수면 전문의인 다리우스 로그마니는 이렇게 지적했다. "6~11세 어린이의 75퍼센트, 12~17세 청소년의 89퍼센트가 어느 정도 맞물림 장애가 있다." 게다가 성인의 약 65퍼센트가 어느 정도 맞물림 장애가 있다. 이들 인구에는 이미 교정 치료를 받은 성인들이 포함된다. 이런 점을 감안하면 실제 치료를 받지 못한 성인의 수는 90퍼센트에 가까울 것이다. 내가 찾은 다른 추정치들에는 어린이의 수치를 더 높게 잡고 있다. 맞물림 장애에 대한 몇 가지 슬라이드 프레젠테이션(참고

자료 포함) 및 심층 인터뷰는 다음과 같다: Kevin L. Boyd and Darius Loghmanee, "Inattention, Hyperactivity, Snoring and Restless Sleep: My Child's Dentist Can Help?!," presentation at 3rd Annual Autism, Behavior, and Complex Medical Needs Conference; Kevin Boyd interview by Shirley Gutkowski, Cross Link Radio, 2017; "Malocclusion," Boston Children's Hospital, http://www.childrenshos pital.org/conditions-and-treatments/conditions/m/malocclusion.

32. "Snoring," Columbia University Department of Neurology, http://www.columbi aneurology.org/neurology/staywell/document.php?id=42066.

33. "Rising Prevalence of Sleep Apnea in U.S. Threatens Public Health," press release, 《American Academy of Sleep Medicine》 (Sept. 29, 2014).

34. Steven Y. Park, MD, 『Sleep, Interrupted: A Physician Reveals the #1 Reason Why So Many of Us Are Sick and Tired』 (New York: Jodev Press, 2008): 26.

35. 수십 년 동안의 세계 인구 추정치이다. https://tinyurl.com/rrhvcjh.

36. 여러 연구 결과, 인간도 비슷하게 회복할 수 있다는 것이 입증되었다. 1990년대에 캐나다 연구원들은 만성적으로 커진 아데노이드adenoid(옮긴이: 코에서 목구멍으로 이어지는 부위의 점막 속에 발달한 인두편도라는 면역 기관으로, 감염과 싸우는 분비샘)로 고통받는 어린이 38명의 얼굴과 입 치수를 측정했다. 부어오른 이 분비샘 때문에 아이들이 코로 숨을 쉬는 것이 거의 불가능해 모두가 입 호흡을 했고, 모두가 턱이 길어지고, 얼굴이 갸름해졌다. 외과 의사들은 아이들 절반의 아데노이드를 제거하고 얼굴 치수를 관찰했다. 서서히, 그리고 확실하게 그들의 얼굴이 다시 자연스런 모습으로 돌아왔다. 턱은 앞으로 이동했고, 위턱뼈가 밖으로 발달했다. Donald C. Woodside et al., "Mandibular and Maxillary Growth after Changed Mode of Breathing," 《American Journal of Orthodontics and Dentofacial Orthopedics》 100, no. 1 (July 1991): 1-18; Shapiro, "Effects of Nasal Obstruction on Facial Development," 967-68.

1. Interview with Dolores Malaspina, MD, professor of clinical psychiatry at Columbia University in New York; Nancie George, "10 Incredible Facts about Your Sense of Smell," EveryDay Health, https://www.everydayhealth.com/news/incredible-facts-about-your-sense-smell/.

2. Artin Arshamian et al., "Respiration Modulates Olfactory Memory Consolidation in Humans," 《Journal of Neuroscience》 38, no. 48 (Nov. 2018): 10286-94; Christina Zelano et al., "Nasal Respiration Entrains Human Limbic Oscillations and Modulates Cognitive Function," 《Journal of Neuroscience》 36, no. 49 (Dec. 2016): 12448-67.

3. A. B. Ozturk et al., "Does Nasal Hair (Vibrissae) Density Affect the Risk of Developing Asthma in Patients with Seasonal Rhinitis?," 《International Archives of Allergy and Immunology》 156, no. 1 (Mar. 2011): 75-80.

4. Ananda Balayogi Bhavanani, "A Study of the Pattern of Nasal Dominance with Reference to Different Phases of the Lunar Cycle," 《Yoga Life》 35 (June 2004): 19-24.

5. 때로는 "얼트레이디언 리듬ultradian rhythm"(옮긴이: 24시간 이하의 주기를 갖는 생체 리듬)이라고 부르기도 하는데, 이는 일주기 리듬circadian rhythm의 기간보다 짧은 주기를 가리킨다.

6. A comprehensive review of the nasal cycle can be found in Alfonso Luca Pendolino et al., "The Nasal Cycle: A Comprehensive Review," 《Rhinology Online》 1 (June 2018): 67-76; R. Kayser, "Die exacte Messung der Luftdurchgängigkeit der Nase," 《Archives of Laryngology》 3 (1895): 101-20.

7. 이것은 추정치다. 일부 연구에서는 코 주기가 30분~150분 사이에서 변동하는 것으로 나타났고, 다른 연구들에서는 코 주기가 4시간까지 지속될 수 있는 것으로 나타났다. Roni Kahana-Zweig et al., "Measuring and Characterizing the Human Nasal Cycle," 《PloS One》 11, no. 10 (Oct. 2016): e0162918; Rauf Tahamiler et al.,

"Detection of the Nasal Cycle in Daily Activity by Remote Evaluation of Nasal Sound," 《Archives of Otolaryngology-Head and Neck Surgery》 129, no. 9 (Feb. 2009): 137-42.

8. "Sneezing 'Can Be Sign of Arousal,'" BBC News (Dec. 19, 2008), http://news.bbc. co.uk/2/hi/health/7792102.stm; Andrea Mazzatenta et al., "Swelling of Erectile Nasal Tissue Induced by Human Sexual Pheromone," 《Advances in Experimental Medicine and Biology》 885 (2016): 25-30.

9. Kahana-Zweig et al., "Measuring"; Marc Oliver Scheithauer, "Surgery of the Turbinates and 'Empty Nose' Syndrome," 《GMS Current Topics in Otorhinolaryngology-Head and Neck Surgery》 9 (2010): Doc3.

10. 나아가, 코 주기는 깊은 수면의 지속 시간과 관련이 있는 것으로 보인다. A. T. Atanasov and P. D. Dimov, "Nasal and Sleep Cycle—Possible Synchronization during Night Sleep," 《Medical Hypotheses》 61, no. 2 (Aug. 2003): 275-77; Akihira Kimura et al., "Phase of Nasal Cycle During Sleep Tends to Be Associated with Sleep Stage," 《The Laryngoscope》 123, no. 6 (Aug. 2013): 1050-55.

11. Pendolino et al., "The Nasal Cycle."

12. 일부 문화에서는 콧물이 흐르는 것을 질병의 전조라고 여겼다. 8시간 이상 콧구멍을 틀어막았다면 심각한 병이 임박했음을 의미했다. 하루 이상 코가 막혀 있으면 사망을 예상했다. 그런데 왜일까? Ronald Eccles, "A Role for the Nasal Cycle in Respiratory Defense," 《European Respiratory Journal》 9, no. 2 (Feb. 1996): 371-76; Eccles et al., "Changes in the Amplitude of the Nasal Cycle Associated with Symptoms of Acute Upper Respiratory Tract Infection," 《Acta Otolaryngologica》 116, no. 1 (Jan. 1996): 77-81.

13. Kahana-Zweig et al.; Shirley Telles et al., "Alternate-Nostril Yoga Breathing Reduced Blood Pressure While Increasing Performance in a Vigilance Test," 《Medical Science Monitor Basic Research》 23 (Dec. 2017): 392-98; Karamjit Singh et al., "Effect of Uninostril Yoga Breathing on Brain Hemodynamics: A Functional Near-Infrared Spectroscopy Study," 《International Journal of Yoga》 9, no. 1 (June

2016): 12-19; Gopal Krushna Pal et al., "Slow Yogic Breathing Through Right and Left Nostril Influences Sympathovagal Balance, Heart Rate Variability, and Cardiovascular Risks in Young Adults," 《North American Journal of Medical Sciences》6, no. 3 (Mar. 2014): 145-51.

14. P. Raghuraj and Shirley Telles, "Immediate Effect of Specific Nostril Manipulating Yoga Breathing Practices on Autonomic and Respiratory Variables," 《Applied Psychophysiology and Biofeedback》33, no. 2 (June 2008): 65-75; S. Kalaivani, M. J. Kumari, and G. K. Pal, "Effect of Alternate Nostril Breathing Exercise on Blood Pressure, Heart Rate, and Rate Pressure Product among Patients with Hypertension in JIPMER, Puducherry," 《Journal of Education and Health Promotion》8, no. 145 (July 2019).

15. 신경해부학자 질 볼트 테일러Jill Bolte Taylor는 2008년 TED 강연 "나의 통찰력My Stroke of Insight"에서 우뇌와 좌뇌의 기능에 대한 놀라운 입문 강연을 했는데, 2,600만 회 이상 조회되었다. https://www.ted.com/talks/jill_bolte_taylor_s_powerful_stroke_of_insight?language=en.

16. (옮긴이: 유의미하게significantly는 연구 결과나 어떤 상태가 "주목할 가치가 있을 만큼" 충분히 크고 중요할 때 쓰는 말이다.) David Shannahoff-Khalsa and Shahrokh Golshan, "Nasal Cycle Dominance and Hallucinations in an Adult Schizophrenic Female," 《Psychiatry Research》226, no. 1 (Mar. 2015): 289-94.

17. 여러 연구소와《the International Journal of Neuroscience》, 《Frontiers in Neural Circuits》, 《Journal of Laryngology and Otology》 등에서 수행한 연구에 따르면, 오른쪽 콧구멍과 왼쪽 콧구멍 사이, 그리고 특정 생물학적 기능과 정신적 기능 사이에 명확한 연관성이 있음이 입증되었다. 다음에서 수십 가지의 연구 결과를 더 검색해 볼 수 있다. https://www.ncbi.nlm.nih.gov/pubmed/?term=alternate+nostril+breathing.

18. 요기들은 식사를 마치면 주로 오른쪽 콧구멍으로 숨을 쉴 수 있도록 왼쪽으로 눕는다. 그들은 오른쪽 호흡을 통한 혈류와 체온 증가가 소화에 도움이 된다고 믿는다. 몇 년 전, 필라델피아의 제퍼슨의과대학 연구원들은 20명의 건강한 실험 대상자들

에게 각기 다른 날에 고지방 식사를 하게 하고, 오른쪽이나 왼쪽으로 눕도록 함으로써 이 주장을 실험했다. 왼쪽으로 눕게 한 사람들(주로 오른쪽 콧구멍을 통해 숨을 쉰 사람들)은 반대쪽 실험 대상자들보다 속 쓰림과 목구멍 산도가 훨씬 적은 것으로 측정되었다. 반복된 연구 결과 항상 동일한 결과를 보였다. 오른쪽 콧구멍 호흡으로 유발된 잉여 체내 열기는 소화의 속도와 효율에 영향을 미쳤을 가능성이 높지만, 중력도 확실히 도움이 되었다. 신체가 왼쪽으로 눕혀지면 위와 췌장이 더 자연스럽게 배 위쪽에 매달려 음식이 대장을 통해 더 쉽게 움직일 수 있게 된다. 한마디로, 기분이 좋아지고 소화에 더 효율적이다. L. C. Katz et al., "Body Position Affects Recumbent Postprandial Reflux," 《Journal of Clinical Gastroenterology》 18, no. 4 (June 1994): 280-83; Anahad O'Connor, "The Claim: Lying on Your Left Side Eases Heartburn," 《The New York Times》 (Oct. 25, 2010); R. M. Khoury et al., "Influence of Spontaneous Sleep Positions on Nighttime Recumbent Reflux in Patients with Gastroesophageal Reflux Disease," 《American Journal of Gastroenterology》 94, no. 8 (Aug. 1999): 2069-73.

19. 옮긴이: 미국은 2017년 고혈압 1기 판단 기준을 140/90(수축기/이완기)에서 130/80으로 바꿨다. 이는 한국이나 유럽에 비해 10 낮은 수치로, 고혈압을 적극적으로 관리하겠다는 정책적 판단에 따른 것이다.

20. 성인 남성의 코안과 4쌍의 코곁굴은 약 6.43세제곱인치(105세제곱센티미터)이고, 여성은 1세제곱인치(16세제곱센티미터) 적다. Inge Elly Kiemle Trindade, "Volumes Nasais de Adultos Aferidos por Rinometria Acústica," 《Revista Brasileira de Otorrinolaringologia》 73, no. 1 (Jan./Feb. 2007).

21. 전 세계 해변의 총 모래알 수는 2.5~10해(10해는 10의 21제곱) 개로 추정된다. 그런데 한 번 들이마신 공기에는 약 25해 개의 분자가 들어 있다. Fraser Cain, "Are There More Grains of Sand Than Stars?," Universe Today (Nov. 25, 2013), https://www.universetoday.com/106725/are-there-more-grains-of-sand-than-stars/.

22. 옮긴이: 인체 해부도로는 선반에 가깝게 보인다. 귓바퀴를 영어로 concha라고 한다.

23. 또한 구리와 카드뮴을 이용한다. A. Z. Aris, F. A. Ismail, H. Y. Ng, and S. M. Praveena, "An Experimental and Modelling Study of Selected Heavy Metals Removal

from Aqueous Solution Using Scylla serrata as Biosorbent," 《Pertanika Journal of Science and Technology》 22, no. 2 (Jan. 2014): 553-66.

24. "Mucus: The First Line of Defense," ScienceDaily (Nov. 6, 2015); Sara G. Miller, "Where Does All My Snot Come From?," Live Science (May 13, 2016), https://www.livescience.com/54745-why-do-i-have-so-much-snot.html; B. M.Yergin et al., "A Roentgenographic Method for Measuring Nasal Mucous Velocity," 《Journal of Applied Physiology: Respiratory, Environmental and Exercise Physiology》 44, no. 6 (June 1978): 964-68.

25. Maria Carolina Romanelli et al., "Nasal Ciliary Motility: A New Tool in Estimating the Time of Death," 《International Journal of Legal Medicine》 126, no. 3 (May 2012): 427-33; Fuad M. Baroody, "How Nasal Function Influences the Eyes, Ears, Sinuses, and Lungs," 《Proceedings of the American Thoracic Society》 8, no. 1 (Mar. 2011): 53-61; Irina Ozerskaya et al., "Ciliary Motility of Nasal Epithelium in Children with Asthma and Allergic Rhinitis," 《European Respiratory Journal》 50, suppl. 61 (2017).

26. 더울수록 섬모의 움직임이 빨라진다. J. Yager et al., "Measurement of Frequency of Ciliary Beats of Human Respiratory Epithelium," 《Chest》 73, no. 5 (May 1978): 627-33; James Gray, "The Mechanism of Ciliary Movement. VI. Photographic and Stroboscopic Analysis of Ciliary Movement," 《Proceedings of the Royal Society B: Biological Sciences》 107, no. 751 (Dec. 1930): 313-32.

27. 울면 눈물이 콧속으로 내려오고, 이 눈물이 코 점액과 섞여 점액이 묽어진다. 섬모는 더 이상 점액을 잡고 있을 수 없어서, 중력 때문에 콧물이 흘러내리기 시작한다. 점액이 진하면 콧물이 더 심해진다. 과도한 유제품, 알레르기, 녹말 식품 등이 점액 중량과 밀도를 증가시킨다. 섬모는 움직임이 둔해지고 결국 완전히 압도되어 움직임이 멈추게 된다. 그러면 코가 막힌다. 코가 오래 막힐수록 미생물이 많아져 코감염(코곁굴염)이나 일반 감기에 걸리게 된다. Olga V. Plotnikova et al., "Primary Cilia and the Cell Cycle," Methods in Cell Biology 94 (2009): 137-60; Achim G. Beule, "Physiology and Pathophysiology of Respiratory Mucosa of the Nose and

the Paranasal Sinuses," 《GMS Current Topics in Otorhinolaryngology-Head and Neck Surgery》 9 (2010): Doc07.

28. Scheithauer, "Surgery of the Turbinates," 18; Swami Rama, Rudolph Ballentine, and Alan Hymes, 『Science of Breath: A Practical Guide』 (Honesdale, PA: Himalayan Institute Press, 1979, 1998): 45.

29. Bryan Gandevia, "The Breath of Life: An Essay on the Earliest History of Respiration: Part I," 《Australian Journal of Physiotherapy》 16, no. 1 (Mar. 1970): 5-11, https://www.sciencedirect.com/science/article/pii/S0004951414610850; Gandevia, "The Breath of Life: An Essay on the Earliest History of Respiration: Part II," 《Australian Journal of Physiotherapy》 16, no. 2 (June 1970): 57-69, https://www.sciencedirect.com/science/article/pii/S0004951414610898?via30hub.

30. 옮긴이: 본문 내용은 '공동 번역' 번역이다. '개역 개정' 번역은 다음과 같다. "여호와 하나님이 땅의 흙으로 사람을 지으시고 생기를 그 코에 불어넣으시니 사람이 생령이 되니라."

31. 조지 캐틀린에 대한 기술은 다음의 책에서 따온 것이다. George Catlin, 『North American Indians』, ed. Peter Matthiessen』 (New York: Penguin, 2004); Catlin, 『The Breath of Life』, 4th ed., retitled 『Shut Your Mouth and Save Your Life』 (London: N. Truebner, 1870). 부테이코의 웹사이트에 들어가면 위 판본을 무료로 읽거나 내려 받을 수 있다. https://buteykoclinic.com/wp-content/uploads/2019/04/Shut-your-mouth-Catlin.pdf

32. Catlin, 『Letters and Notes on the Manners, Customs, and Condition of the North American Indians』 (New York: Wiley and Putnam, 1841), vol. 1: 206.

33. Peter Matthiessen, introduction to Catlin, 『North American Indians』, vi.

34. 훗날 인류학자 리처드 스테켈Richard Steckel은 1800년대 후반의 대평원 부족들이 당시 지구상에서 가장 키가 큰 민족이었다고 주장하면서 캐틀린의 묘사를 확인했다. Devon Abbot Mihesuah, 『Recovering Our Ancestors' Gardens』 (Lincoln: University of Nebraska Press, 2005): 47.

35. 『Shut Your Mouth』: 2, 18, 27, 41, 43, 51.

36. Reviewed in 『Littell's Living Age 72』(Jan.-Mar. 1862): 334-35.

37. 1900년대까지 캐틀린은 거의 잊힌 상태였다. 그의 멘토인 대평원 원주민은 거의 멸
    망했다. 즉 천연두에 의해 죽거나, 총에 맞거나, 강간당하거나, 노예가 되었다. 남은
    소수의 사람은 자주 알코올에 의존했다. 은발의 만단족, 어깨가 넓은 포니족, 온화한
    미나트리족, 모두가 사라졌다. 그리고 그들과 함께 호흡의 기술과 과학에 대한 그들
    의 지식도 사라졌다.

38. 캐틀린이 입 호흡을 치료한 지 수십 년이 지난 지금, 버지니아주 세일럼에 있는 마
    운트레지스요양원의 담당 의사는 버지니아 의학회 연례 회의에서 입 호흡이 결핵
    확산의 일차적 원인이라고 발표했다. E. E. 왓슨(Watson)은 이렇게 밝혔다. "의심할
    여지 없는 결핵성 후두증의 75퍼센트가 입 호흡에서 발생했다고 말하는 것은 과장
    이 아닐 것이다." 호흡기 질환은 무작위 모집단에 영향을 미치지 않았고, 유전자로
    인한 것도 아니었다. 왓슨이 말하고자 하는 것은, 본질적으로 일부 질병이 입 호흡
    선택의 결과라는 것이다. 그리고 건강이나 질병은 그의 환자들이 입으로 숨을 쉬는
    지 코로 숨을 쉬는지에 따라 상당 부분 결정되었다. E. E. Watson, "Mouth-Breath-
    ing," 《Virginia Medical Monthly》47, no. 9 (Dec. 1920): 407-8.

39. Mark Burhenne, 『The 8 Hour Sleep Paradox: How We Are Sleeping Our Way to
    Fatigue, Disease and Unhappiness』(Sunnyvale, CA: Ask the Dentist, 2015).

40. J. E. Choi et al., "Intraoral pH and Temperature during Sleep with and without
    Mouth Breathing," 《Journal of Oral Rehabilitation》43, no. 5 (Dec. 2015): 356-63;
    Shirley Gutkowski, "Mouth Breathing for Dummies," 《RDH Magazine》(Feb. 13,
    2015), https://www.rdhmag.com/patient-care/article/16405394/mouth-breath
    ing-for-dummies.

41. "Breathing through the Mouth a Cause of Decay of the Teeth," 《American Jour-
    nal of Dental Science》24, no. 3 (July 1890): 142-43, https://www.ncbi.nlm.nih.
    gov/pmc/articles/PMC6063589/?page=1.

42. M. F. Fitzpatrick et al., "Effect of Nasal or Oral Breathing Route on Upper Airway
    Resistance During Sleep," 《European Respiratory Journal》22, no. 5 (Nov. 2003):
    827-32.

43. 많은 연구자들이 산화질소가 산소와 이산화탄소만큼 신체에 필수적이라고 확신한
다. Catharine Paddock, "Study Shows Blood Cells Need NitricOxide to Deliver
Oxygen," Medical News Today (Apr. 13, 2015), https://www.medicalnewstoday.
com/articles/292292.php; J. Lundberg and E. Weitzberg, "Nasal Nitric Oxide in
Man,"《Thorax》54, no. 10 (Oct. 1999): 947-52.

44. J. Lundberg, "Nasal and Oral Contribution to Inhaled and Exhaled Nitric Oxide:
A Study in Tracheostomized Patients,"《European Respiratory Journal》19, no. 5
(2002): 859-64; Mark Burhenne, "Mouth Taping: End Mouth Breathing for Better
Sleep and a Healthier Mouth," 〈Ask the Dentist〉(이 사이트에 몇몇 연구 자료가 올라
와 있다), https://askthedentist.com/mouth-tape-better-sleep/. 또한 코 호흡을 통
한 공기의 저항이 증가하면 폐의 진공 상태가 증가하며, 입보다 20퍼센트 더 많은
산소를 흡입할 수 있도록 돕는다. Caroline Williams, "How to Breathe Your Way
to Better Memory and Sleep,"《New Scientist》(Jan. 8, 2020).

45. 수면 테이프를 나쁘게 보는 이들도 있다. 2019년 7월《가디언》기사에 이런 주장
이 실렸다. "구토하기 시작하면 질식할 가능성이 높기 때문에 수면 테이핑은 위험
하다." 버헤너과 키어니는 이런 주장이 우스꽝스러운 소리라고 일축했다. 근거가
없고, 충분한 연구를 토대로 한 것이 아니기 때문이다. "Buteyko: The Dangerous
Truth about the New Celebrity Breathing Sensation,"《The Guardian》, https://
www.theguardian.com/lifeandstyle/shortcuts/2019/jul/15/buteyko-the-danger
ous-truth-about-the-new-celebrity-breathing-sensation.

제4장

1. Publisher's introduction to Peter Kelder, 『Ancient Secret of the Fountain of
Youth』, Book 2 (New York: Doubleday, 1998): xvi.

2. 내가 시작한 폐 확장 스트레칭은 위키피디아에 나오는 "티베트의 다섯 가지 의식Five
Tibetan Rites"이다. 심장 전문의 조엘 칸Joel Kahn은 고대 티베트인들이 그랬던 것처럼
21회에 걸쳐 각각의 의식을 행할 것을 제안한다. 초보자는 하루 10분 정도 모든 동

작을 하는 것이 좋다.

3. 반세기 후, 켈더의 책은 『고대 비밀의 젊음의 샘Ancient Secret of the Fountain of Youth』으로 재발간되었다. 이 책은 200만 부 이상이 팔리면서 세계적인 센세이션을 일으켰다. '티베트의 다섯 가지 의식' 실천에 따른 심폐기능 효과에 대한 리뷰는 다음 기사에서 확인할 수 있다. Dr. Joel Kahn, "A Cardiologist's Favorite Yoga Sequence for Boosting Heart Health," MindBodyGreen (Sept. 10, 2019).

4. W. B. Kannel et al., "Vital Capacity as a Predictor of Cardiovascular Disease: The Framingham Study," 《American Heart Journal》 105, no. 2 (Feb. 1983): 311-15; William B. Kannel and Helen Hubert, "Vital Capacity as a Biomarker of Aging," in 『Biological Markers of Aging』, ed. Mitchell E. Reff and Edward L. Schneider, NIH Publication no.82-2221, Apr. 1982, 145-60.

5. 버펄로대학 후속 연구를 이끈 홀가 슈네만Holgar Shunemann은 이렇게 보고했다. "최하 5분위에 속하는 환자들만이 아니라, 폐 기능이 다소 손상된 참가자도 사망 위험이 증가했다는 것은 주목할 만한 매우 중요한 사실이다. 이는 심각하게 폐 기능이 손상된 환자들 중 소수만 위험이 증가하는 게 아니라는 것을 시사한다." Lois Baker, "Lung Function May Predict Long Life or Early Death," University at Buffalo News Center (Sept. 12, 2000), http://www.buffalo.edu/news/releases/2000/09/4857.html.

6. 폐활량 측정은 폐 이식을 받은 사람들에게까지 확장되었다. 존스홉킨스대학 연구진이 2013년 폐 이식을 받은 수천 명의 환자를 비교한 결과, 폐활량이 큰 환자들은 수술 1년 후 생존 확률이 30퍼센트 높은 것으로 나타났다. "For lung transplant, researchers surprised to learn bigger appears to be better," ScienceDaily (Aug. 1, 2013), https://www.sciencedaily.com/releases/2013/08/130801095507.htm; Michael Eberlein et al., "Lung Size Mismatch and Survival After Single and Bilateral Lung Transplantation," 《Annals of Thoracic Surgery》 96, no. 2 (Aug. 2013): 457-63.

7. Brian Palmer, "How Long Can You Hold Your Breath?," 《Slate》 (Nov. 18, 2013), https://slate.com/technology/2013/11/nicholas-mevoli-freediving-death-

what-happens-to-people-who-practice-holding-their-breath.html; "Natural
Lung Function Decline vs. Lung Function Decline with COPD," 〈Exhale〉(Apr.
27, 2016), https://lunginstitute.com/blog/natural-lung-function-decline-vs-
lung-function-decline-with-copd/.

8. 나는 지난 몇 년 동안 여러 음악가들이 관악기를 연주하면 폐활량이 증가하는가
에 관한 질문을 받았다. 일부 연구 결과는 상충되지만, 관악기는 유의미한 방법으
로 폐활량을 증가시키지 않는다는 것이 공통된 의견이다. 게다가 폐 안에 지속적으
로 가압된 공기가 만성적인 상기도 증상과 폐암의 위험을 증가시키는 것으로 보인
다. Evangelos Bouros et al., "Respiratory Function in Wind Instrument Players,"
《Mater Sociomedica》30, no. 3 (Oct. 2018): 204-8; E. Zuskin et al., "Respiratory
Function in Wind Instrument Players," 《La Medicina del Lavoro》(Mar. 2009);
100(2); 133-141; A. Ruano-Ravina et al., "Musicians Playing Wind Instruments
and Risk of Lung Cancer: Is There an Association?," 《Occupational and Envi-
ronmental Medicine》60, no. 2 (Feb. 2003); "How to Increase Lung Capacity in 5
Easy Steps," 《Exhale》(July 27, 2016).

9. 슈로트와 그녀의 연구에 대한 기술은 다음 자료에서 발췌 인용했다. Hans-Rudolf
Weiss, "The Method of Katharina Schroth—History, Principles and Current De-
velopment," 《Scoliosis and Spinal Disorders》6, no. 1 (Aug. 2011): 17.

10. 옮긴이: 존스홉킨스대학에서도 척추측만증 치료에 슈로트 운동법을 채택하고 있다.
관련 사이트에 이런 말이 나온다. "호흡은 슈로트 운동법의 중요 부분이다" 저자 웹
사이트의 참고 문헌 중 "Katharina Schroth" 항목을 보면 슈로트의 척추측만증 치
료 전후 사진이 나온다. 존스홉킨스대학에서 쓰고 있는 슈로트 운동법에 대한 안내
문은 다음을 참고. https://www.hopkinsmedicine.org/health/conditions-and-dis
eases/scoliosis/schroth-method-for-scoliosis.

11. 칼 스토와 그의 방법에 관한 설명, 인용문, 그리고 그의 방법들에 관한 기타 정보는
1970년의 그의 자서전에서 따온 것이다. 『Dr. Breath: The Story of Breathing Coor-
dination』 (New York:William Morrow, 1970): 17, 19, 38, 42, 66, 71, 83, 86, 93, 101,
111, 117, 113, 156, 173; 짧은 약력은 다음 링크 참조. "Carl Stough", www.breath

ingcoordination.ch/en/method/carl-stough; 로런스 카소Laurence A. Caso가 프로듀

싱한 다큐멘터리도 있다: 〈Breathing: The Source of Life〉, Stough Institute, (1997).

12. 이것은 스토가 조현병 환자와 행동장애를 지닌 사람들에게서 보았던 것과 같은 "가
    슴" 호흡의 결과였다. 그들은 모두 똑같이 가슴과 가슴우리가 좁았고, 다급하게 호
    흡을 할 수 있을 뿐 자유롭게 가슴우리를 움직일 수도, 달리 숨을 쉴 수도 없었다. 그
    결과 이산화탄소가 많은 "오래 묵은" 공기가 그들의 폐 속에 정체되어 "죽은 공간"
    을 만들게 되었다.

13. 매번 숨을 내쉴 때마다 우리는 약 3,500개의 화합물을 배출한다. 이 중 상당수는 수
    증기, 이산화탄소 같은 기체이지만, 우리는 그 밖에도 살충제, 화학물질, 엔진 배기
    가스 같은 오염 물질도 내뿜는다. 우리가 날숨을 완전히 내쉬지 않을 때, 이 독소
    들은 폐에 들어앉아 염증과 감염 등의 문제를 일으킨다. Todor A. Popov, "Human
    Exhaled Breath Analysis," 《Annals of Allergy, Asthma & Immunology》 106, no.
    6 (June 2011): 451-56; Joachim D. Pleil, "Breath Biomarkers in Toxicology," 《Ar-
    chives of Toxicology》 90, no. 11 (Nov. 2016): 2669-82; Jamie Eske, "Natural Ways
    to Cleanse Your Lungs," Medical News Today (Feb. 18, 2019), https://www.medi
    calnewstoday.com/articles/324483.php.

14. "How Quickly Does a Blood Cell Circulate?," The Naked Scientists (Apr. 29,
    2012), https://www.thenakedscientists.com/articles/questions/how-quickly-
    does-blood-cell-circulate.

15. "How the Lungs Get the Job Done," American Lung Association (July 20, 2017),
    https://www.lung.org/blog/how-your-lungs-work.

16. 옮긴이: 횡격막이 수축하면서 아래로 내려가 흉곽이 커지면, 폐 내부의 압력이 대기
    압보다 작아져 외부 공기가 폐로 들어오게 된다. 또 이 음압이 증가하면 우심장으로
    의 정맥 환류를 증가시켜, 우심실이 확장되고 심실 내 격벽이 좌심실 방향으로 이동
    한다.

17. 옮긴이: 평균의 법칙대로 3.3초마다 호흡을 해서, 매 호흡마다 위로 아래로 2번 움직
    이는 것으로 계산된 수치다.

18. 흉부 펌프에 대한 스티븐 엘리엇Stephen Elliot의 이론과 관찰에 대한 개요는 다음 논문

에서 찾아볼 수 있다. Stephen Elliot, "Diaphragm Mediates Action of Autonomic and Enteric Nervous Systems," 《BMED Reports》 (Jan. 8, 2010), https://www.bme dreport.com/archives/8309; 다음도 참조. "Principles of Breathing Coordination" 웹사이트 Breathing Coordination에 요약되어 있다. http://www.breathingcoordi nation.com/Principles.html.

19. Caso, 〈Breathing: The Source of Life〉, 11:18

20. 그리고 천식의 위험은 결국 심혈관 건강에 영향을 미친다. "Adults Who Develop Asthma May Have Higher Risk ofHeart Disease, Stroke," 《American Heart Asso- ciation News》 (Aug. 24, 2016), https://newsarchive.heart.org/adults-who-deve lop-asthma-may-have-higher-risk-of-heart-disease-stroke; A. Chaouat et al., "Pulmonary Hypertension in COPD," 《European Respiratory Journal》 32, no. 5 (Nov. 2008): 1371-85.

21. 몸의 근육이 긴장하면 그 부위의 다른 근육들이 몸의 부하를 덜기 위해 개입한다. 왼쪽 발목에 무리가 가면 오른쪽 발목에 무게가 더 실리게 된다. 하지만 횡격막은 그런 선택권이 없다. 다른 어떤 근육도 횡격막이 하는 일을 하지 않는다. 어떤 대가 를 치르더라도 횡격막은 계속 고군분투할 뿐이다. 그러지 않으면 금방 공기가 떨어 져 죽기 때문이다. 시간이 지남에 따라, 인체는 폐에 공기가 들어가고 나오는 것을 돕기 위해 가슴의 "보조" 호흡 근육을 보상하고 참여시킬 수 있는 방법을 배우게 된 다. 이 가슴 중심의 호흡은 습관이 된다.

22. Caso, 〈Breathing: The Source of Life〉, 17:12

23. Bob Burns, 『The Track in the Forest: The Creation of a Legendary 1968 US Olympic Team』 (Chicago: Chicago Review Press, 2018); Richard Rothschild, "Focus Falls Again on '68 Olympic Track Team," 《Chicago Tribune》 (June 19, 1998).

24. 이 책을 쓰기 위해 연구하는 동안, 나는 콜로라도주 덴버에 있는 대표적인 호흡기 병원과 연구 센터인 국립유대의료센터 National Jewish Health의 호흡기내과 의사 J. 토드 올린 Tod Olin 박사를 찾아갔다. 올린은 지난 수년간 고강도 운동 중 성대와 주변 구조 가 기도를 방해하는 운동유발 후두폐쇄 exercise-induced laryngeal obstruction, EILO라는 질 환을 전문으로 담당해 왔다. 청소년 인구의 5~10퍼센트가 이 질환을 지니고 있으

며, 대부분 천식으로 오진해 치료에 성공하지 못했다. 올린이 상상력 부족으로 '올린의 운동유발 후두폐쇄 이상Biphasic, 二相 들숨 기법', 즉 Olin EILOBI라고 이름 지은 호흡법은 60년 전 콘스탄틴 부테이코가 개발한 제한적 오므린 입술 호흡 운동을 포함했고, 약화된 스토 호흡법과도 관련되어 있었다. 그의 말에 따르면, 유일한 차이점은 운동선수들이 고강도 운동을 하는 동안 코로 충분히 빠르게 숨을 들이쉴 수 없기 때문에 올린의 호흡법은 입에 집중한다는 것이다. 선수들이 코로 숨 쉴 수 있었다면 어떻게 했을지 궁금하다. Sarah Graham et al., "The Fortuitous Discovery of the Olin EILOBI Breathing Techniques: A Case Study," 《Journal of Voice》 32, no. 6 (Nov. 2018): 695-97.

25. "Chronic Obstructive Pulmonary Disease (COPD)," Centers for Disease Control and Prevention, National Health Interview Survey, 2018; "Emphysema: Diagnosis and Treatment," Mayo Clinic (Apr. 28, 2017), https://www.mayoclinic.org/diseases-conditions/emphysema/diagnosis-treatment/drc-20355561.

제5장

1. John N. Maina, "Comparative Respiratory Physiology: The Fundamental Mechanisms and the Functional Designs of the Gas Exchangers," 《Open Access Animal Physiology》 2014, no. 6 (Dec. 2014): 53-66, https://www.dovepress.com/comparative-respiratory-physiology-the-fundamental-mechanisms-and-the-peer-reviewed-fulltext-article-OAAP.

2. Richard Petersham; Campbell, 『The Respiratory Muscles and the Mechanics of Breathing』.

3. "How Your Lungs Get the Job Done," American Lung Association (July 2017), https://www.lung.org/blog/how-your-lungs-work.

4. 각각의 혈구는 산소의 약 25퍼센트만 하선시키고 나머지 75퍼센트는 유람선에 남아 폐로 돌아간다. 내리지 않는 산소는 예비 메커니즘으로 여겨진다. 그러나 헤모글로빈이 폐의 새로운 산소를 승선시키지 않으면, 약 3회의 혈액순환이 이뤄진 3분 정

도 후에는 기본적으로 헤모글로빈의 산소가 완전히 고갈될 것이다.

5. 정맥의 핏줄이 파랗게 보이는 것은 햇빛이 피부를 통과하며 파란빛이 산란하기 때문이다. 멀리서 보면 하늘과 바다가 파랗게 보이는 것과 같은 이치다. "Why Do Many Think Human Blood Is Sometimes Blue?," NPR (Feb. 3, 2017), https://www.npr.org/sections/13.7/2017/02/03/513003105/why-do-many-think-human-blood-is-sometimes-blue.

6. Ruben Meerman and Andrew J. Brown, "When Somebody Loses Weight, Where Does the Fat Go?," British Medical Journal 349 (Dec. 2014): g7257; Rachel Feltman and Sarah Kaplan, "Dear Science: When You Lose Weight, Where Does It Actually Go?," 《The Washington Post》(June 6, 2016).

7. 보어라는 성이 친숙하게 들리는 건 당연하다. 크리스티안 보어는 유명한 양자물리학자이자 노벨상 수상자인 닐스 보어의 아버지다.

8. L. I. Irzhak, "Christian Bohr (On the Occasion of the 150th Anniversary of His Birth)," 《Human Physiology》31, no. 3 (May 2005): 366-68; Paulo Almeida, 『Proteins: Concepts in Biochemistry』 (New York: Garland Science, 2016): 289.

9. Albert Gjedde, "Diffusive Insights: On the Disagreement of Christian Bohr and August Krogh at the Centennial of the Seven Little Devils," 《Advances in Physiology Education》34, no. 4 (Dec. 2010): 174-85.

10. 그리고 물론, 산소의 분압(옮긴이: 여러 기체가 섞여 있을 때 각각의 성분 기체가 나타내는 압력)과 헤모글로빈의 산소 포화도 사이의 관계를 설명하는 그래프인 산화헤모글로빈 분리 곡선의 변화도 이것으로 설명된다.

11. HTML 버전을 인터넷에서 찾아볼 수 있다. https://www1.udel.edu/chem/white/C342/Bohr(1904).html.

12. John B. West, "Yandell Henderson," in 『Biographical Memoirs』, vol. 74 (Washington, DC: National Academies Press, 1998): 144-59, https://www.nap.edu/read/6201/chapter/9.

13. Yandell Henderson, "Carbon Dioxide," 『Cyclopedia of Medicine』, vol. 3 (Philadelphia: F. A. Davis, 1940); 다음 두 논문에 비슷한 내용이 나온다. Lewis S. Cole-

man, "Four Forgotten Giants of Anesthesia History," 《Journal of Anesthesia and Surgery》3, no. 2 (Jan. 2016): 1-17; Henderson, "Physiological Regulation of the Acid-Base Balance of the Blood and Some Related Functions," 《Physiological Reviews》5, no. 2 (Apr. 1925): 131-60.

14. 이 내용은 이 분야 연구자들이 인용한 몇 가지 인용구로 잘 요약할 수 있다: John A. Daller, MD, "Oxygen Bars: Is a Breath of Fresh Air Worth It?," On Health (June 22, 2017), https://www.onhealth.com/content/1/oxygen_bars_-_is_a_breath_of_fresh_air_worth_it. 추가 내용은 다음의 묵직한 책에서 찾아볼 수 있다: Nick Lane, 『Oxygen: The Molecule That Made the World』 (New York: Oxford University Press): 11.

15. Yandell Henderson, "Acapnia and Shock. I. Carbon-Dioxid [sic] as a Factor in the Regulation of the Heart-Rate," 《American Journal of Physiology》21, no. 1 (Feb. 1908): 126-56.

16. 옮긴이: 허리에 차거나 팔뚝에 감아 날숨을 측정하는 장비로, 안데스 올손이 개발했다. 곧 시판할 것이라는 말이 뒤에 나온다.

17. John Douillard, 『Body, Mind, and Sport: The MindBody Guide to Lifelong Health, Fitness, and Your Personal Best』, rev. ed. (New York: Three Rivers Press, 2001): 153, 156, 211.

18. 내가 입 호흡에서 느린 코 호흡으로 바꾼 첫날, 운동하는 것이 괴로웠다는 것을 주목하지 않을 수 없다. 일주일 전에 내가 기록했던 입 호흡 최고 거리보다 700미터 미달했다. 이는 예상된 일이었다. 인체를 일정하고 더 느린 코 호흡으로 조절하는 데는 시간이 걸린다. 두이야드는 선수들이 코 호흡으로 전환한 후 경기력이 50퍼센트 감소할 것에 대비해야 한다고 경고했다. 몇몇 운동선수들의 경우 효과를 보기 위해 몇 달을 기다려야 했는데, 이는 그들 중 많은 선수들과 일반인들이 코 호흡을 포기하고 입 호흡으로 돌아가는 한 가지 이유다. 또한 이런 종류의 긴 호흡과 날숨은 매우 강도 높은 운동에는 이롭지 않고, 심지어 가능하지도 않다는 것을 알아 두어야 한다. 예를 들어 400미터를 달리려면, 신진대사에 필요한 양을 충족시키기 위해 훨씬 더 많은 산소를 흡입해야 한다. 일부 엘리트 선수들은 극심한 스트레스를 받는

순간 분당 200리터의 숨을 쉬기도 하는데, 이는 정상적인 휴식 호흡량의 최대 20배에 달한다. 그러나 자전거 타기나 조깅과 같은 꾸준한 중간 강도의 운동은 긴 호흡이 훨씬 더 효율적이다.

19. Meryl Davids Landau, "This Breathing Exercise Can Calm You Down in a Few Minutes," Vice (Mar. 16, 2018); Christophe André, "Proper Breathing Brings Better Health," 《Scientific American》 (Jan. 15, 2019).

20. Luciano Bernardi et al., "Effect of Rosary Prayer and Yoga Mantras on Autonomic Cardiovascular Rhythms: Comparative Study," 《British Medical Journal》 323, no. 7327 (Dec. 2001): 144649; T. M. Srinivasan, "Entrainment and Coherence in Biology," 《International Journal of Yoga》 8, no. 1 (June 2015): 1-2.

21. 옮긴이: 분당 5회 호흡을 할 경우 날숨으로 6초 암송을 하고 6초를 쉬게 된다. 들숨 5.5초, 날숨 5.5초인 경우 분당 호흡수는 5.4545회이다. 앞에서 저자가 옴마니반메훔을 6초 염송하고 6초 들숨을 쉰다고 했는데, 요즘 티베트 승려들 동영상을 보면 재빨리 숨을 들이쉬고 12초에 걸쳐 염송하기를 되풀이한다.

22. 결맞음coherence이란 인체 기관들의 신호가 조화된 것으로, 결맞음 상태에서 인체는 최고 효율 상태가 된다. 각각 5.5초 들숨과 날숨으로 분당 5.5회 호흡의 효과와 결맞음에 대한 자세한 내용은 다음 자료에서 확인할 수 있다. Stephen B. Elliott, 『The New Science of Breath』 (Coherence, 2005); Stephen Elliott and Dee Edmonson, 『Coherent Breathing: The Definitive Method』 (Coherence, 2008); I. M. Lin, L. Y. Tai, and S. Y. Fan, "Breathing at a Rate of 5.5 Breaths per Minute with Equal Inhalation-to-Exhalation Ratio Increases Heart Rate Variability," 《International Journal of Psychophysiolology》 91 (2014): 206-11.

23. 의사가 검토한 이러한 종류의 "결맞음" 호흡에 대한 개요: Arlin Cuncic, "An Overview of Coherent Breathing," VeryWellMind (June 25, 2019), https://www.verywellmind.com/an-overview-of-coherent-breathing-4178943.

24. Richard P. Brown and Patricia L. Gerbarg, 『The Healing Power of the Breath: Simple Techniques to Reduce Stress and Anxiety, Enhance Concentration, and Balance Your Emotions』 (Boston: Shambhala, 2012): Kindle locations 244-47,

1091-96; Lesley Alderman, "Breathe. Exhale. Repeat: The Benefits of Controlled Breathing,"《The New York Times》(Nov. 9, 2016).

25. 2012년에 이탈리아 연구원들은 1분에 6회 호흡을 하는 것이 5,000미터 고도에서 운동한 것과 같은 강력한 효과가 있다는 사실을 발견했다. 이 호흡법은 혈압을 현저히 낮출 뿐만 아니라, 혈액의 산소 포화도 역시 증가시켰다. Grzegorz Bilo et al., "Effects of Slow Deep Breathing at High Altitude on Oxygen Saturation, Pulmonary and Systemic Hemodynamics,"《PLoS One》7, no. 11 (Nov. 2012): e49074.

26. Landau, "This Breathing Exercise Can Calm You Down."

27. Marc A. Russo et al., "The Physiological Effects of Slow Breathing in the Healthy Human,"《Breathe》13, no. 4 (Dec. 2017): 298-309.

제6장

1. "Obesity and Overweight," Centers for Disease Control and Prevention, https://www.cdc.gov/nchs/fastats/obesity-overweight.htm; "Obesity Increase," Health & Medicine (Mar. 18, 2013); "Calculate Your Body Mass Index," National Heart, Lung, and Blood Institute, https://www.nhlbi.nih.gov/health/educational/lose_wt/BMI/bmicalc.htm?source=quickfitnesssolutions.

2. 1930년대의 한 연구에 따르면 평균 남성의 호흡수는 분당 약 13회로, 들이쉰 공기는 총 5.25리터였다고 한다. 1940년대 무렵의 연구에 따르면 호흡수는 분당 10회 이상을 유지하면서 들이쉰 공기는 총 8리터였다. 1980년대와 1990년대 무렵의 여러 연구에 따르면 평균 호흡수가 분당 10~12회였고, 경우에 따라 총 용량은 9리터 이상으로 증가했다. 나는 40년 이상 이 분야에서 일한 저명한 호흡기 학자이자 내 장인인 돈 스토리 박사와 이 문제에 대해 논의했다. 처음 연구를 시작했을 때 정상 호흡수는 분당 8~12회였다고 한다. 그런데 오늘날 정상 호흡 최고치는 그것의 거의 2배에 이른다. 이런 일화가 아니라도, 수십 가지 연구 결과 오늘날 우리가 실제로 예전보다 훨씬 더 많이 숨을 쉬고 있다는 것을 시사한다. 대부분의 연구는 호흡기 질환자를 건강한 대조군(통제집단)과 비교한다. 이 평가에 사용된 것은 건강한 대조군의

데이터다. 다음 자료에 여러 연구 결과가 제시되어 있다. Artour Rakhimov's book 『Breathing Slower and Less: The Greatest Health Discovery Ever』 (self-published, 2014). 독자적으로 증명한 연구 논문들이 여기 담겨 있다. 다음의 여러 연구들도 마찬가지다. N. W. Shock and M. H. Soley, "Average Values for Basal Respiratory Functions in Adolescents and Adults," 《Journal of Nutrition》 18 (1939): 143-53; Harl W. Matheson and John S. Gray, "Ventilatory Function Tests. III. Resting Ventilation, Metabolism, and Derived Measures," 《Journal of Clinical Investigation》 29, no. 6 (1950): 688-92; John Kassabian et al., "Respiratory Center Output and Ventilatory Timing in Patients with Acute Airway (Asthma) and Alveolar (Pneumonia) Disease," 《Chest》 81, no. 5 (May 1982): 536-43; J. E. Clague et al., "Respiratory Effort Perception at Rest and during Carbon Dioxide Rebreathing in Patients with Dystrophia Myotonica," 《Thorax》 49, no. 3 (Mar. 1994): 240-44; A. Dahan et al., "Halothane Affects Ventilatory after Discharge in Humans," 《British Journal of Anaesthesia》 74, no. 5 (May 1995): 544-48; N. E. L. Meessen et al., "Breathing Pattern during Bronchial Challenge in Humans," 《European Respiratory Journal》 10, no. 5 (May 1997): 1059-63.

3. Mary Birch, 『Breathe: The 4Week Breathing Retraining Plan to Relieve Stress, Anxiety and Panic』 (Sydney: Hachette Australia, 2019): Kindle locations 228-31. 우리가 얼마나 잘못 호흡하고 있는가에 대한 개관은 다음을 참고. Richard Boulding et al., "Dysfunctional Breathing: A Review of the Literature and Proposal for Classification," 《European Respiratory Review》 25, no. 141 (Sept. 2016): 287-94.

4. Bryan Gandevia, "The Breath of Life: An Essay on the Earliest History of Respiration: Part I," 《Australian Journal of Physiotherapy》 16, no. 1 (Mar. 1970): 5-11.

5. 초기 힌두교도들은 정상 호흡수를 훨씬 더 높게 하루 2만 2,636회로 잡았다는 것은 언급할 가치가 있다(옮긴이: 이것은 분당 15.7회로 한 호흡이 약 3.8초인데, 현대인의 평균인 3.3초와 비슷하다).

6. 매우 강도 높은 운동을 할 때는 이렇게 길게 숨을 들이쉬고 내쉬는 것이 불가능하다. 예를 들어 400미터를 달리려면 신진대사의 필요를 충족시키기 위해 훨씬 더 많

은 산소를 필요로 한다. (마라톤 선수들은 극심한 스트레스를 받는 동안 분당 200리터의 숨을 쉬기도 한다. 이것은 정상적인 휴식 용량으로 여겨지는 것의 최대 20배다.) 그러나 꾸준한 중간 강도의 운동에는 긴 호흡이 훨씬 효율적이다. Maurizio Bussotti et al., "Respiratory Disorders in Endurance Athletes—How Much Do They Really Have to Endure?," 《Open Access Journal of Sports Medicine》 2, no. 5 (Apr. 2014): 49.

7.   2017년 12월 제3차 국제과학기술인류학회의 ISETH에서 인도네시아 보건과학부와 무함마디야수라카르타대학이 수행해 발표한 "느리고 더 적은" 호흡법을 이용한 실험에서, 실험 대상자들이 대조군보다 최대 산소 소모량이 유의미하게 증가한 것으로 나타났다. Dani Fahrizal and Totok Budi Santoso, "The Effect of Buteyko Breathing Technique in Improving Cardiorespiratory Endurance," 『2017 ISETH Proceeding Book』 (UMS publications), https://www.semanticscholar.org/paper/The-Effect-of-Buteyko-Breathing-Technique-in-Fahrizal-Santoso/c2eeb2d1c0230a76fccdad94e7d97b11b882d217?p2df; 추가 여러 연구 결과 요약은 다음 참고. Patrick McKeown, "Oxygen Advantage," https://oxygenadvantage.com/improved-swimming-coordination.

8.   K. P. Buteyko, ed., 『Buteyko Method: Its Application in Medical Practice』 (Odessa, Ukraine: Titul, 1991).

9.   이 전기의 자세한 내용은 여러 출처에서 가져온 것이다. "The Life of Konstantin Pavlovich Buteyko," Buteyko Clinic, https://buteykoclinic.com/about-dr-buteyko; "Doctor Konstantin Buteyko," Buteyko.com, http://www.buteyko.com/method/buteyko/index_buteyko.html; "The History of Professor K.P. Buteyko," LearnButeyko.org, http://www.learnbuteyko.org/the-history-of-professor-kp-buteyko; Sergey Altukhov, 『Doctor Buteyko's Discovery』 (TheBreathingMan, 2009): Kindle locations 570, 572, 617; Buteyko interview, 1988, YouTube, https://www.youtube.com/watch?v=yv5unZd7okw.

10.   "The Original Silicon Valley," 《The Guardian》 (Jan. 5, 2016), https://www.theguardian.com/artanddesign/gallery/2016/jan/05/akademgorodok-academy-town-siberia-science-russia-in-pictures.

11. 다음 링크로 들어가면 사람과 기계로 북적거리는 놀라운 사진을 볼 수 있다. https://images.app.goo.gl/gAHupjGqjBtEiKab9.

12. 부테이코의 이산화탄소 차트 사본을 다음 링크에서 볼 수 있다. https://tinyurl. com/yy3fvrh7. (옮긴이: 평균 이산화탄소 농도가 대기는 약 0.04퍼센트, 날숨은 4~5퍼센트 다.)

13. 부테이코의 논문과 생각을 패트릭 맥커운의 웹사이트에서 무료로 내려받을 수 있 다. https://tinyurl.com/y3lbfhx2.

14. 호흡저하 훈련에 대한 더 많은 자료는 자비에 우론 박사의 웹사이트에서 확인할 수 있다. http://www.hypoventilation-training.com/index.html; "Emil Zátopek Biography," Biography Online (May 1, 2010), https://www.biographyonline.net/ sport/athletics/emile-zatopek.html; Adam B. Ellick, "Emil Zátopek," 《Runner's World》(Mar. 1, 2001), https://www.runnersworld.com/advanced/a20841849/ emil-zatopek. 사실 자토페크의 키는 미스터리다. 어떤 사람들은 180센티미터라고 도 하지만, ESPN과 같은 미디어에서는 150~180센티미터라고 두서없이 말한다.《러 너스 월드》에 따르면 전성기 선수 시절 그의 나이가 약 58세였다는 데는 의견이 일 치한다.

15. Timothy Noakes, 『Lore of Running』, 4th ed. (Champaign, IL: Human Kinetics, 2002): 382.

16. "Emil Zátopek," Running Past, http://www.runningpast.com/emil_zatopek.htm; Frank Litsky, "Emil Zátopek, 78, Ungainly Running Star, Dies," 《The New York Times》(Nov. 23, 2000), https://www.nytimes.com/2000/11/23/sports/emil-zato pek-78-ungainly-running-star-dies.html.

17. Joe Hunsaker, "Doc Counsilman: As I Knew Him," SwimSwam (Jan. 12, 2015), https://swimswam.com/doc-counsilman-knew/.

18. 카운설먼의 방법으로 어린 선수들을 훈련시키는 위험성에 대한 흥미로운 언급은 마이크 르웰린Mike Lewellyn의 웹사이트 참고. https://swimisca.org/coach-mike-lewellyn-on-breath-holding-shallow-water-blackout/. 롭 오르칸Rob Orrcan 박 사의 다음 자료에는 또 다른 견해가 담겨 있다. "Hypoxic Work in the Pool," PTon-

theNet (Feb. 14, 2006). https://www.ptonthenet.com/articles/Hypoxic-Work-in-the-Pool-2577. 이런 글들과 여러 다른 글을 통해 내가 추측하기로는, 저산소 훈련이 효과가 있기는 하지만 일률적인 훈련법으로 채택되어서는 안 된다는 것이다. 여느 훈련 기법과 마찬가지로 생리학, 심리학, 그리고 수많은 해부학 요소를 모두 고려해야 한다. 그리고 다른 수중 훈련과 마찬가지로 저산소 훈련은 항상 전문가의 면밀한 감독하에 이루어져야 한다.

19. "ISHOF Honorees," International Swimming Hall of Fame, https://ishof.org/dr.-james-e.--doc--counsilman-(usa).html; "A Short History: From Zátopek to Now," Hypoventilation Training.com, http://www.hypoventilation-training.com/historical.html.

20. Braden Keith, "Which Was the Greatest US Men's Olympic Team Ever?," SwimSwam (Sept. 7, 2010), https://swimswam.com/which-was-the-greatest-us-mens-olympic-team-ever/; Jean-Claude Chatard, ed., 『Biomechanics and Medicine in Swimming IX』(Saint-Étienne, France: University of Saint-Étienne Publications, 2003).

21. 분명 우론의 연구는 경쟁에서 우위를 차지하고자 하는 엘리트 선수들을 대상으로 하고 있다. 인체를 지속적으로 무산소 상태로 밀어 넣는 장기적인 효과는 아무도 알지 못하는데, 여러 연구자들은 이러한 지속적인 무산소운동이 인체를 망가뜨리고 해로운 산화 스트레스를 일으킬 수 있다고 제안한다. 한편, 안데스 올손은 더 가볍고 온건한 훈련으로 그의 고객들 중 여러 명이 적혈구 수치가 상당히 증가했다고 보고했다. 혈액이 더 많으면 보다 많은 조직에 더 많은 산소가 전달된다는 것을 뜻한다. 불명예스러운 사이클 선수인 랜스 암스트롱은 아드레날린이나 스테로이드를 복용한 것이 아니라, 자신의 혈액을 주입해 적혈구 수를 늘려서 더 많은 산소를 운반할 수 있게 했다는 이유로 체포되었다. 본질적으로 암스트롱이 한 것은 즉흥적인 호흡 제한 훈련이었다.

22. Xavier Woorons et al., "Prolonged Expiration down to Residual Volume Leads to Severe Arterial Hypoxemia in Athletes during Submaximal Exercise," 《Respiratory Physiology & Neurobiology》158, no. 1 (Aug. 2007): 75-82; Alex Hutchinson,

"Holding Your Breath during Training Can Improve Performance," 《The Globe and Mail》 (Feb. 23, 2018), https://www.theglobeandmail.com/life/health-and-fitness/fitness/holding-your-breath-during-training-can-improve-performance/article38089753/.

23. E. Dudnik et al., "Intermittent Hypoxia-Hyperoxia Conditioning Improves Cardiorespiratory Fitness in Older Comorbid Cardiac Outpatients without Hematological Changes: A Randomized Controlled Trial," 《High Altitude Medical Biology》 19, no. 4 (Dec. 2018): 339-43. 30명의 럭비 선수들을 대상으로 실시한 영국의 한 연구에 따르면, 해수면 기압에서 산소 농도 13퍼센트(고도 3,700미터에 해당하는 농도)로 훈련받은 사람들이 불과 4주 후, 보통의 해수면 수준에서 훈련을 받은 대조군보다 "2배 더 크게 개선"된 것으로 나타났다. 비만 여성 86명을 대상으로 한 유럽의 한 연구에서는 저산소 훈련을 통해 "허리둘레가 유의미하게 감소"하고, 대조군보다 지방이 유의미하게 감소한 것으로 나타났다. (세포 안에 이용 가능한 산소가 더 많다는 것은 더 많은 지방을 더 효율적으로 연소해 줄일 수 있다는 것을 의미한다.) 그리고 심지어 당뇨병도! 제1형 당뇨병을 앓고 있는 성인 28명은 저산소 훈련을 통해 포도당 농도가 낮아져, 대조군보다 정상 수치에 더 근접한 것으로 나타났다. 연구원들은 간단한 이 방법이 "당뇨 심혈관 합병증의 유의미한 예방을 유도할 수 있다"고 썼다.

24. 조깅할 때 올손과 나는 릴렉세이터Relaxator를 사용했다. 이 장치는 숨을 내쉬는 동안 공기 흐름을 제한하고, 폐에 양압을 증가시켜 폐를 확장해서 가스 교환을 할 공간을 증가시키는 데 도움을 주기 위해 고안된 장치다. 이런 호흡 저항 장치는 공기 흐름을 모니터링하고 저항의 양을 측정하는 데 도움이 되지만 필수품은 아니다. 호흡 저하 훈련에 가장 효과적인 방법은 가능한 한 폐를 반쯤 채운 상태에서 숨을 참고 날숨을 길게 하며, 이런 식의 호흡을 되풀이하는 것이다. 이런 훈련은 언제 어디서든 가능하다. "공기 굶주림"을 더 많이 부추길수록 에리스로포이에틴EPO (옮긴이: 적혈구 생성 촉진 인자)이 더 많이 신장에서 방출되고, 골수에서는 더 많은 적혈구가 방출되며, 체내에 더 많은 산소가 보충됨으로써 인체는 더욱 탄력적이 되어 보다 멀리, 빠르게, 높이 나아갈 수 있게 될 것이다. 1990년대에 런던의 생리학자 겸 선도적인 호흡 훈련 전문가 앨리슨 맥코넬Alison McConnell 박사는 사이클 선수들에게 들숨에

압박을 가하는 저항 장치를 사용하게 했다. 그녀는 선수들이 놀랍게도 불과 4주 만에 장거리 경주 능력이 33퍼센트나 향상되었다는 사실을 발견했다. 이 훈련을 5분만 하면 혈압을 12 정도 낮출 수 있는데, 이는 유산소운동 효과의 2배다. Alison McConnell, 『Breathe Strong, Perform Better』 (Champaign, IL: Human Kinetics, 2011): 59, 61; Lisa Marshall, "Novel 5-Minute Workout Improves Blood Pressure, May Boost Brain Function," 《Medical Xpress》 (Apr. 8, 2019), https://medicalxpress.com/news/2019-04-minute-workout-blood-pressure-boost.html; Sarah Sloat, "A New Way of Working Out Takes 5 Minutes and Is as Easy as Breathing," 《Inverse》 (Apr. 9, 2019), https://www.inverse.com/article/54740-imst-training-blood-pressure-health.

25. 부테이코의 연구 등에 관한 엄청난 목록을 Breathe Well Clinic(Dublin, Ireland)과 Buteyko Clinic International에서 제공하는 웹사이트에서 찾아볼 수 있다. 부테이코 연구 결과를 편집한 것은 다음 링크 참조. https://buteykoclinic.com/wp-content/uploads/2019/04/Dr-Buteykos-Book.pdf.(옮긴이: 저자의 웹사이트에는 이 책 영문판에 나오지 않는 많은 웹사이트 주소가 추가되어 있다.)

26. Stephen C. Redd, "Asthma in the United States: Burden and Current Theories," 《Environmental Health Perspectives》 110, suppl. 4 (Aug. 2002): 557-60; "Asthma Facts and Figures," Asthma and Allergy Foundation of America, https://www.aafa.org/asthma-facts.

27. Paul Hannaway, 『What to Do When the Doctor Says It's Asthma』 (Gloucester, MA: Fair Winds, 2004).

28. "Childhood Asthma," Mayo Clinic, https://www.mayoclinic.org/diseases-conditions/childhood-asthma/symptoms-causes/syc-20351507.

29. Duncan Keeley and Liesl Osman, "Dysfunctional Breathing and Asthma," 《British Medical Journal》 322 (May 2001): 1075; "Exercise-Induced Asthma," Mayo Clinic, https://www.mayoclinic.org/diseases-conditions/exercise-induced-asthma/symptoms-causes/syc-20372300.

30. R. Khajotia, "Exercise-Induced Asthma: Fresh Insights and an Overview," 《Ma-

laysian Family Physician》3, no. 2 (Apr. 2008): 21-24.

31. "Distribution of Global Respiratory Therapy Market by Condition in 2017-2018 (in Billion U.S. Dollars)," Statista, https://www.statista.com/statistics/312329/worldwide-respiratory-therapy-market-by-condition/.

32. 의사와 교수, 통계학자들이 의학과 처치가 환자에게 실제로 어떤 영향을 미치는지 알고 싶어 할 때, 그들은 WebMD(의학 정보 사이트)에서 리뷰를 검색하지 않았다. 그들은 많은 연구 결과라는 것들의 수치가 민간 제약 회사들에 의해 자금을 지원받아 나왔으며, 그 결과는 엉뚱하거나 완전히 오해의 소지가 있다는 것을 알게 되었다. 그래서 연구자들은 수십 가지의 다른 치료 연구 결과를 수집해서, 그 데이터를 재분석해 약이나 치료법의 영향을 정확하게 측정했다. 약물과 치료가 얼마나 효과적인지에 대한 실제적 통찰을 얻기 위해, 연구자들은 한 사람이 효과를 보기까지 치료가 필요한 환자의 수를 추정해서 결과를 도출했다. 그들은 자신들의 조직을 "The NNT"라고 불렀는데, 이것은 "Number Needed to Treat"(필요치료수)라는 간단한 통계 개념이다. 2010년에 출범한 NNT(https://www.thennt.com)는 심장학부터 내분비학, 피부병학에 이르기까지 다양한 분야의 약물과 치료법을 275건 이상 조사했다. 그들은 각각의 약물과 치료법을 색깔 척도로 평가했다. 예컨대 녹색(요법이나 약물이 분명한 효과를 지니고 있다), 노란색(약물이 어떤 효과를 지니고 있는지는 불분명하다), 빨간색(효과가 없다), 그리고 검은색(치료법이 도움 되기보다 오히려 환자에게 해롭다)의 척도가 있다. 그들은 수만 명의 실험 대상자를 참여시켜, 기도의 연근육을 지속적으로 이완시키도록 고안된 표준 천식 치료제(코르티코스테로이드와 장기지속형베타작용제 LABA를 병용하는 방식, 즉 에드베어Advair와 심비코트Symbicort를 함께 이용하는 흡입 약물 치료 방식)에 대한 48가지 임상 시험을 검토했다. 대표적인 48가지 임상 시험 중 44가지는, 병용하는 2가지 약품 중 하나인 LABA를 만든 제약회사의 후원을 받은 것이었다. 이 약은 승인이 되어 매년 수백만 명의 천식 환자들이 복용하고 있다. NNT는 관련 수치를 분석한 결과, LABA와 스테로이드 흡입제의 조합이 전적으로 효과가 없을 뿐만 아니라 유해하다는 것을 알아냈다. 이 약을 사용한 천식 환자 73명 중 1명만이 가벼운 천식 발작 가능성을 낮췄다. 한편 140명 중 1명꼴로 심한 천식 발작을 일으켰다. NNT에 따르면 이 약은 천식 환자 1,400명당 1명꼴로 "천식 관련 사망을

일으킨 것으로 추정된다". LABA 역시 아이들에게 효과가 없었다. 이 주제에 대한 더 많은 내용은 다음 참고. Vassilis Vassilious and Christos S. Zipitis, "Long-Acting Bronchodilators: Time for a Rethink," 《Journal of the Royal Society of Medicine》 99, no. 8 (Aug. 2006): 382-83.

33. Jane E. Brody, "A Breathing Technique Offers Help for People with Asthma," 《The New York Times》 (Nov. 2, 2009), https://www.nytimes.com/2009/11/03/health/03brod.html; "Almost As If I No Longer Have Asthma After Natural Solution," Breathing Center (Apr. 2009), https://www.breathingcenter.com/testimonials/almost-as-if-i-no-longer-have-asthma-after-natural-solution.

34. Sasha Yakovleva, K. Buteyko, et al., 『Breathe to Heal: Break Free from Asthma(Breathing Normalization)』 (Breathing Center, 2016): 246; "Buteyko Breathing for Improved Athletic Performance," Buteyko Toronto, http://www.buteykotoronto.com/buteyko-and-fitness.

35. "Buteyko and Fitness," Buteyko Toronto, https://www.buteykotoronto.com/buteyko-and-fitness.

36. Thomas Ritz et al., "Controlling Asthma by Training of Capnometry-Assisted Hypoventilation (CATCH) Versus Slow Breathing: A Randomized Controlled Trial," 《Chest》 146, no. 5 (Aug. 2014): 1237-47.

37. "Asthma Patients Reduce Symptoms, Improve Lung Function with Shallow Breaths, More Carbon Dioxide," ScienceDaily (Nov. 4, 2014), https://www.sciencedaily.com/releases/2014/11/141104111631.htm.

38. "Effectiveness of a Buteyko-Based Breathing Technique for Asthma Patients," ARCIM Institute—Academic Research in Complementary and Integrative Medicine, 2017, https://clinicaltrials.gov/ct2/show/NCT03098849.

39. 옮긴이: pH 7 미만은 산성이고, 7 이상은 알칼리성이다. 우리 몸의 최적 pH는 7.4 로, 약 알칼리성이다.

40. 인체가 중탄산염을 배출함으로써 끊임없는 보상이 강요되면, 이 화학물질의 농도는 점점 줄어들기 시작해 pH 7.4가 깨지며 최적의 기능을 발휘하지 못하게 될 것이다.

ohn G. Laffey and Brian P. Kavanagh, "Hypocapnia," 《New England Journal of Medicine》 347 (July 2002): 46; G. M. Woerlee, "The Magic of Hyperventilation," Anesthesia Problems & Answers, http://www.anesthesiaweb.org/hyperventilation.php.

41. Jacob Green and Charles R. Kleeman, "Role of Bone in Regulation of Systemic Acid-Base Balance," 《Kidney International》 39, no. 1 (Jan. 1991): 9-26.

42. "Magnesium Supplements May Benefit People with Asthma," NIH National Center for Complementary and Integrative Health (Feb. 1, 2010), https://nccih.nih.gov/research/results/spotlight/021110.htm.

43. Andrew Holecek, 『Preparing to Die: Practical Advice and Spiritual Wisdom from the Tibetan Buddhist Tradition』 (Boston: Snow Lion, 2013). 동물의 수명 관련 내용은 다음 링크에 나온 연구 결과들 차용. "Animal Heartbeats," Every Second, https://everysecond.io/animal-heartbeats; "The Heart Project," Public Science Lab, http://robdunnlab.com/projects/beats-per-life/; Yogi Cameron Alborzian, "Breathe Less, Live Longer," 《The Huffington Post》 (Jan. 14, 2010), https://www.huffpost.com/entry/breathe-less-live-longer_b_422923; Mike McRae, "Do We Really Only Get a Certain Number of Heartbeats in a Lifetime? Here's What Science Says," ScienceAlert (Apr. 14, 2018), https://www.sciencealert.com/relationship-between-heart-beat-and-life-expectancy.

제7장

1. "Malocclusion and Dental Crowding Arose 12,000 Years Ago with Earliest Farmers, Study Shows," University College Dublin News, https://www.ucd.ie/news/2015/02FEB15/050215-Malocclusion-and-dental-crowding-arose-12000-years-ago-with-earliest-farmers-study-shows.html; Ron Pinhasi et al., "Incongruity between Affinity Patterns Based on Mandibular and Lower Dental Dimensions following the Transition to Agriculture in the Near East, Anatolia

and Europe," 《PLoS One》 10, no. 2 (Feb. 2015): e0117301.

2. Jared Diamond, "The Worst Mistake in the History of the Human Race," 《Discover》 (May 1987), https://www.discovermagazine.com/planet-earth/the-worst-mistake-in-the-history-of-the-human-race; Jared Diamond, 『The Third Chimpanzee: The Evolution and Future of the Human Animal』 (New York: HarperCollins, 1992).

3. Natasha Geiling, "Beneath Paris's City Streets, There's an Empire of Death Waiting for Tourists," Smithsonian.com (Mar. 28, 2014), https://www.smithsonianmag.com/travel/paris-catacombs-180950160; "Catacombes de Paris," Atlas Obscura, https://www.atlasobscura.com/places/catacombes-de-paris.

4. 가장 큰 곳은 이라크의 와디우스살람Wadi-us-Salaam으로, 수천만 구가 모여 있다.

5. Gregori Galofré-Vilà, et al., "Heights across the Last 2000 Years in England," University of Oxford, Discussion Papers in Economic and Social History, no. 151, (Jan. 2017): 32, https://www.economics.ox.ac.uk/materials/papers/14997/151-final.pdf; C. W., "Did Living Standards Improve during the Industrial Revolution?," 《The Economist》, https://www.economist.com/free-exchange/2013/09/13/did-living-standards-improve-during-the-industrial-revolution.

6. 국립보건원의 한 공무원 말에 따르면, 1990년대 중반까지 영국 북동부 지역에서는 16세나 18세 생일 전에 모든 치아를 제거하는 할인권을 여성들에게 주는 것이 일반적이었다. Letters, 《London Review of Books》 39, no. 14 (July 2017), https://www.lrb.co.uk/v39/n14/letters.

7. Review of J. Sim Wallace, 『The Physiology of Oral Hygiene and Recent Research, with Special Reference to Accessory Food Factors and the Incidence of Dental Caries』 (London: Ballière, Tindall and Cox, 1929), in 《Journal of the American Medical Association》 95, no. 11 (Sept. 1930): 819.

8. 이는 영국의 연구원 에드워드 멜란비Edward Mellanby에 대한 이야기인데, 자신의 연구로 기사 작위를 받은 그는 우리의 위축된 얼굴을 현대 식단의 비타민 D 결핍 탓으로 돌린다. 퍼시 하우Percy Howe라는 미국 치과 의사는 치아가 들쭉날쭉한 것은 비타민

C의 부족 때문이라고 생각했다.

9. 어니스트 후턴이 다음 책에 쓴 서문이다. Weston A. Price, 『Nutrition and Physical Degeneration』(New York: Paul B. Hoeber, 1939). 후턴은 그의 책 『Apes, Men, and Morons』(New York: G. P. Putnam's Sons, 1937)에 이렇게 썼다. "칫솔과 치약이 구둣 솔과 구두약보다 더 중요한 척하는 것은 그만두자. 우리에게 저장 치아store teeth(옮긴 이: 틀니)를 안겨 준 것은 저장 식품store food이다."

10. 나중에 프라이스가 클리블랜드 소재 자신의 실험실에서 로에첸탈 마을의 빵과 치 즈 샘플을 검사했을 때, 그는 당시 전형적인 미국 식단에 포함된 모든 음식의 10배 나 되는 비타민 A와 D가 들어 있다는 것을 발견했다. 프라이스는 죽은 사람에 대해 서도 조사했다. 페루에서 그는 수백 년에서 수천 년 된 해골 1,276구를 열심히 분석 했다. 어느 두개골에도 이틀활(치조궁)에 기형이 없었고, 어느 얼굴도 기형이거나 보 기 흉한 것이 없었다. Weston A. Price, 『Nutrition and Physical Degeneration』, 8th ed. (Lemon Grove, CA: Price-Pottenger Nutrition Foundation, 2009).

11. 프라이스가 캐나다 북부에서 방문한 아메리카 원주민들은 긴 겨울 내내 과일이나 채소를 접할 수 없었고, 따라서 비타민 C도 없었다. 그렇다면 그들 모두가 괴혈병으 로 아프거나 죽었어야 했는데, 모두 원기왕성하게 건강한 것처럼 보였다고 프라이 스는 말했다. 한 원로 족장은 프라이스에게 부족민이 때로 어떻게 무스를 죽여 등을 가르고, 신장 바로 위에 있는 작은 지방 덩어리 두 개를 뽑아내는지 설명했다. 그들 은 이 덩어리를 잘라서 가족들에게 나눠 주곤 했다. 프라이스는 나중에 이 덩어리가 부신副腎이라는 것을 알게 되었다. 부신은 모든 동물 조직에서 비타민 C가 가장 풍부 한 부위다.

12. "Nutrition and Physical Degeneration: A Comparison of Primitive and Modern Diets and Their Effects," 《Journal of the American Medical Association》 114, no. 26 (June 1940): 2589, https://jamanetwork.com/journals/jama/article-ab stract/1160631?redirect=true.

13. 나약은 이들 환자가 고도로 엄선된 집단이라는 점과 추가 1년 동안 다른 처치 치료 가 필요하지 않다는 점을 신중하게 지적했다. 그는 나에게 풍선 부비동(코곁굴) 확장 술이 이 환자들에게는 효과가 있지만, 모든 사람에게 효과가 있는 것은 아니라고 말

했다.

14. Jukka Tikanto and Tapio Pirilä, "Effects of the Cottle's Maneuver on the Nasal Valve as Assessed by Acoustic Rhinometry," 《American Journal of Rhinology》 21, no. 4 (July 2007): 456-59.

15. Shawn Bishop, "If Symptoms Aren't Bothersome, Deviated Septum Usually Doesn't Require Treatment," Mayo Clinic News Network (July 8, 2011), https://newsnetwork.mayoclinic.org/discussion/if-symptoms-arent-bothersome-deviated-septum-usually-doesnt-require-treatment/.

16. Sanford M. Archer and Arlen D. Meyers, "Turbinate Dysfunction," 《Medscape》 (Feb. 13, 2019).

17. 피터의 사연은 특히 가슴이 미어진다. 그의 수술 후 의사들은 항우울제를 처방하면서 그저 나이 탓이라고 말했다. 그는 그 후 3년 동안 엑스레이로 정교한 3차원 모델을 만드는 법을 배웠는데, 이 모델은 "전산 유체 역학Computational Fluid Dynamics"이라고 불리는 것을 측정하는 데 사용된다. 이러한 치료 전후 모델과 데이터를 통해 그는 이전 코선반 수술의 영향을 받은 공기 흐름 속도와 분배, 온도, 압력, 저항 및 습도 수준의 정확한 변화를 확인할 수 있었다. 전체적으로 그의 코안은 정상이나, 건강하다고 여겨지는 것보다 4배나 더 컸다. 그의 코는 공기를 적절히 데우는 능력을 잃었고, 공기가 정상보다 2배나 빠르게 움직이고 있었다. 여전히 의료계의 주류는 빈 코 증후군이 육체적인 문제가 아니라 심리적인 문제라고 주장하고 있다고 피터는 말한다. 피터의 연구에 대한 더 많은 자료는 다음 링크 참조. http://emptynosesyndromeaerodynamics.com/.

18. 의료계는 대체로 빈 코 증후군을 코가 아닌 마음의 문제로 보고 있다. 한 의사는 심지어 《로스앤젤레스 타임스》에서 빈 코 증후군을 "빈 머리 증후군"으로 언급하기까지 했다. Aaron Zitner, "Sniffing at Empty Nose Idea," 《Los Angeles Times》 (May 10, 2001); Cedric Lemogne et al., "Treating Empty Nose Syndrome as a Somatic Symptom Disorder," 《General Hospital Psychiatry》 37, no. 3 (May-June 2015): 273.e9-e10; Joel Oliphint, "Is Empty Nose Syndrome Real? And If Not, Why Are People Killing Themselves Over It?," 《BuzzFeed》 (Apr. 14, 2016); Yin Lu, "Kill

the Doctors," 《Global Times》 (Nov. 26, 2013), https://www.globaltimes.cn/con tent/827820.shtml.

19. 2019년 알라에게 연락을 했는데, 그녀는 개선이 되었다고 이메일로 알려 주었다. 그 렇다고 그녀의 코가 변한 것은 아니었다. 그녀는 여전히 숨을 제대로 쉬려고 안간힘 을 쓰고 있었다. 그 개선이란, 의식적이고 의도적인 태도와 인식, 신념체계 등의 전 환에 의해 촉진되는 정신적, 심리적 개선이었다. 그녀는 이메일에 이렇게 썼다. "열 심히 일해 온 내 인생, 계획과 포부가 모두 엉망진창이 됐어요. 결국 장애인이 되고 말았으니, 처음부터 다시 삶을 꾸려 나갈 수밖에 없겠죠. 이제 날마다 인내하며 강 해지는 방법을 배워야 하고, 매 순간 지금 가진 것을 최대한 활용하는 수밖에 없어 요. 만만치 않은 일이죠. 그런 상황 속에서 어쩔 수 없이 자신의 평생을 재평가해 나 갈 수밖에요."

20. Oliphint, "Is Empty Nose Syndrome Real?".

21. Michael L. Gelb, "Airway Centric TMJ Philosophy," 《CDA Journal》 42, no. 8 (Aug. 2014): 551-62, https://www.semanticscholar.org/paper/Airway-cen tric-TMJ-philosophy.-Gelb/8bc18887d39960f9cce328f5c61ee356e11d 0c09?p2df.

22. Felix Liao, 『SixFoot Tiger, ThreeFoot Cage: Take Charge of Your Health by Tak-ing Charge of Your Mouth』 (Carlsbad, CA: Crescendo, 2017): 59.

23. Rebecca Harvey et al., "Friedman Tongue Position and Cone Beam Computed Tomography in Patients with Obstructive Sleep Apnea," 《Laryngoscope Inves-tigative Otolaryngology》 2, no. 5 (Aug. 2017): 320-24; Pippa Wysong, "Treating OSA? Don't Forget the Tongue," 《ENTtoday》 (Jan. 1, 2008), https://www.entto day.org/article/treating-osa-dont-forget-the-tongue.

24. 이 딜레마에 대한 개관은 에릭 커지리언Eric Kezirian 박사의 블로그 참고. https:// sleep-doctor.com/blog/.

25. Liza Torborg, "Neck Size One Risk Factor for Obstructive Sleep Apnea," Mayo Clinic (June 20, 2015), https://newsnetwork.mayoclinic.org/discussion/mayo-clinic-q-and-a-neck-size-one-risk-factor-for-obstructive-sleep-apnea/.

26. Gelb, "Airway Centric TMJ Philosophy"; Luqui Chi et al., "Identification of Craniofacial Risk Factors for Obstructive Sleep Apnoea Using Three-Dimensional MRI," 《European Respiratory Journal》 38, no. 2 (Aug. 2011): 348-58.

27. 겔브의 연구에 따르면, 생후 6개월에 호흡기 질환이 있는 아기들은 4세 무렵부터 행동장애(ADHD 포함)를 겪을 확률이 40퍼센트 더 높다. Michael Gelb and Howard Hindin, 『Gasp! Airway Health—The Hidden Path to Wellness』 (self-published, 2016): Kindle location 850.

28. Chai Woodham, "Does Your Child Really Have ADHD?," 《U.S. News》 (June 20, 2012), https://health.usnews.com/health-news/articles/2012/06/20/does-your-child-really-have-adhd.

29. 매우 광범위하고 매우 우울한 이 주제에 대한 더 많은 자료: "Kids Behave and Sleep Better after Tonsillectomy, Study Finds," press release, University of Micigan Health System (Apr. 3, 2006), https://www.eurekalert.org/pub_releases/2006-04/uomh-kba032806.php; Susan L. Garetz, "Adenotonsillectomy for Obstructive Sleep Apnea in Children," UptoDate (Oct. 2019), https://www.uptodate.com/contents/adenotonsillectomy-for-obstructive-sleep-apnea-in-children; 또한 여러 연구에 따르면, 입 호흡을 하는 대부분의 어린이들도 잠을 푹 자지 못하고 있으며, 수면 부족이 성장에 직접적인 영향을 미칠 것이라는 것도 주목할 필요가 있다. Yosh Jefferson, "Mouth Breathing: Adverse Effects on Facial Growth, Health, Academics, and Behavior," 《General Dentistry》 58, no. 1 (Jan.-Feb. 2010): 18-25; Carlos Torre and Christian Guilleminault, "Establishment of Nasal Breathing Should Be the Ultimate Goal to Secure Adequate Craniofacial and Airway Development in Children," 《Jornal de Pediatria》 94, no. 2 (Mar.-Apr. 2018): 101-3. 15년 동안 1,900명의 어린이들을 추적 연구한 결과 코골이와 수면무호흡증, 기타 수면 장애가 있는 어린이들이 코를 골지 않은 어린이들에 비해 비만이 될 가능성이 2배나 높은 것으로 나타났다. 최악의 증상을 보인 아이들은 비만 위험이 60~100퍼센트 증가했다. "Short Sleep Duration and Sleep-Related Breathing Problems Increase Obesity Risk in Kids," press release, Albert Einstein College of Medicine

(Dec. 11, 2014).

30. Sheldon Peck, "Dentist, Artist, Pioneer: Orthodontic Innovator Norman Kingsley and His Rembrandt Portraits," 《Journal of the American Dental Association》143, no. 4 (Apr. 2012): 393-97.

31. Ib Leth Nielsen, "Guiding Occlusal Development with Functional Appliances," 《Australian Orthodontic Journal》14, no. 3 (Oct. 1996): 133-42; "Functional Appliances," British Orthodontic Society; John C. Bennett, 『Orthodontic Management of Uncrowded Class II Division 1 Malocclusion in Children』 (St. Louis: Mosby/Elsevier, 2006); "Isolated Pierre Robin sequence," Genetics Home Reference, https://medlineplus.gov/genetics/condition/isolated-pierre-robin-sequence/.

32. "미국 교정의 아버지"로 여겨지는 에드워드 앵글Edward Angle은 치아 추출에 반대했다. 한편 그의 제자인 찰스 트위드Charles H. Tweed는 발치 최우수 의사의 길을 간다. 결국 트위드의 방법이 승리했다. Sheldon Peck, "Extractions, Retention and Stability: The Search for Orthodontic Truth," 《European Journal of Orthodontics》39, no. 2 (Apr. 2017): 109-15.

33. 존 뮤 박사는 웨스트서식스의 퀸빅토리아병원에서 3년 동안 안면외과 의사로서 입이 어떻게 기능하는지 연구했다. 그는 얼굴을 구성하는 14개의 퍼즐 조각 같은 뼈들이 올바른 방법으로 함께 발달할 필요가 있다는 것을 알게 되었다. 즉 이 뼈들 중 어떤 것이든 흐트러지면 전체 입과 얼굴의 기능과 성장에 영향을 미칠 수 있다는 것이다.

34. 발치가 얼굴 평면화를 유도한다는 사실은 치아교정 산업에서 널리 받아들여지지 않고 있다. 여러 연구에서 발치가 아래턱(하악) 후퇴성 안면 성장을 유발한다고 주장했지만, 다른 연구들에서는 얼굴에 거의 변화가 없는 것으로 나타났다. 그러나 다른 연구자들은 결과가 다양하므로 먼저 입천장의 너비를 고려해 결정해야 한다고 말한다. Antônio Carlos de Oliveira Ruellas et al., "Tooth Extraction in Orthodontics: An Evaluation of Diagnostic Elements," 《Dental Press Journal of Orthodontics》15, no. 3 (May-June 2010): 134-57; Anita Bhavnani Rathod et al., "Extraction vs No Treatment: Long-Term Facial Profile Changes," 《American Journal of

Orthodontics and Dentofacial Orthopedics》147, no. 5 (May 2015): 596-603; Ab-
dol-Hamid Zafarmand and Mohamad-Mahdi Zafarmand, "Premolar Extraction
in Orthodontics: Does It Have Any Effect on Patient's Facial Height?," 《Journal
of the International Society of Preventive & Community Dentistry》5, no. 1 (Jan.
2015): 64-68.

35. John Mew, 『The Cause and Cure of Malocclusion』 (John Mew Orthotropics),
https://johnmeworthotropics.co.uk/product/the-cause-and-cure-of-malocclu
sion-e-book/; Vicki Cheeseman, interview with Kevin Boyd, "Understanding
Modern Systemic Diseases through a Study of Anthropology," 《Dentistry IQ》
(June 27, 2012).

36. 1930년대부터의 24개 이상의 과학 연구 결과는 웹사이트 Right to Grow에서 이용
가능하다. https://www.righttogrow.org/the_research

37. 내가 익히 알고 있는 존 뮤에 대한 치과교정 업계로부터의 반세기에 걸친 저항은,
뮤의 데이터와 관련이 있는 게 아니라 그가 데이터를 유포하는 공격적인 방법과 관
련이 있는 것 같다. 심지어 뮤의 가장 열성적이고 목청 높은 반대자 중 한 명인 로이
에이브러햄스Roy Abrahams라는 영국 치과교정 의사는 나와의 이메일 연락을 통해 다
음과 같은 사실을 인정했다. 뮤의 이론이 반드시 문제가 되는 것은 아니지만, 그는
기회가 생겼을 때 자신의 이론을 입증하지 않고 대신에 계속해서 "자기주장을 밀어
붙이기 위해 전통적인 치과교정학과 치과교정 의사들을 쓰레기 취급했다".

38. Sandra Kahn and Paul R. Ehrlich, 『Jaws: The Story of a Hidden Epidemic』 (Stan-
ford, CA: Stanford University Press, 2018).

39. 옮긴이: 이 아카데미에서 『근기능 요법의 새로운 추세New Trends in Myofunctional Thera-
py』라는 책 배포를 앞두고 있다.

40. 뮤가 내게 말하기를, 그의 적들은 대부분 그가 정형외과로부터 이익을 얻었다는 것
을 보여 주는 예로 성castle을 든다고 한다. 그의 말에 따르면 이 성의 총건설비는 약
30만 파운드(약 4억 5,000만 원)로, 침실 2개짜리 허름한 현대식 콘도 건설비의 3분의
1밖에 안 된다고 한다.

41. G. Dave Singh et al., "Evaluation of the Posterior Airway Space Following Bio-

bloc Therapy: Geometric Morphometrics," 《Cranio: The Journal of Cranioman-
dibular & Sleep Practice》 25, no. 2 (Apr. 2007): 84-89, https://facefocused.com/
articles-and-lectures/bioblocs-impact-on-the-airway/.

42. 어려서부터 이런 자세에 입까지 벌리고 있게 되면 턱과 기도, 심지어 치아의 정렬
    에도 직접적인 영향을 미칠 수 있다. Joy L. Moeller et al., "Treating Patients with
    Mouth Breathing Habits: The Emerging Field of Orofacial Myofunctional Ther-
    apy," 《Journal of the American Orthodontic Society》 12, no. 2 (Mar.-Apr. 2012):
    10-12.

43. 현대 인류는 이 질병으로 고통받는 최초의 호모 종일 수 있다. 심지어 네안데르탈
    인의 사촌들도 지난 100년 동안 그들이 묘사되어 온 모습과 달리, 구부정한 모습으
    로 손을 질질 끌며 가는 그런 짐승이 아니었다. 그들도 곧바른 자세를 했는데, 어쩌
    면 우리의 자세보다도 더 나았을지도 모른다. Martin Haeusler et al., "Morphology,
    Pathology, and the Vertebral Posture of the La Chapelle-aux-Saints Neander-
    thal," 《Proceedings of the National Academy of Sciences of the United States of
    America》 116, no. 11 (Mar. 2019): 4923-27.

44. M. Mew, "Craniofacial Dystrophy. A Possible Syndrome?," 《British Dental Jour-
    nal》 216, no. 10 (May 2014): 555-58.

45. Elena Cresci, "Mewing Is the Fringe Orthodontic Technique Taking Over You-
    Tube," 《Vice》 (Mar. 11, 2019), https://www.vice.com/en/article/d3medj/mewing-
    is-the-fringe-orthodontic-technique-taking-over-youtube.

46. "Doing Mewing," YouTube, https://www.youtube.com/watch?v=Hmf-pR7EryY

47. Quentin Wheeler, Antonio G. Valdecasas, and Cristina Cânovas, "Evolution
    Doesn't Proceed in a Straight Line—So Why Draw It That Way?" The Conversa
    tion (Sept. 3, 2019), https://theconversation.com/evolution-doesnt-proceed-in-
    a-straight-line-so-why-draw-it-that-way-109401.

48. "Anatomy & Physiology," Open Stax, Rice University (June 19, 2013), https://
    openstax.org/books/anatomy-and-physiology/pages/6-6-exercise-nutri
    tion-hormones-and-bone-tissue.

49. "Our Face Bones Change Shape As We Age," Live Science (May 30, 2013), https://www.livescience.com/35332-face-bones-aging-110104.html.

50. Yagana Shah, "Why You Snore More As You Get Older and What You Can Do About It," 《The Huffington Post》 (June 7, 2015), https://www.huffpost.com/entry/how-to-stop-snoring_n_7687906.

51. "What Is the Strongest Muscle in the Human Body?," Everyday Mysteries: Fun Science Facts from the Library of Congress, https://www.loc.gov/everyday-mysteries/item/what-is-the-strongest-muscle-in-the-human-body/.

52. 벨포는 이것을 발견한 첫 번째 연구자가 아니었다. 1986년 세계적인 치과전문의 중 한 명인 워싱턴대학 치과교정학과 교수인 빈센트 고키치Vincent G. Kokich 박사는 이렇게 가정했다. 성인들도 "머리얼굴(두개안면)craniofacial 봉합 처치 시 뼈를 재생하고 개조할 수 있는 능력을 유지한다". Liao, 『SixFoot Tiger』: 176-77.

53. 줄기세포는 몸 전체에서 만들어진다. 봉합선과 턱에 만들어진 줄기세포는 입과 얼굴의 국소 유지에 종종 사용된다. 줄기세포는 가장 필요한 모든 영역으로 보내진다. 줄기세포를 끌어당기는 것은 스트레스 신호다. 이 사안의 경우, 힘차게 씹으면서 오는 스트레스 신호가 줄기세포를 부른다.

54. "Weaning from the Breast," 《Paediatrics & Child Health》 9, no. 4 (Apr. 2004): 249-53.

55. 분유를 먹는 것은 "씹기"와 빨기 스트레스가 적어서 앞으로의 얼굴 성장 자극이 줄어든다. 이런 이유로 시카고 소아 치과 의사인 케빈 보이드는 모유 수유를 할 수 없다면 유아에게 분유를 컵으로 먹이길 추천한다. James Sim Wallace, 『The Cause and Prevention of Decay in Teeth』 (London: J. & A. Churchill, 1902); Indrė Narbutyte et al., "Relationship Between Breastfeeding, Bottle-Feeding and Development of Malocclusion," 《Stomatologija, Baltic Dental and Maxillofacial Journal》 15, no. 3 (2013): 67-72; Domenico Viggiano et al., "Breast Feeding, Bottle Feeding, and Non-Nutritive Sucking: Effects on Occlusion in Deciduous Dentition," 《Archives of Disease in Childhood》 89, no. 12 (Jan. 2005): 1121-23; Bronwyn K. Brew et al., "Breastfeeding and Snoring: A Birth Cohort Study," 《PLoS One》 9,

no. 1 (Jan. 2014): e84956.

56. 벨포의 말에 따르면, 내가 호미오블록을 착용하고 씹을 때마다 가벼운 스프링 압력이 주기적이고 간헐적인 가벼운 힘을 이끌어 내서, 치아의 뿌리 주위 인대에 신호를 보내 더 많은 뼈세포를 만들어 내는 "왕성한 일을 시작"하도록 인체를 격려하게 될 것이다. 이 과정은 형태형성morphogenesis이라고 불리는데, 어째 그 모든 것이 잔인하게 들렸다. 하지만 벨포는 내가 잠자는 동안에만 호미오블록을 착용하면 되기 때문에 그런 일이 일어나는 것을 알아차리지도 못할 거라고 장담했다.

57. Ben Miraglia, DDS, "2018 Oregon Dental Conference Course Handout," Oregon Dental Conference (Apr. 5, 2018).

58. 특히 산업화 시대 이전 2.12~2.62인치(5.38~6.65센티미터)에서 그 이후 1.88~2.44 인치(4.78~6.20센티미터)로 변했다. J. N. Starkey, "Etiology of Irregularities of the Teeth," 《The Dental Surgeon》 4, no. 174 (Feb. 29, 1908): 105-6.

59. J. Sim Wallace, "Heredity, with Special Reference to the Diminution in Size of the Human Jaw," diget of 《Dental Record》 (Dec. 1901), in 《Dental Digest》 8, no. 2 (Feb. 1902): 135-40, https://tinyurl.com/r6szdz8.

60. 이 돼지는 유카탄 미니피그Yucatan minipig다. Russell L. Ciochon et al., "Dietary Consistency and Craniofacial Development Related to Masticatory Function in Minipigs," 《Journal of Craniofacial Genetics and Developmental Biology》 17, no. 2 (Apr.-June 1997): 96-102.

61. 평균치는 로버트 코루치니 박사에 의해 요약되고 검증되었다. 자세한 개요 자료는 Mirigama, "2018 Oregon Dental Conference Course Handout."에서 확인할 수 있다.

제8장

1. Micheal Clodfelter, 『Warfare and Armed Conflicts: A Statistical Encyclopedia of Casualty and Other Figures, 1492-2015』, 4th ed. (Jefferson, NC: McFarland, 2017): 277.

2. J. M. Da Costa, "On Irritable Heart; a Clinical Study of a Form of Functional Cardiac Disorder and its Consequences," 《American Journal of Medical Sciences》 n.s. 61, no. 121 (1871).

3. "From Shell-Shock to PTSD, a Century of Invisible War Trauma," PBS NewsHour (Nov. 11, 2018), https://www.pbs.org/newshour/nation/from-shell-shock-to-ptsd-a-century-of-invisible-war-trauma; Caroline Alexander, "The Shock of War," 《Smithsonian》 (Sept. 2010), https://www.smithsonianmag.com/history/the-shock-of-war-55376701/.

4. Jeffrey A. Lieberman, "From 'Soldier's Heart' to 'Vietnam Syndrome': Psychiatry's 100-Year Quest to Understand PTSD," 《The Star》 (Mar. 7, 2015), https://www.thestar.com/news/insight/2015/03/07/solving-the-riddle-of-soldiers-heart-post-traumatic-stress-disorder-ptsd.html; Christopher Bergland, "Chronic Stress Can Damage Brain Structure and Connectivity," 《Psychology Today》 (Feb. 12, 2004).

5. 또한 하부 폐에는 혈액으로 포화된 허파꽈리가 전체의 60~80퍼센트가 몰려 있어 더 쉽고 효율적인 가스 교환이 가능하다. 『Body, Mind, and Sport』: 223.

6. Phillip Low, "Overview of the Autonomic Nervous System," Merck Manual, consumer version, https://www.merckmanuals.com/home/brain,-spinal-cord,-and-nerve-disorders/autonomic-nervous-system-disorders/overview-of-the-autonomic-nervous-system.

7. "How Stress Can Boost Immune System," ScienceDaily (June 21, 2012); "Functions of the Autonomic Nervous System," Lumen, https://courses.lumenlearning.com/boundless-ap/chapter/functions-of-the-autonomic-nervous-system/.

8. Joss Fong, "Eye-Opener: Why Do Pupils Dilate in Response to Emotional States?," 《Scientific American》 (Dec. 7, 2012), https://www.scientificamerican.com/article/eye-opener-why-do-pupils-dialate/.

9. 교감 조절 센터는 뇌가 아닌 척추에 위치하며 부교감 시스템은 뇌의 더 위쪽에 위치한다. 이것은 우연이 아닐지도 모른다. 스티븐 포지스Stephen Porges 등 일부 연구자들

은 교감 체계가 더 원시적인 시스템인 반면, 부교감 체계는 더 진화되었다는 의견을
제시한다.

10. "What Is Stress?," American Institute of Stress, https://www.stress.org/daily-life.

11. "Tibetan Lama to Teach an Introduction to Tummo, the Yoga of Psychic Heat
    at HAC January 21," Healing Arts Center(St. Louis) (Dec. 20, 2017), https://www.
    thehealingartscenter.com/hac-news/tibetan-lama-to-teach-an-introduction-
    to-tummo-the-yoga-of-psychic-heat-at-hac; "NAROPA," Garchen Buddhist
    Institute (July 14, 2015), https://garchen.net/naropa.

12. Alexandra David-Néel, 『My Journey to Lhasa』 (1927; New York: Harper Perennial,
    2005): 135.

13. Nan-Hie In, "Breathing Exercises, Ice Baths: How Wim Hof Method Helps Elite
    Athletes and Navy Seals," 《South China Morning Post》 (Mar. 25, 2019), https://
    www.scmp.com/lifestyle/health-wellness/article/3002901/wim-hof-method-
    how-ice-baths-and-breathing-techniques.

14. Stephen W. Porges, 『The Pocket Guide to the Poly vagal Theory: The Transfor
    mative Power of Feeling Safe, Norton Series on Interpersonal Neurobiology』
    (New York: W. W. Norton, 2017): 131, 140, 160, 173, 196, 234, 242.

15. 옮긴이: 항공기 엔진의 연료 공급량 조절 레버로 이것을 완전히 당기면 연료 공급이
    차단되어 추력이 제로가 된다.

16. 구체적으로는 미주신경이 자극을 받으면 심박수가 느려지고 혈관이 확장되어, 혈액
    이 중력을 떨치고 뇌로 흐르기가 더 어려워진다. 뇌로 가는 혈류의 일시적인 감소는
    기절 증상을 일으킬 수 있다.

17. Steven Park, 『Sleep Interrupted: A Physician Reveals the #1 Reason Why So
    Many of Us Are Sick and Tired』 (New York: Jodev Press, 2008): Kindle locations
    1443-46.

18. "Vagus Nerve Stimulation," Mayo Clinic, https://www.mayoclinic.org/tests-pro
    cedures/vagus-nerve-stimulation/about/pac-20384565; Crystal T. Engineer et
    al., "Vagus Nerve Stimulation as a Potential Adjuvant to Behavioral Therapy for

Autism and Other Neurodevelopmental Disorders," 《Journal Of Neurodevelop-mental Disorders》 9 (July 2017): 20.

19. 그네 타기 방법도 있었다. 흔들의자와 포치의 그네는 20세기 초 이전의 집들에서 매우 흔했다. 그것들이 인기를 끈 것은 그네를 타는 것이 혈압을 변화시키기 때문이었는지도 모른다. 그네를 타면 신호가 미주신경을 따라 더 쉽게 왔다 갔다 할 수 있다. 많은 자폐아들(대개는 미주신경이 쇠약해서 끊임없이 위협을 느끼는 아이들)이 그네 타기를 매우 좋아하는 것도 그 때문이다. 추위에 노출하면 얼굴에 찬물을 뿌렸을 때와 마찬가지로 미주신경을 자극해 심박수를 낮추라는 메시지가 심장으로 간다(얼굴을 찬물에 담그면 심박수가 금방 떨어진다). Porges, 『Pocket Guide to the Poly vagal Theory』: 211-12.

20. 요기들은 희귀한 예외에 속한다. 그 이야기는 마지막 장에 나온다.

21. Roderik J. S. Gerritsen and Guido P. H. Band, "Breath of Life: The Respiratory Vagal Stimulation Model of Contemplative Activity," 《Frontiers in Human Neuroscience》 12 (Oct. 2018): 397; Christopher Bergland, "Longer Exhalations Are an Easy Way to Hack Your Vagus Nerve," 《Psychology Today》 (May 9, 2019).

22. Moran Cerf, "Neuroscientists Have Identified How Exactly a Deep Breath Changes Your Mind," Quartzy (Nov. 19, 2017); Jose L. Herrero et al., "Breathing above the Brain Stem: Volitional Control and Attentional Modulation in Humans," 《Journal of Neurophysiology》 119, no. 1 (Jan. 2018): 145-59.

23. 이 신경계는 과호흡을 조절하기 위해 종이 봉지 안에 대고 숨을 들이마시는 것이 왜 종종 효과가 없으며, 매우 위험할 수 있는지를 설명하는 데 도움이 된다. 그렇다. 뱉어 낸 숨을 다시 마시는 것이 이산화탄소 수치를 증가시키기는 하겠지만, 공황 발작을 일으킬 수 있는 교감신경 과부하를 억제하지는 못하는 경우가 많다. 종이 봉지는 더 많은 공포와 더 깊은 호흡으로 이어질 수 있다. 게다가 호흡기 문제를 지닌 모든 사람들이 과호흡 증후군을 앓고 있는 것도 아니다. 《응급의학회보The Annals of Emergency Medicine》의 한 연구에 따르면, 과호흡을 하는 것으로 추정된 환자 3명에게 종이 봉지 호흡을 시켰는데 사망한 경우가 있었다. 이 환자들은 공황이나 천식 발작을 앓은 것이 아니었다. 실은 심근경색을 앓고 있어서, 가능한 한 많은 산소가 필

요했다. 그런 그들의 폐에 재활용 이산화탄소를 가득 채우는 바람에 사망한 것이다.

Anahad O'Connor, "The Claim: If You're Hyperventilating, Breathe into a Paper Bag," 《The New York Times》 (May 13, 2008); Michael Callaham, "Hypoxic Hazards of Traditional Paper Bag Rebreathing in Hyperventilating Patients," 《Annals of Emergency Medicine》 19, no. 6 (June 1989): 622-28.

24. Moran Cerf, "Neuroscientists Have Identified How Exactly a Deep Breath Changes Your Mind," Quartzy (Nov. 19, 2017); Jose L. Herrero, Simon Khuvis, Erin Yeagle, et al., "Breathing above the Brain Stem: Volitional Control and Attentional Modulation in Humans," 《Journal of Neurophysiology》 119, no. 1 (Jan. 2018): 145-49.

25. Matthijs Kox et al., "Voluntary Activation of the Sympathetic Nervous System and Attenuation of the Innate Immune Response in Humans," 《Proceedings of the National Academy of Sciences of the United States of America》 111, no. 20 (May 2014): 7379-84.

26. 벤슨의 저서에 대해 이전 책이나 다른 글에서 내가 간략하게 언급한 적이 있지만, 예를 들어 인체에 어떤 일이 일어나는지, 그리고 어떻게 되는지에 대해 탐구한 적은 없었다. 이것이 바로 이 장에서 내가 새로이 하고 있는 일이다.

27. Herbert Benson et al., "Body Temperature Changes during the Practice of g Tummo Yoga," 《Nature》 295 (1982): 234-36. 수십 년이 지난 지금도 벤슨의 자료에 모두가 감명을 받지는 않는다. 싱가포르국립대학의 마리아 코제브니코바Maria Kozhevnikova는 이렇게 주장했다. "그러나 투모 명상 중 체온이 정상 범위를 넘어 상승한다는 것을 나타내는 증거는 없다." 투모의 놀라운 효과를 결코 부인하진 않았지만, 코제브니코바는 자료가 제시된 방식이 오해의 소지가 있다고 보았다. 그것과 더불어, 많은 투모 수행자들이 투모 호흡으로 그렇게 몸이 뜨거워지기보다는 체온이 떨어지는 것을 막아 준다고 내게 말하기도 했다. 그것은 불교도들과 빔 호프와 그의 동료들에 의해 분명히 증명된 사실이다. 어느 쪽이 맞는지 우리가 곧 알게 되겠지만, 체온 상승은 투모의 변형적 효과 가운데 아주 작은 부분일 뿐이다. Maria Kozhevnikova et al., "Neurocognitive and Somatic Components of Temperature

Increases during Tummo Meditation: Legend and Reality," 《PLoS One》 8, no. 3 (2013): e58244.

28. "The Iceman—Wim Hof," Wim Hof Method, https://www.wimhofmethod.com/iceman-wim-hof.

29. Erik Hedegaard, "Wim Hof Says He Holds the Key to a Healthy Life—But Will Anyone Listen?," 《Rolling Stone》 (Nov. 3, 2017).

30. "Applications," Wim Hof Method, https://www.wimhofmethod.com/applications.

31. Kox et al., "Voluntary Activation of the Sympathetic Nervous System."

32. "How Stress Can Boost Immune System," Science Daily (June 21, 2012), https://www.sciencedaily.com/releases/2012/06/120621223525.htm.

33. Joshua Rapp Learn, "Science Explains How the Iceman Resists Extreme Cold," Smithsonian.com (May 22, 2018).

34. 미 국립보건원NIH은 최대 2,350만 명의 미국인이 자가면역질환을 앓고 있다고 추산하고 있다. 미국 자가면역 관련 질병 협회는 NIH가 자가면역 장애와 관련된 24개 질병만을 나열하고 있기 때문에 이 수치는 총체적인 과소평가라고 말한다. 분명한 "자가면역 소지autoimmune basis"를 지닌 다른 수십 종의 질병들이 나열되지 않고 있는 것이다. 다음 링크에서 정신이 번쩍 드는 통계를 읽을 수 있다. https://www.aarda.org/.

35. 새로운 연구에 따르면, 하시모토병은 기면증이나 자가면역질환, 또는 천식일 수도 있다. 천식을 앓고 있는 아이들이 제1형 당뇨병에 걸릴 위험이 41퍼센트 증가했다는 것은 우연이 아닐 것이다. Alberto Tedeschi and Riccardo Asero, "Asthma and Autoimmunity: A Complex but Intriguing Relation," 《Expert Review of Clinical Immunology》 4, no. 6 (Nov. 2008): 767–76; Natasja Wulff Pedersen et al., "CD8+ T Cells from Patients with Narcolepsy and Healthy Controls Recognize Hypocretin Neuron–Specific Antigens," 《Nature Communications》 10, no. 1 (Feb. 2019): 837.

36. 내가 투모를 시도하기 전, 매트는 척추관절염 진단을 받았고, C-반응 단백질CRP 수

치가 정상치의 약 7배인 20 이상이 있었다. CRP는 염증과 통증을 일으키는 단백질이다. 추위에 노출되는 투모 호흡을 3개월 동안 한 결과, 매트의 CRP 수치는 0.4가 되었다(옮긴이: 일반적으로 0.5~1.0mg/dL이 정상치다). 관절 쑤심, 뻣뻣함, 살갗 벗겨짐, 피로감 등이 모두 사라졌다. 영국 데본 출신의 또 다른 매트는 두피에 주로 영향을 미치고, 비늘벗음scaling과 항구적인 부분 탈모증을 일으키는 염증성 질환인 모공성 편평태선 진단을 받았다. 매트는 1955년 면역 반응을 억제하는 말라리아를 치료하기 위해 발명된 약인 하이드록시클로로퀸을 처방받았다. 이 약물의 일반적인 부작용으로 경련과 설사, 두통 등이 있다. 일주일도 안 되어 매트는 호흡곤란을 겪었고 피를 토했다. 의사는 그에게 끝까지 밀고 나가길 권했다. 매트는 더 아팠다. 그는 투모 호흡을 배우고 날마다 빔 호프 호흡법을 익히면서 호프의 의례를 따랐다. 그리고 이렇게 말했다. "8개월 후 나는 전혀 증상이 없었다." Wim Hof, YouTube (Jan. 3, 2018), https://www.youtube.com/watch?v=f4tIou2LnOk; "Wim Hof—Reversing Autoimmune Diseases | Paddison Program," YouTube (June 26, 2016), https://www.youtube.com/watch?v=lZO9uyJIP44; "In 8 Months I Was Completely Symptom-Free," Wim Hof Method Experience, Wim Hof, YouTube (Aug. 23, 2019), https://www.youtube.com/watch?v=1nOv4aNiWys.

37. 2014년에 호프는 무작위로 선정한 29~65세의 사람 26명을 킬리만자로산으로 데려갔다. 이들 가운데 다수가 천식과 류머티즘, 크론병, 기타 자가면역질환으로 고통받고 있었다. 호프는 그들에게 자신의 투모 호흡법을 가르쳐 주었으며, 그들을 주기적으로 극심한 추위에 노출시킨 다음, 5,895미터에 달하는 아프리카 최고봉까지 하이킹했다. 산 정상의 산소 농도는 해수면의 절반이다. 경험 많은 등반가들도 성공률이 50퍼센트 정도다. 호프의 이 집단 가운데 24명이 48시간 만에 정상에 올랐다. 이들의 절반은 섭씨 영하 20도까지 내려가는 기온에 반바지만 입고 맨몸으로 올라갔다. 아무도 저체온증이나 고산병을 겪지 않았고, 아무도 보조 산소를 사용하지 않았다. Ted Thornhill, "Hardy Climbers Defy Experts to Reach Kilimanjaro Summit Wearing Just Their Shorts and without Succumbing to Hypothermia," 《Daily Mail》 (Feb. 17, 2014); 예전의 등반 성공률 추정치는 41퍼센트였으며, 현재의 추정치는 아마도 60퍼센트에 가까울 것이다. 나는 그 중간

으로 추정했다. "Kilimanjaro Success Rate—How Many People Reach the Sum mit," Kilimanjaro, https://www.climbkilimanjaroguide.com/kilimanjaro-suc cess-rate/.

38. 다비드 넬은 결국 프랑스에서 국민적 영웅이자, 전문 분야 작가들의 우상이 되었다. 그녀의 이름을 딴 차와 전차 정거장이 생겼는데, 이 둘은 오늘날까지도 사용되고 있다.

39. "Maurice Daubard—Le Yogi des Extrêmes [The Yogi of the Extremes]", http://www.mauricedaubard.com/biographie.htm; "France: Moulins: Yogi Maurice Daubard Demonstration," AP Archive, YouTube (July 21, 2015), https://www.youtube.com/watch?v=bEZVlgcddZg.

40. 이 인터뷰와 홀로트로픽 호흡 요법에 대한 내 경험은 스탠퍼드 실험이 있기 몇 년 전이었고, 나를 더 깊은 연구의 길로 이끈 수다르샨 크리야를 경험하고 딱 1년 정도 지난 후였다.

41. 그로프는 이 사건이 1954년에 일어났다고 내게 말했다. 그러나 다른 소식통들은 그 것이 1956년에 일어났다고 주장한다. "The Tim Ferriss Show—Stan Grof, Lessons from ~4,500 LSD Sessions and Beyond," Podcast Notes (Nov. 24, 2018), https://podcastnotes.org/tim-ferris-show/grof/.

42. "Stan Grof," Grof: Know Thyself, http://www.stangrof.com/.

43. Mo Costandi, "A Brief History of Psychedelic Psychiatry," 《The Guardian》 (Sept. 2, 2014), https://www.theguardian.com/science/neurophilosophy/2014/sep/02/psychedelic-psychiatry.

44. James Eyerman, "A Clinical Report of Holotropic Breathwork in 11,000 Psychiatric Inpatients in a Community Hospital Setting," 《MAPS Bulletin》, Spring 2013, https://maps.org/news-letters/v23n1/v23n1_p24-27.pdf.

45. 아이어맨은 이어서 이렇게 말했다. "그것을 생각해 보면 인류 역사 전체에서 서양의 산업 문명은 평범하지 않은 의식 상태를 결코 높이 평가하지 않는 유일한 집단입니다. 그래서 그들을 높이 평가하지도 않고 이해하고 싶어 하지도 않는 겁니다. 대신에 우리는 그들을 심리적으로 비정상이라고 간주하고, 신경안정제를 처방해 무감각

하게 합니다. 이는 일시적인 해결책으로 반창고 같은 작용을 할 뿐, 핵심 문제를 해결하지 못하고, 나중에 더 많은 심리적인 문제로 이어질 뿐입니다."

46. Sarah W. Holmes et al., "Holotropic Breathwork: An Experiential Approach to Psychotherapy," 《Psychotherapy: Theory, Research, Practice, Training》 33, no. 1 (Spring 1996): 114-20; Tanja Miller and Laila Nielsen, "Measure of Significance of Holotropic Breathwork in the Development of Self Awareness," 《Journal of Alternative and Complementary Medicine》 21, no. 12 (Dec. 2015): 796-803; Stanislav Grof et al., "Special Issue: Holotropic Breathwork and Other Hyperventilation Procedures," 《Journal of Transpersonal Research》 6, no. 1 (2014); Joseph P. Rhinewine and Oliver Joseph Williams, "Holotropic Breathwork: The Potential Role of a Prolonged, Voluntary Hyperventilation Procedure as an Adjunct to Psychotherapy," 《Journal of Alternative and Complementary Medicine》 13, no. 7 (Oct. 2007): 771-76.

47. 옮긴이: 심신의학psychosomatic medicine은 마음의 병이 몸의 병이 되고, 마음 치료로 몸을 치료할 수 있다고 본다. 존 사노John E. Sarno의 『통증 유발자, 마음』 (승영조 옮김, 승산, 2011)에 심신의학에 관한 통찰이 잘 기술되어 있다.

48. 특히 모든 헉헉거림은 이산화탄소의 혈류를 고갈시켜 뇌가 제대로 기능하는 데 필요한 혈류를 차단한다. Stanislav Grof and Christina Grof, 『Holotropic Breathwork: A New Approach to SelfExploration and Therapy, SUNY Series in Transpersonal and Humanistic Psychology』 (Albany, NY: Excelsior, 2010): 161, 163; Stanislav Grof, 『Psychology of the Future: Lessons from Modern Consciousness Research』 (Albany, NY: SUNY Press, 2000); Stanislav Grof, "Holotropic Breathwork: New Approach to Psychotherapy and Self-Exploration," http://www.stanislavgrof.com/resources/Holotropic-Breathwork;-New-Perspectives-in-Psychotherapy-and-Self-Exploration.pdf.

49. "Cerebral Blood Flow and Metabolism," Neurosurg.cam.ac.uk, http://www.neurosurg.cam.ac.uk/files/2017/09/2-Cerebral-blood-flow.pdf.

50. Jordan S. Querido and A. William Sheel, "Regulation of Cerebral Blood Flow

during Exercise,"《Sports Medicine》37, no. 9 (2007): 765-82.

51. 평균적으로 뇌 혈류량은 동맥혈 이산화탄소 분압P_{aCO_2}이 1mmHg 감소할 때마다 약 2퍼센트 감소한다. 샌프란시스코주 캘리포니아대학 실험실에서 한 차례 격한 호흡 운동을 하는 동안, 나의 $PaCO_2$는 정상보다 20 정도 낮은 22mmHg로 기록되었다. 그 동안 내 뇌의 혈류는 정상보다 약 40퍼센트 적었다. "Hypercentration," OpenAnesthibia, https://www.openanesthesia.org/elevated_icp_hyperventilation/.

52. 몇 가지 과학 연구를 포함한 흥미로운 요약은 다음 링크 참조. http://www.anesthesiaweb.org/hyperventilation.php.

53. "Rhythm of Breathing Affects Memory and Fear,"《Neuroscience News》(Dec. 7, 2016), https://neurosciencenews.com/memory-fear-breathing-5699/.

제9장

1. 클링의 연구와 SM의 설명에 대한 자세한 내용은 다음 자료에서 발췌한 것이다. Justin S. Feinstein et al., "A Tale of Survival from the World of Patient S. M.," in 『Living without an Amygdala』, ed. David G. Amaral and Ralph Adolphs (New York: Guilford Press, 2016): 1-38. 다른 세부 내역은 다음 논문에서 발췌했다. Kling's articles, including Arthur Kling et al., "Amygdalectomy in the Free-Ranging Vervet (Cercopithecus aethiops),"《Journal of Psychiatric Research》7, no. 3 (Feb. 1970): 191-99.

2. "The Amygdala, the Body's Alarm Circuit," Cold Spring Harbor Laboratory DNA Learning Center, https://dnalc.cshl.edu/view/822-The-Amygdala-the-Body-s-Alarm-Circuit.html.

3. 호흡계에는 두 가지 종류의 화학수용체가 있다. 바로 말초 화학수용체와 중추 화학수용체다. 경동맥과 대동맥에 있는 말초 화학수용체는 대개 혈액이 심장을 떠날 때 혈액 내 산소량의 변화를 감지하는 구실을 한다. 뇌간 연수에 위치한 중추 화학수용체는 뇌척수액의 pH를 통해 동맥혈 내 이산화탄소 농도의 아주 미세한 변화를 감지

한다. "Chemoreceptors," TeachMe Physiology, https://teachmephysiology.com/respiratory-system/regulation/chemoreceptors/.

4. 중추 화학수용체를 지탱하는 뇌간 부위에 부상을 입은 사람들은 혈류에서 이산화탄소 농도를 감지하고 반응하는 능력을 잃는다. 이산화탄소가 만들어지고 있다는 것을 알려 주는 자율적인 방어쇠가 없는 상태에서는, 숨을 들이쉴 때마다 의식적이고 결연한 노력이 필요하다. 그들은 언제 숨을 쉬어야 할지 모르기 때문에 인공호흡기 없이 잠을 자면 질식사할 것이다. 이 질환은 온디네 병Ondine's disease이라고 불리는데, 유럽 민간 설화에 나오는 물의 요정에서 이름을 따온 것이다. 온디네는 남편 한스에게 자기가 "(그의) 폐 속의 숨"이라고 하면서, 그가 바람을 피우면 무의식적으로 숨을 쉬는 능력을 잃게 될 거라고 경고했다. 한스는 바람을 피운 후 온디네의 저주에 시달렸다. 한스는 죽기 전에 이렇게 말했다. "한순간의 부주의로 나는 숨 쉬는 걸 잊었다." Iman Feiz-Erfan et al., "Ondine's Curse," 《Barrow Quarterly》 15, no. 2 (1999), https://www.barrowneuro.org/education/grand-rounds-publications-and-media/barrow-quarterly/volume-15-no-2-1999/ondines-curse/.

5. 1만 2,000년 전, 고대 페루인들은 해발 3,600미터 이상의 고도에서 살고 있었다. 현재 가장 인구가 많은 도시는 페루의 라링코나다로 해발 5,000미터 높이에 있다. Tia Ghose, "Oldest High-Altitude Human Settlement Discovered in Andes," Live Science (Oct. 23, 2014), https://www.livescience.com/48419-high-altitude-setlement-peru.html.

6. 몇몇 보고에 따르면, 프리다이버와 같은 운동선수들의 이산화탄소 내성이 반복적으로 매우 긴 숨을 참는 것에 익숙하지 않은 사람들과 별로 다를 게 없다고 한다. 하지만 이러한 정상급 운동선수들은 폐가 훨씬 더 크고, 또한 신진대사를 더 느리게 해서 산소를 적게 소비하고 이산화탄소를 적게 배출할 수 있기 때문에, 불안감을 느끼지 않고 더 오랫동안 숨을 참을 수 있다는 것이다. 그러나 이것은 만성적인 불안을 비롯한 공포 기반 장애를 지닌 사람들이 폐 크기에 상관없이, 또는 테스트 전에 얼마나 많이 들이쉬고 내쉬었는지와 상관없이, 거의 항상 숨을 참는 능력이 왜 매우 제한적인지 그 이유를 설명하지 못한다. 몇 가지 흥미로운(제한적이지 않은) 관련 자료를 프리다이빙 포럼인 https://forums.deeperblue.com/threads/freediv

ing-leading-to-sleep-apnea,82096/에서 찾아 볼 수 있다. Colette Harris, "What It Takes to Climb Everest with No Oxygen," 《Outside》 (June 8, 2017), https://www.outsideonline.com/2191596/how-train-climb-everest-no-oxygen.

7. Jamie Ducharme, "A Lot of Americans Are More Anxious Than They Were Last Year, a New Poll Says," 《Time》 (May 8, 2018), https://time.com/5269371/ameri cans-anxiety-poll/.

8. 『The Primordial Breath: An Ancient Chinese Way of Prolonging Life through Breath Control』, vol. 1, trans. Jane Huang and Michael Wurmbrand (Original Books, 1987): 13.

9. Megan Rose Dickey, "Freaky: Your Breathing Patterns Change When You Read Email," 《Business Insider》 (Dec. 5, 2012), https://www.businessinsider.com/ email-apnea-how-email-change-breathing-2012-12?%20IR=T; "Email Apnea," Schott's Vocab, 《The New York Times》 (Sept. 23, 2009), https://schott.blogs.ny times.com/2009/09/23/email-apnea/; Linda Stone, "Just Breathe: Building the Case for Email Apnea," 《The Huffington Post》, https://www.huffpost.com/en try/just-breathe-building-the_b_85651?guccounter=1; Susan M. Pollak, "Breath-ing Meditations for the Workplace," 《Psychology Today》 (Nov. 6, 2014), https:// www.psychologytoday.com/us/blog/the-art-now/201411/email-apnea.

10. 수십 종의 연구를 미 국립보건원의 국립의학도서관 웹사이트 펍메드PubMed를 통해 접근할 수 있다. 내게 도움이 된 몇 가지는 다음과 같다. Andrzej Ostrowski et al., "The Role of Training in the Development of Adaptive Mechanisms in Freediv-ers," 《Journal of Human Kinetics》 32, no. 1 (May 2012): 197-210; Apar Avinash Saoji et al., "Additional Practice of Yoga Breathing With Intermittent Breath Holding Enhances Psychological Functions in Yoga Practitioners: A Random-ized Controlled Trial," 《Explore: The Journal of Science and Healing》 14, no. 5 (Sept. 2018): 379-84; Saoji et al., "Immediate Effects of Yoga Breathing with In-termittent Breath Holding on Response Inhibition among Healthy Volunteers," 《International Journal of Yoga》 11, no. 2 (May-Aug. 2018): 99-104.

11. Serena Gianfaldoni et al., "History of the Baths and Thermal Medicine," 《Macedonian Journal of Medical Sciences》5, no. 4 (July 2017): 566-68.

12. 브랜트가 영국으로 돌아와 로야에 대해 격찬한 후, 또 다른 의사이자 왕립 외과대학의 동료는 브랜트의 연구 결과를 확인하기 위해 로야로 찾아가서 돌아와, "고스란히 내 자신의 경험과 관찰에 따른 것"을 보고했다. George Henry Brandt, 『Royat (les Bains) in Auvergne: Its Mineral Waters and Climate』 (London: H. K. Lewis, 1880): 12, 18.

13. 웹사이트 https://www.mrjamesnestor.com/breath에서 이산화탄소 목욕의 효과에 대한 수십 가지 연구를 확인할 수 있다.

14. George Henry Brandt, 『Royat (les Bains) in Auvergne, Its Mineral Waters and Climate』 (London: H. K. Lewis, 1880): 12, 18; Peter M. Prendergast and Melvin A. Shiffman, eds., 『Aesthetic Medicine: Art and Techniques』 (Berlin and Heidelberg: Springer, 2011); William and Robert Chambers, 《Chambers's Edinburgh Journal》, n.s. 1, no. 46 (Nov. 16, 1844): 316; Isaac Burney Yeo, 『The Therapeutics of Mineral Springs and Climates』 (London: Cassell, 1904): 760.

15. 캘리포니아의 마취과 의사이자 의학 연구원인 루이스 콜먼Lewis S. Coleman 박사의 말에 의하면, 이산화탄소에 대한 반발은 사실과 관련되기 보다는 사익과 관련이 더 깊다. 이산화탄소는 석유 처리 시 나오는 값싼 부산물인 반면, 다른 임상 치료는 고가에 실질적인 전문 지식이 필요했다. Lewis S. Coleman, "Four Forgotten Giants of Anesthesia History," 《Journal of Anesthesia and Surgery》3, no. 1 (2016): 68-84.

16. 1950년대 후반, 볼프는 특별한 원인이 없는 막연한 불안감에 대한 대체 치료법을 찾고 있었는데, 이 불안감은 오늘날 약 1,000만 명의 미국인에게 영향을 미치고 있는 스트레스의 한 형태다. 그는 이산화탄소가 얼마나 빠르고 효과적으로 작용하는지를 알고 당황했다. 볼프는 이산화탄소와 산소 50 대 50 혼합물을 2~5회 흡입했을 때 환자의 기저선 불안도를 60(쇠약 수준)에서 0으로 낮추기에 충분하다는 것을 발견했다. 다른 어떤 치료도 범접할 수 없는 수준이었다. 1987년 볼프는 이렇게 썼다. "최근 불붙기 시작한 이산화탄소에 대한 관심이 적극적인 연구로 이어지길 바란다." 그러나 볼프가 이산화탄소 연구를 강력히 부르짖은 것과 같은 해에 미 식품의약품

안전청은 최초의 세로토닌 재흡수 억제제, 즉 SSRI 약물인 플루옥세틴을 승인했는데, 이 약은 프로작, 사라펨, 아도펜이라는 상표명으로 더 잘 알려져 있다. 볼프의 연구가 발표되고 10년이 지난 후, 컬럼비아대학의 정신과 의사인 도널드 F. 클라인은 볼프가 생각한 것이 공황과 불안을 비롯한 관련 장애를 촉발시키는 메커니즘이라는 것을 발견했다. 클라인은 자신의 논문「허위 질식 경보, 자발적 공황과 관련 상태」에 이렇게 썼다. "진화된 질식 경보 시스템을 잘못 작동시킨 것은 질식 감지기에 의한 생리학적 오판"이었다고. 그리고 그 잘못된 질식은 이산화탄소의 변동에 너무 민감하게 반응하게 된 화학수용체로 인한 것이었다. 공포는 본질적으로 정신 문제에 못지않은 육체 문제일 수 있다. Joseph Wolpe, "Carbon Dioxide Inhalation Treatments of Neurotic Anxiety: An Overview," 《Journal of Nervous and Mental Disease》 175, no. 3 (Mar. 1987): 129-33; Donald F. Klein, "False Suffocation Alarms, Spontaneous Panics, and Related Conditions," 《Archives of General Psychiatry》 50, no. 4 (Apr. 1993): 206-17.

17. 이것은 파인스타인의 추정치다. 불안장애를 지닌 많은 사람들이 우울증을 앓고 있고, 그 반대의 경우도 마찬가지여서 숫자를 정확히 밝히기 어렵다. 예를 들어, 인구의 약 18퍼센트가 불안장애를 앓고 있다. 그리고 약 8퍼센트는 심각한 우울증을 앓고 있고, 수백만 명이 더 가벼운 증상을 지니고 있다. 또 4분의 1은 진단 가능한 정신장애를 앓고 있고, 전체 미국인의 2분의 1은 평생 동안 모종의 정신 질환을 겪을 것으로 예상된다. "Half of US Adults Due for Mental Illness, Study Says," Live Science (Sept. 1, 2011), https://www.livescience.com/15876-mental-illness-strikes-adults.html; "Facts & Statistics," Anxiety and Depression Association of America, https://adaa.org/about-adaa/press-room/facts-statistics.

18. 게다가 우울증과 불안, 공황은 모두 밀접한 관련이 있는데, 각각은 공포에 대한 동일한 오해에 뿌리를 두고 있다. 현재 SSRI를 복용하고 있는 환자의 3분의 1은 다른 형태의 불안으로 고통받고 있으며, 많은 환자들이 그 때문에 다른 약물들로 치료를 받고 있을 것이다. Laura A. Pratt et al., "Antidepressant Use Among Persons Aged 12 and Over: United States, 2011-2014," NCHS Data Brief no. 283 (Aug. 2017): 1-8.

19. 다들 상상할 수 있듯이, 이러한 발견들은 논쟁의 여지가 있었다. 이 연구에 대해 진행된 토론에 대한 더 많은 자료는 다음 참고. Fredrik Hieronymus et al., "Influence of Baseline Severity on the Effects of SSRIs in Depression: An Item-Based, Patient-Level Post-Hoc Analysis," 《The Lancet》 (July 11, 2019), https://www.thelancet.com/journals/lanpsy/article/PIIS2215-0366(19)30383-9/fulltext; Fredrik Hieronymus, "How Do We Determine Whether Antidepressants Are Useful or Not? Authors' Reply," 《The Lancet》 (Nov. 2019), https://www.thelancet.com/journals/lanpsy/article/PIIS2215-0366(19)30383-9/fulltext; Henry Bodkin, "Most Common Antidepressant Barely Helps Improve Depressive Symptoms, 'Shocking' Trial Finds," 《The Telegraph》 (Sept. 19, 2019), https://www.telegraph.co.uk/science/2019/09/19/common-antidepressant-barely-helps-improve-depression-symptoms/.

20. 치료법과 효능에 대한 개요는 다음 참고. Johanna S. Kaplan and David F. Tolin, "Exposure Therapy for Anxiety Disorders," 《Psychiatric Times》 (Sept. 6, 2011), https://www.psychiatrictimes.com/view/exposure-therapy-anxiety-disorders.

21. 공황장애 환자의 약 40퍼센트는 우울증을 앓고 있으며, 70퍼센트는 다른 정신 건강 문제를 지니고 있다. 파인스타인 교수는 이러한 모든 병증이 두려움에 뿌리를 두고 있다고 말한다. Paul M. Lehrer, "Emotionally Triggered Asthma: A Review of Research Literature and Some Hypotheses for Self-Regulation Therapies," 《Applied Psychophysiology and Biofeedback》 22, no. 1 (Mar. 1998): 13-41.

22. 공황장애 환자들은 다른 환자들보다 5배 더 자주 의사를 찾으며, 정신 질환으로 입원할 가능성이 6배 더 높다. 그들 중 37퍼센트는 보통 약물 치료나 행동요법, 또는 둘 다를 받게 될 것이다. 그러나 이러한 치료법들 중 어떤 것도 이러한 상태, 곧 만성적인 나쁜 호흡 습관의 원인을 직접적으로 다루지 않는다. 만성 폐쇄성 폐질환 환자의 60퍼센트가 불안장애나 우울증 질환도 갖고 있다는 것은 우연이 아니다. 이 환자들은 너무 자주, 너무 많이, 너무 빨리 숨을 쉬면서, 또다시 숨을 쉴 수 없을지 모른다고 예상해 공황에 빠진다. "Proper Breathing Brings Better Health," 《Scientific American》 (Jan. 15, 2019), https://www.scientificamerican.com/article/proper-

breathing-brings-better-health/.

23. Eva Henje Blom et al., "Adolescent Girls with Emotional Disorders Have a Lower End Tidal CO2 and Increased Respiratory Rate Compared with Healthy Controls," 《Psychophysiology》 51, no. 5 (May 2014): 412-18; Alicia E. Meuret et al., "Hypoventilation Therapy Alleviates Panic by Repeated Induction of Dyspnea," 《Biological Psychiatry CNNI(Cognitive Neuroscience and Neuroimaging)》 3, no. 6 (June 2018): 539-45; Daniel S. Pine et al., "Differential Carbon Dioxide Sensitivity in Childhood Anxiety Disorders and Nonill Comparison Group," 《Archives of General Psychiatry》 57, no. 10 (Oct. 2000): 960-67.

24. "Out-of-the-Blue Panic Attacks Aren't without Warning: Data Show Subtle Changes before Patients' [sic] Aware of Attack," Southern Methodist University Research, https://blog.smu.edu/research/2011/07/26/out-of-the-blue-panic-attacks-arent-without-warning/; Stephanie Pappas, "To Stave Off Panic, Don't Take a Deep Breath," Live Science (Dec. 26, 2017), https://www.livescience.com/9204-stave-panic-deep-breath.html.

25. "New Breathing Therapy Reduces Panic and Anxiety by Reversing Hyperventilation," ScienceDaily (Dec. 22, 2010), https://www.sciencedaily.com/releases/2010/12/101220200010.htm.

26. 파인스타인이 5년간의 임상 연구를 통해 밝혀낸 바와 같이 부양 요법은 불안과 거식증을 비롯해 여러 공포를 기반으로 한 신경증 치료에 특히 효과적이었다. "The Feinstein Laboratory," Laureate Institute for Brain Research, https://www.laureateinstitute.org/current-events/feinstein-laboratory-publishes-float-study-in-plos-one.

27. 부테이코의 이산화탄소 최적 수준(그리고 위험하게 낮은 수준)은 다음 링크 참조. https://images.app.goo.gl/DGjT3bL8PMDQYmqL7.

28. 최근 이산화탄소 요법은 다소 재기를 해서, 올손과 그의 DIY 펄모노트 동료들만 쓰고 있는 것이 아니다. 오늘날 청력 손실과 간질, 그리고 다양한 암을 치료하는 데 다시 사용되고 있다. 미국 의료업체 애트나Aetna에서는 환자를 대상으로 한 실험적 치

료법으로 이산화탄소 요법을 제공하고 있다. "Carbogen Inhalation Therapy," Aetna, http://www.aetna.com/cpb/medical/data/400_499/0428.html.

29. 화학수용체들은 1퍼센트의 몇 분의 1 정도의 아주 적은 이산화탄소 변동을 포착한다.

제10장

1. 투모 호흡을 한 지 고작 한 시간 만에 스트레스 호르몬이 과다 분비되었다. 폐를 태양열 패널이라고 생각해 보자. 그 패널이 클수록 태양열을 흡수할 수 있는 셀cell이 많아지고, 더 많은 에너지를 얻을 수 있다. 빔 호프의 격한 호흡은 가스 교환을 위한 가용 공간을 약 40퍼센트까지 증가시킬 수 있다. 이는 엄청난 양이다. 예를 들어 이 보너스 공간으로 호프는 운동을 마친 지 40분 만에 정상 산소의 두 배를 소비할 수 있었다. Isabelle Hof, 『The Wim Hof Method Explained』 (Wim Hof Method, 2015, updated 2016): 8, https://www.semanticscholar.org/paper/Wim-Hof-Method-Explained-2-Colofon-the-Wim-Hof-Hof/c57db7b4a6eaa9885ec514b0e3b436c22822292d?p2df.

2. Joshua Rapp Learn, "Science Explains How the Iceman Resists Extreme Cold," Smithsonian.com (May 22, 201), https://www.smithsonianmag.com/science-nature/science-explains-how-iceman-resists-extreme-cold-180969134/.

3. Herbert Benson et al., "Body Temperature Changes during the Practice of g Tummo Yoga,"《Nature》 295 (1982): 234-36; William J. Cromie, "Meditation Changes Temperatures,"《The Harvard Gazette》(Apr. 18, 2002).

4. 나는 유명한 생리학자이자 플로리다대학의 저명한 교수인 폴 데번포트Paul Davenport 박사에게 이 난제를 질문했다. 그는 몇 시간 만에 이메일로 답했다. 그는 "흥미로운 문제"라며 이렇게 이어서 썼다. "내 대답은 적절하지만, 학문적으로 모호할 것입니다. :) 요컨대, 자발적인 과호흡의 효과는 다음 여러 가지 요인에 달려 있습니다. 국소 혈액 분포, 혈액가스 변화 정도, 뇌 척수액CSF의 완충 능력 감소, 심박출량 변화, pH 균형 보상, 시간, 기타 아직 알려지지 않은 요인 등입니다. (너무 모호한가?) 자발

적 과호흡에 대한 혈액과 CSF의 생리 반응에 관한 연구는 비교적 간단합니다. 그러나 생리 변화에 대한 인지 반응은 훨씬 더 모호하고 복잡합니다." 이메일 글이 끝날 때쯤, 그는 나에게 이 문제를 두고 상세한 분석 작업을 하고 있는 중인데, 분석을 종합하는 데는 시간이 좀 걸릴 거라고 말했다. 이 작업에 대해 그는 여전히 집필 중이다. 살펴볼 만한 몇 가지 연구 결과가 여기 있다. I. A. Bubeev, "The Mechanism of Breathing under the Conditions of Prolonged Voluntary Hyperventilation," 《Aerospace and Environmental Medicine》 33, no. 2 (1999): 22-26; J. S. Querido and A. W. Sheel, "Regulation of Cerebral Blood Flow during Exercise," 《Sports Medicine》 37, no. 9 (Oct. 2007): 765-82.

5. Iuriy A. Bubeev and I. B. Ushakov, "The Mechanism of Breathing under the Conditions of Prolonged Voluntary Hyperventilation," 《Aerospace and Environmental Medicine》 33, no. 2 (1999): 22-26; Seymour S. Kety and Carl F. Schmidt, "The Effects of Altered Arterial Tensions of Carbon Dioxide and Oxygen on Cerebral Blood Flow and Cerebral Oxygen Consumption of Normal Young Men," 《Journal of Clinical Investigation》 27, no. 4 (1948): 484-92; Querido and Sheel, "Regulation of Cerebral Blood Flow during Exercise"; Shinji Naganawa et al., "Regional Differences of fMR Signal Changes Induced by Hyperventilation: Comparison between SE-EPI and GE-EPI at 3-T," 《Journal of Magnetic Resonance Imaging》 15, no. 1 (Jan. 2002): 23-30; S. Posse et al., "Regional Dynamic Signal Changes during Controlled Hyperventilation Assessed with Blood Oxygen Level Dependent Functional MR Imaging," 《American Journal of Neuroradiology》 18, no. 9 (Oct. 1997): 1763-70.

6. 좀 더 구체적으로 말하면, 프라나에 대한 문헌 언급은 약 3,000년 전에 인도에서 먼저 나타났고, 중국에서는 양나라와 조나라 시대인 약 2,500년 전에 나타났다.

7. 고대 인도인들은 인체에 7만 2,000~35만 개의 통로가 있다고 믿었다. 어떻게 그걸 세었는지는 아무도 모른다.

8. Sat Bir Singh Khalsa et al., 『Principles and Practice of Yoga in Health Care』 (Edinburgh: Handspring, 2016).

9. 그러나 이 "활력 에너지"의 움직임 가능성에 대한 매우 묘하고 매혹적인 정부 지원 연구가 있었다. CIA 웹사이트의 틈새로 겨우 스며든 1986년의 보석 같은 연구를 확인해 보라. Lu Zuyin et al., "Physical Effects of Qi on Liquid Crystal," CIA, https://www.cia.gov/library/readingroom/document/cia-rdp96-00792r000200160001-8.

10. Justin O'Brien (Swami Jaidev Bharati), 『Walking with a Himalayan Master: An American's Odyssey』 (St. Paul, MN: Yes International, 1998, 2005): 58, 241; Pandit Rajmani Tigunait, 『At the Eleventh Hour: The Biography of Swami Rama』 (Honesdale, PA: Himalayan Institute Press, 2004); "Swami Rama, Researcher/Scientist," Swami Rama Society, https://www.swamiramasociety.org/project/swami-rama-researcherscientist/.

11. "Swami Rama, Himalayan Master, Part 1," YouTube, https://www.youtube.com/watch?v=S1sZNbRH2N8.

12. "Swami Rama at the Menninger Clinic, Topeka, Kansas," Kansas Historical Society, https://www.kshs.org/index.php?url=km/items/view/226459.

13. 미네소타에 있는 재향군인 관리 병원의 의료 위생 클리닉 책임자인 대니얼 퍼거슨 박사는, 몇 달 전 스와미 라마가 한 번에 몇 분 동안 맥박을 "사라지게 하는" 능력을 지니고 있음을 보여 주었다. Erik Peper et al., eds., 『Mind/Body Integration: Essential Readings in Biofeedback』 (New York: Plenum Press, 1979): 135.

14. 실제 기록된 시간은 17초였지만, 라마는 기술자들이 준비되기 10여 초 전에 이 심방떨림 상태에 들어갔다. 세부 사항은 다음에서 발췌. Justin O'Brien's 『The Wellness Tree: The Six Step Program for Creating Optimal Wellness』 (Yes International, 2000).

15. Gay Luce and Erik Peper, "Mind over Body, Mind over Mind," 《The New York Times》 (Sept. 12, 1971).

16. Marilynn Wei and James E. Groves, 『The Harvard Medical School Guide to Yoga』 (New York: Hachette, 2017); Jon Shirota, "Meditation: A State of Sleepless Sleep," (June 1973), http://hihtindia.org/wordpress/wp-content/up

loads/2012/10/swamiramaprobe1973.pdf.

17. "Swami Rama: Voluntary Control over Involuntary States," YouTube (Jan. 22, 2017): 1분 17초, https://www.youtube.com/watch?v=yv_D3ATDvVE.

18. Mathias Gardet, "Thérèse Brosse (1902-1991)", https://repenf.hypotheses. org/795; "Biofeedback Research and Yoga," Yoga and Consciousness Studies, http://www.yogapsychology.org/art_biofeedback.html; Brian Luke Seaward, 『Managing Stress: Principles and Strategies for Health and WellBeing』 (Burlington, MA: Jones & Bartlett Learning, 2012); M. A. Wenger and B. K. Bagchi, "Studies of Autonomic Functions in Practitioners of Yoga in India," 《Behavioral Science》 6, no. 4 (Oct. 1961): 312-23.

19. "Swami Rama Talks: 2:1 Breathing Digital Method," Swami Rama. YouTube (May 23, 2019), https://www.youtube.com/watch?v=PYVrB36FrQw; "Swami Rama Talks: OM Kriya pt. 1," Swami Rama. YouTube (May 28, 2019), https://www.you tube.com/watch?v=ygvnWEnvWCQ.

20. 라마는 분명 평화롭지도 빛나지도 않았다. 1994년 히말라야 수련원에 다닌 한 여성 수강생은 19세 때 60대 후반의 라마에게 성적 학대를 당하기 시작했다고 주장했다. 4년 후 라마가 죽은 다음, 배심원은 이 여성에게 거의 200만 달러의 손해배상금을 지급하라고 판결했다. 히말라야 연구소의 경영진은 라마가 자신의 입장을 밝히기 위해 출석하지도 않았기 때문에 재판이 불공정했다고 주장한다. 그럼에도 불구하고 이 사건은 국내외에서 라마의 유산을 더럽혔다. William J. Broad, "Yoga and Sex Scandals: No Surprise Here," 《The New York Times》 (Feb. 27, 2012).

21. 전기 정보는 다음 출전에서 발췌 요약했다. Robyn Stoller, "The Full Story of Dr. Albert Szent-Györgyi," National Foundation for Cancer Research (Dec. 9, 2017), https://www.nfcr.org/blog/full-story-of-dr-albert-szent-gyorgyi/?g clid=Cj0KCQjwncT1BRDhARIsAOQF9LlOSPfF0RxhLyiukV-yvL4VSIRZ0NY fIk-kGq-W3YN4m4RS69v6ZoIaAvDKEALw_wcB; Albert Szent-Györgyi, "Biographical Overview," National Library of Medicine, https://profiles.nlm.nih. gov/spotlight/wg/feature/biographical; Robert A. Kyle and Marc A. Shampo,

"Albert Szent-Györgyi—Nobel Laureate," 《Mayo Clinic Proceedings》 75, no. 7 (July 2000): 722; "Albert Szent-Györgyi: Scurvy: Scourge of the Sea," Science History Institute, https://www.sciencehistory.org/historical-profile/albert-szent-gyorgyi.

22. Albert Szent-Györgyi, "Muscle Research," 《Scientific American》 180 (June 1949): 22-25.

23. 애리조나주 투손에 있는 애리조나대학 연구원들에 따르면, 작은 뇌를 가진 동물들과 크고 빠르게 진화하는 뇌를 가진 동물들을 구분 짓는 것은 지구성 운동 능력이다. 그 능력이 클수록 뇌가 커진다. 이 지구성 운동 능력과 뇌를 더 크게끔 부채질한 것은 호흡 효율을 높일 수 있는 더 큰 폐였다. 포유류가 왜 비포유류보다 더 큰 뇌를 가지고 있는지, 그리고 인간과 고래와 돌고래의 뇌가 파충류 뇌와 달리 수백만 년 동안 왜 그렇게 빠르게 성장했는지를 그것으로 설명할 수 있다. 산소는 에너지이고, 에너지는 곧 진화다. 어느 면에서 보면, 크게 충만한 호흡을 하는 우리의 능력이 우리를 인간으로 만드는 데 한몫했다. David A. Raichlen and Adam D. Gordon, "Relationship between Exercise Capacity and Brain Size in Mammals," 《PLoS One》 6, no. 6 (June 2011): e20601; "Functional Design of the Respiratory System," https://www.medicine.mcgill.ca/physio/resp-web/TEXT1.htm; Alexis Blue, "Brain Evolved to Need Exercise," 《Neuroscience News》 (June 26, 2017), https://neurosciencenews.com/evolution-brain-exercise-6982/.

24. Bettina E. Schirrmeister et al., "Evolution of Multicellularity Coincided with Increased Diversification of Cyanobacteria and the Great Oxidation Event," 《PNAS》 110, no. 5 (Jan. 2013): 1791-96.

25. Albert Szent-Györgyi, "The Living State and Cancer," 《Physiological Chemistry and Physics》 (Dec. 1980).

26. 센트죄르지는 이 구절이 오스트리아-독일 이론물리학자 파울 에른페스트P. Ehrenfest 와의 개인적 대담에서 나왔다고 한다.

27. G. E. W. Wolstenholme et al., eds., 『Submolecular Biology and Cancer』 (Hoboken, NJ: John Wiley & Sons, 2008): 143.

28. J. Cui et al., "Hypoxia and Miscoupling between Reduced Energy Efficiency and Signaling to Cell Proliferation Drive Cancer to Grow Increasingly Faster," 《Journal of Molecular Cell Biology》 (2012); Alexander Greenhough et al., "Cancer Cell Adaptation to Hypoxia Involves a HIF-GPRC5A-YAP Axis," 《EMBO Molecular Medicine》 (2018).

29. 이 인용문은 센트죄르지의 다음 강연(Marine Biological Laboratory, Woods Hole, Massachusetts, July 1972)에서 발췌한 것이다. "Electronic Biology and Cancer."

30. "Master DeRose," enacademic.com, https://enacademic.com/dic.nsf/enwiki/11708766.

31. 인더스 계곡 묘사를 비롯한 자세한 내용은 다음에서 발췌. "Indus River Valley Civilizations," Khan Academy, https://www.khanacademy.org/humanities/world-history/world-history-beginnings/ancient-india/a/the-indus-river-valley-civilizations; Saifullah Khan, "Sanitation and Wastewater Technologies in Harapp/Indus Valley Civilization (ca. 2600-1900 bce)," https://www.academia.edu/5937322/Chapter_2_Sanitation_and_wastewater_technologies_in_Harappa_Indus_valley_civilization_ca_26001900_BC.

32. 이 78만 제곱킬로미터를 빗대어 말하면, 플로리다에서 뉴욕까지의 모든 동부 해안 주와 맞먹는다(옮긴이: 남한 면적의 약 7.8배). Craig A. Lockard, 『Societies, Networks, and Transitions: A Global History』 (Stamford, CT: Cengage Learning, 2008).

33. Yan Y. Dhyansky, "The Indus Valley Origin of a Yoga Practice," 《Artibus Asiae》 48, nos. 1-2 (1987): 89-108.

34. 삼키야(또는 상키야)Samkhya의 역사와 인식론과 진화, 초기 요가에 대한 자세한 설명은 인터넷 철학 백과사전 https://www.iep.utm.edu/yoga/에 있는 훌륭한 학술 논문에서 찾아볼 수 있다.

35. 아리안Aryan이라는 단어는 산스크리트어 ērān에서 유래한 말로, 이란이라는 현대 국가 이름의 토대가 되었다. 이 용어는 나치가 약 4,000년 후에 전용하기 전까지는 백인 우월주의와 전혀 관련이 없었다.

36. Steve Farmer et al., "The Collapse of the Indus-Script Thesis: The Myth of a Lit-

erate Harappan Civilization,"《Electronic Journal of Vedic Studies》11, no. 2 (Jan. 2014): 19-57, http://laurasianacademy.com/ejvs/ejvs1102/ejvs1102article.pdf.

37. 삼키야라는 철학에서 유래한 것. 삼키야는 이성과 증거를 토대로 한 것이었다. 삼 키야의 명사 어근은 "숫자"를 의미하고, 동사 어근은 "알다"를 의미한다며 드로즈 는 또 내게 말했다. "그것은 알거나 모른다는 뜻으로, 영성과는 아무런 관계도 없어 요!" 삼키야의 토대는 의견이 아닌 경험적 연구를 바탕으로 한 세속적인 것이었다. 그의 말에 따르면, 초기 우파니샤드에서는 합장 자세나 서서 하는 요가 자세에 대 한 어떤 언급도 없었다. 그러한 운동은 결코 수행의 일부가 아니었기 때문이다. 초 기 요가는 프라나에 영향을 주고 프라나를 조절하기 위해 개발된 기술이었다. 그것 은 명상과 호흡의 과학이었다. 아마도 프라나야마(고대 인도의 호흡 조절 기술)에 대한 가장 초기의 언급은 기원전 700년경에 처음 기록된 『브리하다란야카 우파니샤드』 의 찬가 1.5.23에 실린 내용일 것이다. "사람은 정말로 숨을 들이쉬어야 하지만, '죽 어 가는 불행이 내게 다가오지 말라'고 말하는 동안에는 숨을 내쉬어야 한다. 그것 (호흡)을 실천할 때는 그것(불멸)을 철저히 깨닫고자 하는 마음이 있어야 한다. 이 신 성함(호흡)과의 합일을 달성하는 것은 바로 그것(깨달음)을 통해서인 것이다." 『The Brihadaranyaka Upanishad』, book 1, trans. John Wells, Darshana Press.

38. 기원전 6세기 무렵, 인더스 계곡의 전사 왕warrior king과 왕비의 아들인 싯다르타 고 타마는 인도 북동부의 보리수 아래에서 길을 찾았다. 그는 앉아서 이 고대의 호흡과 명상 기술을 익히기 시작했다. 고타마는 깨달음을 얻었고, 호흡과 명상, 깨달음의 경 이로움을 가르쳤다. 싯다르타는 나중에 불교의 창시자인 부처로 알려지게 되었다.

39. Michele Marie Desmarais, 『Changing Minds: Mind, Consciousness and Identity in Patanjali's Yogasutra and Cognitive Neuroscience』 (Delhi: Motilal Banarsidass, 2008).

40. 실제 구절은 훨씬 모호하다. 드로즈의 말에 따르면, 이는 "프라나야마의 네 번째 유 형은 들숨과 날숨을 초월한다."라는 말과 비슷한 어떤 뜻으로 해석된다. 요가 경전 에 대한 해석은 매우 다양하다. 내가 열거한 해석은 스와미 제나네쉬바라Swami Jnane-shvara가 번역한 것으로, 나는 이것이 가장 명료하고 접근하기 쉬웠다. 자세한 내용은 다음 링크 참조. http://swamij.com/yoga-sutras-24953.htm.

41. Mestre DeRose, 『Quando É Preciso Ser Forte: Autobiografia』 (Portuguese edition) (São Paulo: Egrégora, 2015).

42. 파탄잘리 이후, 요가는 더욱 압축되고 다시 쓰였다. 『바가바드기타』는 그것이 오히려 신비하고 형이상학적인 실천이자, 자아실현과 깨달음을 위한 영적 도구라고 설명한다. 1400년대에 정식으로 개발된 요가의 하타Hatha 전통은 고대 기법을 이용해 시바 신을 기리는 것으로, 앉아 있는 아사나들을 15개 자세로 바꾸어 놓았는데, 그중 상당수는 서 있는 자세였다. "Contesting Yoga's Past: A Brief History of Āsana in Premodern India," Center for the Study of World Religions (Oct. 14, 2015), https://cswr.hds.harvard.edu/news/2015/10/14/contesting-yogaE2%80%99s-past-brief-history-%C4%81sana-pre-modern-india.

43. "Two Billion People Practice Yoga 'Because It Works,'" 《UN News》 (June 21, 2016), https://news.un.org/en/audio/2016/06/614172: Alice G. Walton, "How Yoga Is Spreading in the U.S.," 《Forbes》, https://www.forbes.com/sites/alicegwalton/2016/03/15/how-yoga-is-spreading-in-the-u-s/?sh=3aa5df32449f.

44. 드로즈는 그의 저서 『프라나야마Pranayama』(나는 출판 전 판본을 한 권 받았다)에서, 그 기원이 삼키야의 기원까지 수천 년을 거슬러 올라가는 58가지 호흡법을 상세히 기술하고 있다. 이번 내 책의 말미에 이 기법 몇 가지가 제시되어 있다.

45. "The Most Ancient and Secretive Form of Yoga Practiced by Jesus Christ: Kriya Yoga," Evolve+Ascend, http://www.evolveandascend.com/2016/05/24/ancient-secretive-form-yoga-practiced-jesus-christ-kriya-yoga/; "The Kriya Yoga Path of Meditation," Self-Realization Fellowship, https://www.yogananda-srf.org/The_Kriya_Yoga_Path_of_Meditation.aspx.

46. "Research on Sudarshan Kriya Yoga," Art of Living, https://www.artofliving.org/us-en/research-sudarshan-kriya.

47. 나는 수다르샨 크리야를 어떻게 해야 하는지 설명할 수 없다. 서면 지침이 없기 때문이다. 샹카르는 이 강의를 진행하는 유일한 사람인데, 수년 전 내가 들었던 것과 같은 아주 오래된 녹음을 이용해 수업을 진행한다. 수다르샨 크리야를 경험하고 싶은 사람은 삶의기술재단 전초기지로 찾아가거나 인터넷을 뒤져 볼거리를 찾아야 할

것이다. 나는 둘 다 해 봤다.

48. 옮긴이: "좋은 시력"을 가졌다는 것이 고대 인도인에게는 성스러움을 볼 수 있는 눈을 가졌다는 뜻이어서, 수다르산을 성안聖眼이라고 옮기는 사람도 있다.

49. 임의로 과호흡을 하거나 비전통적인 호흡법을 연습하는 것이 해롭고 위험할 수 있는 것도 이런 이유 때문이다.

50. 옮긴이: 아다마Adhama, 마댜마Madhyama, 우타마uttama, 케발라Kevala는 요가 호흡의 단계로 각각 '가장 낮은', '중간', '우수한', '최고'를 뜻한다.

에필로그

1. Albert Szent-Györgyi, "The Living State and Cancer," in G. E. W. Wolstenholme et al., eds., 『Submolecular Biology and Cancer』 (Hoboken, NJ: John Wiley & Sons, 2008): 17.

2. "The Top 10 Causes of Death," World Health Organization (May 24, 2018); "Leading Causes of Death," Centers for Disease Control and Prevention, https://www.cdc.gov/nchs/fastats/leading-causes-of-death.htm/.

3. Danielle Simmons, "Epigenetic Influences and Disease," Nature Education, https://www.nature.com/scitable/topicpage/epigenetic-influences-and-disease-895/.

4. "매일 약 30파운드(13.6킬로그램)의 공기가 이 물결 같은 흐름에 참여하는데, 음식이 4파운드(1.8킬로그램), 물이 5파운드(2.3킬로그램)인 것과 비교된다." Dr. John R. Goldsmith, "How Air Pollution Has Its Effect on Health (2)—Air Pollution and Lung Function Changes," 『Proceedings: National Conference on Air Pollution U. S. Department of Health, Education, and Welfare』 (Washington, DC: United States Government Printing Office, 1959): 215.

5. Andrew Weil, 『Breathing: The Master Key to Self Healing, Sounds True』 (1999).

6. 나는 코에 세균 감염의 잔해가 남아 있었을 뿐 세균이 거의 존재하지 않았다. 그 결과는 다음과 같다. "코리네 박테리움 프로핀쿠움Corynebacterium propinquum A2+: 그람

양성구균 희귀; 그람양성간균 희귀~소수; 다형핵세포 없음."

7. Carl Stough and Reece Stough, 『Dr. Breath: The Story of Breathing Coordina tion』 (New York: William Morrow, 1970): 29.

8. Charles Matthews, "Just Eat What Your Great-Grandma Ate," 《San Francisco Chronicle》 (Dec. 30), https://michaelpollan.com/reviews/just-eat-what-your-great-grandma-ate/.

언어 익히듯, 숨쉬기도 익혀야 한다

번역을 하다가 베란다에 나가 쉬면서 몸에 힘을 쭉 빼고 "느린 호흡"을 하는 사이에 유모차에 기대어 길을 재촉하는 할머니를 보았다. 문득, 모 처럼 시가 떠올랐다. 제목 '화두'.

등 굽은 노파가 빈 유모차를 밀고 간다
눈도 귀도 어두운 노구는 무엇이 밀고 가나
어느 시인의 말처럼, 살아 온 기적이
살아 갈 기적을 밀고 가나

밑동만 남은 대파가 종짓물 속에서
불쑥 못다 핀 푸른 몸을 뽑아 올리듯
못다 한 마음이
못다 간 발길을 재촉하나

햇빛과 물과 공기와 그 밖의 모든 것이

하나가 되어, 없는 푸른 대파를 뽑아 올리듯

그 하나가 또 푸른 하늘 흰 구름 밀고 가듯

그 무엇이 빈 유모차도 밀고 가고

눈도 귀도 어두운 노구도 밀고 간들

기적이 기적을 밀고 간들

욕심과 어리석음과 분노가 중생을 밀고 간들

강이 산을 밀고 간다 한들

알게 뭐냐, 눈도 귀도 어두운 당신, 당신은,

나는, 정말 알 게 뭐냐

정말 알 게 뭐냐. We couldn't care less? 다시 책상으로 돌아가 영문을 펼치자, 정말 누구나, 숨을 쉬는 사람이라면 그 누구나 꼭 알아야만 할 것이 책 속에 있었다.

이 책은 숨쉬기에 관한 모든 것이다.

번역을 하면서 한두 달 하는 둥 마는 둥 느린 호흡을 짬짬이 했을 뿐, 운동도 안 했는데, 뱃살이 나오면서 1기로 올라섰던 고혈압이 정상으로 돌아왔다. 예전보다 혈압이 평균 15mmHg는 떨어졌다. 흰 가운 앞에선 늘 수축기 혈압이 140mmHg 안팎이었는데, 혈액원의 간호사 앞에서 잰 혈압이 한 10년 만에 처음으로 정상이다. 번아웃 증후군도 우울증도 꽤 가신 것 같다.

한국 불교계의 "마지막 선승"이라 일컬어지는(왜 "마지막"이라는지 모르지만) 용화사 송담 스님(94세)의 법문을 들어 보면, 참선에 들어가기 전에 먼저 단전호흡부터 하라고 한다. 진작에 유행이 한물간 무슨 내공을 기르라는 말이 아니다. 깨달음에 다가가려면 호흡부터 안정이 되어야 한다는 말일 것이다.

숨쉬기는 저절로 잘 되는 게 아니다. 말을 배우고 익히듯, 숨쉬기도 배워 익혀야만 한다. 산업화 시대 이후의 부드러운 가공음식 때문에 호흡기가 "잘못진화dysevolution"한 현대인은 더더욱 제대로 된 호흡법을 익혀야 한다는 것을 이 책은 과학적으로 설득한다. 심각한 만성병 환자들이 "하루에 5~10분만 연습해도 효과가 지대했다"고 한다.

어려서부터 호흡기가 망가졌던 저자는 몸소 자학적인 실험까지 해 가며 그 사실을 증명한다. 출입이 금지된 파리의 지하 납골당까지 잠입해서, 콜레라 팬데믹으로 숨진 두개골들을 수습해 현대인이 언제부터 잘못진화했는지 확인하기까지 한다. 이 책은 잃어버린 호흡의 기술과 과학 이야기를 전개하면서 사이사이에 저자 자신의 10년에 걸친 경험과 모험을 소설처럼 풀어 나가, 더욱 풍성하고 흥미롭게 읽을거리를 교직해 놓았다.

현대의 온갖 만성질환의 원인을 근본적으로 치료하는 약물은 없다. 불완전한 대증요법이 일부 있을 뿐이다. 그러나 고대로부터 면면히 이어져 온 호흡법, 그리고 새로 발굴되고 검증된 이 책의 호흡법들을 익히면 만성질환을 근본적으로, 무료로, 언제 어디서나, 부작용 없이 치료할 수 있다고 한다. 무수한 증거가 이 책 속에 있다.

네덜란드의 남성 빔 호프는 의사들이 지켜보는 가운데 팔에 대장균 내독소를 주입한 후, 몇십 차례의 투모 호흡만으로 이를 해독해 냈다. 일반인 실험에서도 같은 결과가 나왔다! 투모로 신종코로나바이러스감염증(코로나19) 환자를 치료할 수는 없다 해도, 호흡법이 면역력을 높이는 것은 분명해서 오늘날의 팬데믹 상황에도 도움이 될 것이다.

믿기지 않지만, 독일의 10대 소녀 카타리나 슈로트는 호흡법으로 자신의 심한 곱사등을 정상으로 돌려놓기까지 했다. 슬링 치료를 병행하긴 했지만, 존스홉킨스대학 웹사이트에 이런 말이 나온다. "호흡은 슈로트 방법의 중요 부분이다." 슈로트는 자신의 호흡법으로 수많은 척추측만증 중증 환자들을 성공적으로 치료했고, 독일 정부는 공로 훈장을 수여했다. 저자 제임스 네스터의 웹사이트에 들어가면 슈로트의 치료 전후 사진을 볼 수 있다.

하는 둥 마는 둥 짬짬이 "느린 호흡"을 했을 뿐인데도 효과가 컸다! 이 모든 이야기가 언뜻 무슨 약장수 소리로 들릴지 모르지만, 이런 약팔이가 조금도 거리끼지 않을 만큼, 올바른 숨쉬기는 값을 헤아릴 수 없는 약이고 힐링인 것이 분명하다. 물론 만능은 아니라고 저자는 말한다.

2020년 12월 승영조

색인

인명 찾아보기

북트리거 일반 도서

북트리거 청소년 도서

호흡의 기술
한평생 호흡하는 존재를 위한 숨쉬기의 과학

1판 1쇄 발행일 2021년 2월 19일
1판 10쇄 발행일 2024년 6월 20일

지은이 제임스 네스터 | **옮긴이** 승영조
펴낸이 권준구 | **펴낸곳** (주)지학사
본부장 황흥규 | **편집장** 김지영 | **편집** 공승현 명준성 원동민
기획·책임편집 김지영 | **디자인** 정은경디자인
마케팅 송성만 손정빈 윤술옥 | **제작** 김현정 이진형 강석준 오지형
등록 2017년 2월 9일(제2017-000034호) | **주소** 서울시 마포구 신촌로6길 5
전화 02.330.5265 | **팩스** 02.3141.4488 | **이메일** booktrigger@naver.com
홈페이지 www.jihak.co.kr | **포스트** post.naver.com/booktrigger
페이스북 www.facebook.com/booktrigger | **인스타그램** @booktrigger

ISBN 979-11-89799-36-6 03510

북트리거

트리거(trigger)는 '방아쇠, 계기, 유인, 자극'을 뜻합니다.
북트리거는 나와 사물, 이웃과 세상을 바라보는 시선에 신선한 자극을 주는 책을 펴냅니다.